Ronald Hitzler
Sinnwelten

Beiträge zur sozialwissenschaftlichen Forschung

Band 110

Westdeutscher Verlag

Ronald Hitzler

Sinnwelten

Ein Beitrag zum Verstehen von Kultur

Westdeutscher Verlag

CIP-Titelaufnahme der Deutschen Bibliothek

Hitzler, Ronald:
Sinnwelten: e. Beitr. zum Verstehen von
Kultur / Ronald Hitzler. — Opladen:
Westdt. Verl., 1988
   (Beiträge zur sozialwissenschaftlichen
   Forschung; Bd. 110)
   ISBN 3-531-12030-1

NE: GT

Der Westdeutsche Verlag ist ein Unternehmen der Verlagsgruppe Bertelsmann.

Alle Rechte vorbehalten
© 1988 Westdeutscher Verlag GmbH, Opladen

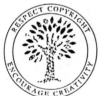

Das Werk einschließlich aller seiner Teile ist urheberrechtlich geschützt. Jede Verwertung außerhalb der engen Grenzen des Urheberrechtsgesetzes ist ohne Zustimmung des Verlags unzulässig und strafbar. Das gilt insbesondere für Vervielfältigungen, Übersetzungen, Mikroverfilmungen und die Einspeicherung und Verarbeitung in elektronischen Systemen.

Umschlaggestaltung: Hanswerner Klein, Opladen
Druck und buchbinderische Verarbeitung: Lengericher Handelsdruckerei, Lengerich
Printed in Germany

ISSN 0175-615-X

ISBN 3-531-12030-1

Für Anne und Anni

"The word 'real' itself is, in short, a fringe."

(William James)

Diese Arbeit wurde von der Fakultät Sozial und Wirtschaftswissenschaften der Universität Bamberg unter dem Titel 'Kleine Konstruktionen. Ein Beitrag zum Verstehen von Kultur' als Dissertation angenommen. Der Verfasser bedankt sich bei seinen Betreuern, den Herrn Professoren Dr. Peter Gross und Dr. Ulrich Beck.

Statt eines Vorworts:

Der Theorist

Ein Buchhalter der Unvernunft; war's das, so fragte er sich, was aus dem wurde, was aus ihm hatte werden sollen? – Schließlich hatte man's ihm oft genug gesagt: alles, was er sagen wolle, solle er klar sagen, hatte man ihm gesagt: wohl wohlwollend wollend, daß er doch sage und schreibe ...

... aber alles, was er zu sagen hatte, hing, halbgereimt, in diesen bürotischen Kästen, stapelte sich ellenhoch übers möblierte Gelände und reihte sich schubrig von Abe bis Zima. Nichts, und wirklich: nichts war klar in dieser Wüste aus Papier, die sich in Dünen, Wällen, Halden, in Vorgebirgen rings, und wirklich: rings um ihn erstreckte. Zum Sagen aber war's ihm allemal, nebst diesen Schlenkern in erhoffte Neben-Sächlichkeiten. Zum Schreiben übrigens auch, notierte er (wieder einmal) nicht, gewahrend, daß er eifriges Notieren stets verabsäumt hatte, seit er anschrieb (wogegen ließ er sich nur ungern fragen, auch von sich selbst) und anschreiben ließ (mithin auf der Soll-Seite lebend): seine Zukunft kreditierend, die er noch keinesfalls hinter sich glaubte.

In lichten Augenblicken zwar erkannte er, erschreckend, sich in jenes Gundlings Spuren stapfend, doch allzumeist erwählte er sich eher pantheonisch. Und drum: Gut denn: buchhalterisch galt's hier zu wirken. Poeten sperrt Euch selber aus! (Des Elfenbeingetürmes Wall ist eine dicke Haut und ohne Hintertür: Der Zopf, den keiner schneiden mag, wirkt gar zu wirklich weil, oh nein: obwohl er pendelt: Rapunzel fordert strengeren Diskurs.) Tatsachen, mein Freund, Tat-Sachen. Bloß nicht, entfuhr's ihm, wie einem Solches eben zu entfahren pflegt, bloß nicht, nicht diese Form-(an)alitäten: Passierscheine sind's, der Sprachlosen und Phantasieverschreckten.

Ein Borchertsches Frösteln befiel ihn, just an dieser Stelle; und er hätte sich gerne den klammen Mantel wärmend um die kalten Schultern (die's doch zu zeigen galt) gezogen, wär er nicht, ja, wär er nicht völlig nakkend, zu frühherbstheit'rer Morgenstund, in lichter Stube gesessen (zentralbeheizt). Wie schwer war's doch, selbst nackt, der nackten Existenz auf die Bocksprünge ihrer Eigentlichkeit zu kommen.

Inhalt

I. Vor-Verständigung 5

    Über die Konstruktion der Perspektive und ihre Konsequenzen

II. Übungen zur Hermeneutik der sozialen Existenz 11

    1. Rationales Verstehen (Schütz) 11

        Sinn-Rekonstruktion als epistemologisches, alltägliches und sozialwissenschaftliches Problem - Strukturen der Lebenswelt - Zum Verhältnis von Phänomenologie und Soziologie

    2. Kontemplatives Verstehen (Wolff) 29

        Empathie als Hingebung-und-Begriff - Kritik der Kritik von Agnes Heller - Zum Problem ethischer Postulate

    3. Dialektisches Verstehen (Sartre) 39

        Totalisierung - Bewußtsein in Situation - Das Erscheinen des Anderen - Serie und Gruppe als Movens sozialen Wandels - Zum Verhältnis von Soziologie und Existentialismus

    4. Existenzialer Skeptizismus: Eine programmatische Perspektive 54

        Werturteilsfreiheit und 'Sorge' - Der Gegen-Stand - Zur Notwendigkeit soziologischer (Selbst-)Reflexivität

III. Annäherungen an den Kulturmenschen 62

    1. Wissen aus zweiter Hand 62

        Soziologisches Denken - Alltagsverstand - Zur Dialektik kollektiven Wissens

    2. Unterwegs im Alltag 71

        Die Konstruktion von Kultur als einer sozialen Tatsache - Privatheit und Öffentlichkeit - Die dramaturgische Relevanz appräsentativer Medien

3. Auf Umwegen und Abwegen   91

   Dimensionen der Lachkultur - Spielen und Spiele - Exkurs in den Anarchismus - Religiosität als Pforte der Phantasie

IV. Streifzüge durchs Leben   109

   1. Fremde Menschen   109

      Archaische Welterfahrung - Exkurs in den Schamanismus -Traditionale Ordnung - Exkurs in die Narretei

   2. Moderne Zeiten   126

      Teilzeit-Perspektiven - Exkurs ins Deutsche - Lebensstil und Sinn-Bastelei - Exkurs in die Collage (am Beispiel des Werks von Frank Zappa) - Politische Konsequenzen - Arbeiten unter den Bedingungen des linearen Zeitbewußtseins

   3. Fatale Aussichten?   158

      Diffusion von Erwerbsarbeit und Freizeit - Neue Antagonismen und Risiken - Zu den Chancen einer proteischen Praxis

V. Nach-Denken   170

   Über das Schillern des kulturellen Lebens

Anmerkungen   182

Literatur   208

I. Vor-Verständigung

Nicht-logisches Handeln sei der eigentliche Gegenstand der Soziologie, hat Vilfredo Pareto (1916) konstatiert und damit dem Fach eine Sonderstellung im Reigen der sozialwissenschaftlichen Disziplinen zugeschrieben. Nun, so dies nicht impliziert, daß Soziologie dort ende, wo logische Folgerichtigkeit beginnt, so es hingegen nahelegt, die Bedeutung nicht-logischer Praxis für die gesellschaftliche Konstruktion von Wirklichkeit(en) zu achten und die nicht-logischen Elemente, die auch jedes logische Handeln notwendig säumen, zu beachten, mag es uns die Spur anzeigen, der diese Arbeit zu folgen sucht - ohne deshalb stricto sensu gelegentliches Lustwandeln auf Umwegen, Nebengeleisen, und auch in Sackgassen zu unterdrücken. Auf nicht-logisches Handeln uns zu besinnen, heißt demnach nicht, darauf zu verzichten, den Gegen-Stand rational zu diskutieren, wohl aber heißt es, zum einen, logische Konstruktionen (zweiten Grades) nicht mit der Sache selbst zu verwechseln sondern uns ihrer - analytisch nützlichen - 'Künstlichkeit' gewärtig zu bleiben, und zum anderen, ihre Adäquanz und subjektive Interpretierbarkeit zu sichern, sie als - zwangsläufig simplifizierende und entsinnlichende - Re-Konstruktion des gelebten Lebens als einem stets komplexeren Erleben anzulegen und anzusehen.

Wohl ist nicht alle Theorie gar so grau, wie Dichtermund sie uns suggerieren mag, aber des Lebens goldner Baum grünt auch nicht gerade in jenen Modellen, die Soziologen sich so gerne aus ihren Datenbausätzen zusammenbasteln - auch wenn sie die Welt(en) noch so zufriedenstellend zu ordnen scheinen, auch wenn sie die 'wilden' Arreale abzuzirkeln und einzuzäunen vermögen. Und wenn Soziologen begründen sollen oder wollen, was es heißt, zu verstehen, bzw. wenn sie erläutern sollen, was sie tun, wenn sie jene Operation vollziehen, die sie 'Verstehen' nennen, dann haben sie offenbar Schwierigkeiten. Denn daß Verstehen und Soziologie weder fachgeschichtlich noch erkenntnistheoretisch fraglos zusammengehören, das bedarf wohl keiner besonderen Betonung. Daß es gleichwohl ehrwürdige Traditionen auch in der Soziologie gibt, die sich um Verstehen bemühen, darf als bekannt gelten. Daß jedes Verstehen auch soziologisches Wissen einschlösse, wäre eine unglaubwürdige Behauptung. Aber daß jedes Verstehen auch auf die faktische Sozialität des Menschen rekurriert, und daß bestimmte Weisen des Verstehens soziologische Einsichten einbeziehen, das läßt sich aufweisen und nachvollziehen: Beginnen wir mit der einfachen Feststellung, daß es Positionen in der Soziologie gibt, die dem Phänomen des Verstehens einen erkenntnisträchtigen Stellenwert zubilligen. Diese Positionen wiederum unterscheiden sich untereinander hinsichtlich der Frage, welcher <u>systematische</u> Stellenwert dem Verstehen für das Betreiben von Soziologie zukommt, bzw. wie exklusiv Soziologie als verstehende Wissenschaft betrieben werden soll. Und parallel, aber auch quer dazu, wird die Frage virulent, aufgrund welcher Maßnahmen Verstehen den Status einer <u>wissenschaftlichen Unternehmung</u> beanspruchen kann. Denn jeder normale, zumindest jeder normale erwachsene Mensch weiß ja schon, daß er manches versteht und daß er manches nicht versteht. Mancher hat den Eindruck, er versteht sehr vieles, und mancher hat den Eindruck, er versteht sehr wenig. Aber niemand versteht alles, und niemand versteht gar nichts. Grundsätzlich weiß jeder, daß er grundsätzlich versteht. Und wenn wir deshalb einfach bei unserem je eigenen Verstehen ansetzen, dann stoßen wir auch auf die Frage danach, wonach Soziologen eigentlich fragen, wenn sie versuchen, zu verstehen.

Was also müssen wir Soziologen tun, um zu verstehen? Denn was immer wir sonst noch tun (wollen), Wirklichkeit(en) beschreiben, oder gar Wirklichkeit(en) erklären, unser Gegen-Stand ent-deckt sich uns als verstandener - und <u>nur</u> als verstandener. Was wir Soziologen nicht verstehen, können wir in seiner Besonderheit weder beschreiben noch erklären, und all unsere Beschreibungen und Erklärungen wiederum sind nichts als rekonstruktive Hilfsmittel, um unser mitmenschliches, unser quasi-natürliches Verstehen zu transformieren in ein 'künstliches' Verstehen, das als theoretisches dazu beitragen mag, sich praktisch in der Wirklichkeit, in den Wirklichkeiten zu orientieren, die von uns (Menschen) selber konstruiert ist, konstruiert sind (vgl. Luckmann 1980a, S. 29). So gesehen ist diese Arbeit das Protokoll eines 'approach', einer Annäherung des Soziologen an seine ihm als Soziologen so fremde und doch als Menschen so eigene Wirklichkeit(en). Sie ist das Protokoll eines 'Lebens aus zweiter Hand'. M. a. W.: Die Systematik der Arbeit liegt in ihrer Dialektik: Sie schmiegt sich ihrem Gegen-Stand an und versucht, vielfältige Impressionen - dauerhafte ebenso wie flüchtige - zu einem Bild zusammenzufügen. Dabei geht es darum, aufzuweisen, daß bei Einnahme einer bestimmten, nicht reifizierenden Perspektive gewisse sozialwissenschaftlich üblicherweise vernachlässigte Aspekte von Kultur deutlicher und plastischer in den Blick gerückt werden können. Diese Aspekte sind die Anstrengungen und Leistungen normaler und abnormaler Subjekte, die allesamt zwischen den Strukturen sich einnisten und ihre <u>Sinnwelten</u> zusammenbasteln - manchmal in hochgradiger Übereinstimmung mit allgemein gültigen kulturellen Programmen und manchmal in eigentümlichen, schnell ausgeschiedenen oder vereinnahmten Gegenentwürfen: Diese kleinen Konstruktionen sind nicht einfach affirmativ, sie sind aber auch nicht einfach deformativ, sie sind potentiell <u>subversiv</u>. Diese kleinen Konstruktionen arbeiten das Material der 'großen Konstrukte' (der Gesellschaftsordnungen, der Sinn- und Wertsysteme, der kommunikativen Haushalte) stets nur in dem Maße auf, wie sie es ein-arbeiten können in zuhandene Relevanzen. Es ist nicht so, daß das Konstruktive nur das Angepaßte wäre und das Unangepaßte nur das Destruktive. Vielmehr sind Anpassung <u>und</u> Nichtanpassung kleine alltägliche und nichtalltägliche konstruktive Leistungen. Deshalb ist aufzuzeigen, daß eben <u>nicht</u> die großen Strukturen und funktionalen Zusammenhänge bestimmen, wie das kulturelle Leben <u>existenziell</u> aussieht, sondern daß sie lediglich sozusagen die 'Steinbrüche' sind, aus denen die gemeinen Selbermacher (und das sind wir Menschen in Bezug auf unsere Lebenswelt alle) sich das <u>zurückholen</u>, was sie brauchen können. Und indem der Einzelne von der allgemeinen Kultur ausborgt, was er für sein Leben benötigt, bereichert er sie: Die kleine Konstruktion ist immer auch ein (zumeist verschwindend geringer) Beitrag zur großen Konstruktion, die letztlich selber aus nichts anderem besteht als aus dem Insgesamt individueller Kulturleistungen und deren intendierten und nicht-intendierten Folgen.

Die Perspektive, die einen solchen Blick auf das kulturelle Leben eröffnet, muß wiedergewonnen werden. Deshalb gilt es zunächst, einige 'Übungen zur Hermeneutik der sozialen Existenz' zu absolvieren und damit über das eigene Tun sich selber zu verständigen. (<u>Dargestellt</u> wird diese Selbst-Verständigung natürlich nur im Rekurs auf einige zentrale Verstehens-Konzeptionen, welche den Verfasser auf den Weg zu einem existenzialen Skeptizismus gebracht haben. All die vielfältig verschlungenen Seitenpfade und Nebengebäude ließen sich nur schwerlich re-konstruieren.) Schütz, Wolff und Sartre stehen durchaus nicht gleichgewichtig im Hintergrund meiner Überlegungen. Vielmehr stütze ich mich prinzipiell auf die, vor allem über Thomas Luckmann vermittelte, aber eben auch kultursoziologisch problematisierte, Mundanphänomenologie von Alfred Schütz. Schützens rein rationales Typenverstehen lenkt die Aufmerksamkeit aber zu stark auf den gefühlsentleerten pragmatischen Alltag des sogenannten normalen, hellwachen, erwachsenen Menschen. Dagegen scheint Kurt H. Wolff mit seinem kontemplativen Verstehenskonzept von 'Hingebung-und-Begriff' einen Zugang auch zur Gefühlskultur zu eröffnen, der jedoch mit einem moralistischen Impetus verknüpft ist, welcher ein skeptisch-beschreibendes Verstehen von Kultur letztlich wohl eher behindert als befördert. In Jean-Paul Sartre wird deutlich, daß die Ergänzung mundanphänomenologischer Beschreibungen um Fragen nach der existenziellen Situation, nach diffusen menschlichen Befindlichkeiten und Gestimmtheiten, eben nicht durch Mystifizierungen des Verstehensprozesses erkauft werden muß, sondern daß die phänomenologische Methode selber die kognitiven und emotionalen Bewußtseinsakte zu beschreiben vermag, so die Voraussetzung zur Totalisierung des Subjekts schafft und seine konstitutive Bedeutung als 'kleiner Konstrukteur' für die Entstehung sozialer Tat-Sachen und für soziale Wandlungsprozesse erhellt. Trotzdem trägt, zwischen Schütz und Sartre, Wolffs emphatisches Bekenntnis zu auch außerwissenschaftlichen Erkenntnismöglichkeiten des Menschen (die wir wieder-lernen und die möglicherweise in ein methodisches wissenschaftliches Arbeiten überführt und eingebaut werden können) nicht unwesentlich dazu bei, eben nicht nur an der Attitüde der grundsätzlichen Skepsis gegenüber sozialen Gewohn- und Gewißheiten als soziologischer Grundhaltung festzuhalten, sondern sie um ein existenziales Interesse zu erweitern, die soziologische Einstellung also zu radikalisieren hin auf die ontologische Dimension der Freiheit und so die Re-Konstruktion der gesellschaftlichen Konstruktion von Wirklichkeit(en) dezidiert bei der Frage nach den subjektiven Potentialen, nach den menschliche Möglichkeiten zu beginnen.

Damit erhält Kultursoziologie eben jenen kleinen 'subversiven' Dreh konsequent werturteilsenthaltsamer lebensweltlicher Beschreibung, der alle funktionalen Analysen immer wieder aufbricht. Die 'Annäherungen an den Kulturmenschen', an sein Wissen, an seine Alltäglichkeit, an seine Dramaturgie und an seine Sinn-Enklaven, versuchen eben diese Irritation und die sich hieraus ergebende Unentschiedenheit am Anthropologisch-Grundsätzlichen abzuspiegeln und so kulturtypologische 'Streifzüge durchs Leben', durch soziohistorisch sich wandelnde Wirklichkeiten mit ihren Normal-und Sondergestalten, zu fundieren. Ob die (vormoderne) Ordnung der Welt wenigstens in Form von Sinn-Collagen des (modernen) Einzelnen sich dauerhaft reproduzieren läßt, oder ob die Omnipräsenz unentrinnbarer Risiken, ja, des Risikos schlechthin, eine neue ('postmoderne') Qualität radikaler Sinn-Diffusion ankündigt, erscheint dann als ebenso naheliegende wie bislang unentscheidbare Frage. Kultur erweist sich re-konstruktiv als schillerndes Phänomen menschlicher Erfahrung, dessen verstehende Beschreibung, dem Gegen-Stand folgend, 'in der Schwebe' bleiben muß.

Die hier eingenommene Perspektive ist eine Art von 'Springen' zwischen den Weltsichten der je typischen Normalität und der ihr gegenüber erst Gestalt gewinnenden speziellen Abnormalitäten (zu denen auch die soziologische Attitüde selber zählt). Sie ist der Versuch also eines dialektischen Verstehens im Zusammendenken des kulturell mehr oder minder selbstverständlich Gegebenen und des ihm je gleichsam 'reziproken' Andersartigen. Daraus resultiert ein Vorgehen, das sich aller Bewertung enthält, das vielmehr versucht, "den Quellpunkt der partiellen Differenzen, der in direkter Ausgerichtetheit auf das, was man die 'Sache' nennt, niemals in das Gesichtsfeld... fallen könnte" (Mannheim 1969, S. 241) zu re-konstruieren. D.h., weder wird apriori dem Normalen noch dem Abnormalen ein absoluter Wahrheitsanspruch zugesprochen. Beide Möglichkeiten gelten vielmehr 'partikular', gelten als eingeschränkt in ihrem Wahrheitswert und ihrem Geltungsanspruch. In dieser Einstellung, deren Analysen "keineswegs sinnirrelevant, ...aber auch nicht völlig sinnrelevant (sind), denn durch die bloße Umkreisung der Sichtpartikularität ersetzen sie nicht die letzte direkte Auseinandersetzung zwischen Meinungen und das direkte Hinsehen auf die Sachen" (Mannheim 1969, S. 244), gelangen wir zu einer 'empathischen' Sicht, die uns ermöglicht, sowohl Kontinuitäten als auch Diskontinuitäten im kulturellen Leben zu verstehen.

Die Relevanz eines solchen Ansatzes für die Soziologie reicht über die Beschreibung der Strukturen der alltäglichen Lebenswelt hinaus auf die Beschreibung soziokulturellen Wandels, insbesondere auf Transformationen im individuellen Bewußtsein und in kollektiven Wirklichkeitserfahrungen, einschließlich der Wandlungen moralischer Bedeutung und Metaphorik der sozialen Welt und den Wandlungen in den Spiel-Regeln zwischenmenschlicher Beziehungen. Dazu ist es sinnvoll, Einsicht in die Konstruktionsprinzipien, in die Tiefenstruktur menschlicher Gesellschaftlichkeit zu gewinnen. Auf solche Einsicht wiederum zielt die naheliegende Frage, wie denn Gesellschaft überhaupt möglich sei, wie es den Menschen eigentlich gelinge, angesichts eines schier unerschöpflichen Potentials von Alternativen tagtäglich ihr Zusammenleben zu koordinieren.

II. Übungen zur Hermeneutik der sozialen Existenz

1. Rationales Verstehen (Schütz)

Das epistemologische Grundproblem der Sozialwissenschaften bzw. der Wissenschaften vom Menschen schlechthin, besteht wohl darin, "daß die objektiven Eigenschaften historisch sozialer Wirklichkeiten auf den universalen Strukturen subjektiver Orientierung in der Welt beruhen." (Luckmann 1979d, S. 200). Fatalerweise ist der Ansatz, der diesen Umstand am nachhaltigsten reflektiert, nicht soziologisch, sondern meta- oder wie es seine Protagonisten selber bescheiden ausdrücken: proto-soziologisch. D.h., er befaßt sich damit, wie das prinzipielle Thema der Soziologie prinzipiell beschaffen sei, wenn sie dem Anspruch genügen will, eine ihrem Gegen-Stand adäquate Wissenschaft zu sein. Die Rede ist hier von der Mundanphänomenologie von Alfred Schütz. Worin gründet die Bedeutung von Alfred Schütz? Nun, grob vereinfacht darin, daß er begonnen hat, einer verstehenden Soziologie im Sinne Max Webers, unter Rückgriff auf die Lebensphilosophie Henri Bergsons und insbesondere auf die Phänomenologie Edmund Husserls, ein erkenntnistheoretisch sicheres Fundament zu geben durch seine Analyse subjektiver Konstitutionsleistungen.[1]

Verstehen im sozialwissenschaftlichen Sinne ist ja schon für Weber kein intuitiver Akt sondern eine rekonstruktive Aktivität, eine "rationale Urteilsvollziehung" (Schütz 1974, S. 275). Das Problem des Erklärens sieht er im Zusammenhang mit der Frage nach der Möglichkeit von Kausalableitungen, wobei er darunter allerdings weniger 'Determinationen' als 'Begünstigungen' versteht. (Das Vorhandensein oder Auftreten von X begünstigt das Erscheinen von Y). Auch historische Kausalität bedeutet für Weber nicht Erklären situativer Totalitäten, sondern die Rückführung bestimmter Elemente eines Phänomens auf bestimmte Elemente eines früheren Phänomens. (Stark vereinfacht: Was wäre geschehen, bzw. nicht geschehen, wenn das Ereignis X nicht stattgefunden hätte? - vgl. Weber 1973, S. 273 f). Somit ist die Webersche 'Kausalität' eher im Sinne von Wahrscheinlichkeitsaussagen, denn im Sinne echter Kausalerklärungen zu verstehen. Im Hintergrund dieses methodologischen Vorschlages steht Webers Versuch, monistische Geschichtsdeutungen zu widerlegen, weil ihm zufolge Geschichte lediglich als Netzwerk partieller wechselseitiger Beeinflussungen zwischen singulären Phänomenen aufscheint. Charakteristische Merkmale gegenwärtiger Gesellschaft(en) können nach Weber folglich unmöglich eine künftige Gesellschaft insgesamt determinieren. Einzelne Merkmale dieser projektiven Gesellschaft allerdings lassen sich durchaus vorhersagen.[2] Nach Weber müssen also in den Sozialwissenschaften allgemeine Aussagen möglich sein, um sie als Wissenschaften zu konstituieren und zu legitimieren. Jede durch Verstehen gewonnene Einsicht muß sich prinzipiell der Nachprüfung durch empirische Methoden unterziehen lassen. Andererseits sind Kausalzusammenhänge in der Sozialwelt erst dann zureichend erklärt, wenn der subjektiv gemeinte Sinnzusammenhang des Handelns verstanden ist. Verstehen und Erklären sind demnach komplementäre sozialwissenschaftliche Methoden (vgl. Weber 1973, S. 436).

Objekt sozialwissenschaftlicher Erkenntnis ist mithin zunächst die individuelle Handlung, die theoretisch zugänglich ist über die ihr zugrundeliegende Wertbeziehung, über ihren vom Handelnden subjektiv gemeinten Sinn. Dieser subjektiv gemeinte Sinn kann näherungsweise über die Konstruktion eines Idealtypus, eines reinen Typs 'solchen' Handelns vom Sozialwissenschaftler interpretiert, verstanden werden. Der Idealtypus 'objektiviert' die individuelle, indexikalische Handlung, macht sie einer Gesetzmäßigkeit, einer Regelmäßigkeit subsumierbar, ermöglicht 'kausale Erklärungen' im Sinne von Wahrscheinlichkeitsaussagen. 'Kausales Erklären' erlaubt so, den wahrscheinlichen Sinnzusammenhang zu erfassen, in den ein individuelles Handeln eingebettet ist. Das eigentliche Handlungsmotiv des individuellen Handelnden ist nach Weber nicht notwendig identisch mit dem subjektiven Sinn des Handelnden, koinzidiert damit vielmehr dann, wenn der Handelnde sein Handeln selber als zweckrational ansieht. So dient der Idealtypus dazu, signifikante Eigenschaften empirischer Phänomene präzise herauszuarbeiten. Er ist auf rein logisch-gedankliche Perfektion hin angelegt. Anders ausgedrückt: Der Idealtypus ist der Versuch, diejenigen Merkmale eines Phänomens zu extrapolieren, die dessen Originalität ausmachen. Jedoch ist die Konstruktion von Idealtypen nicht etwa der Zweck der Sozialwissenschaften sondern deren Mittel, letztlich die subjektiven Sinngehalte der menschlichen Existenz zu verstehen. D.h., Idealtypen sind Vergleichskategorien (vgl. Mommsen 1974, S. 225; vgl. auch Schütz 1972, S. 47 f).

Das Webersche Programm der Beschreibung unter Verwendung von Idealtypen (hierzu insbesondere Eberle 1984) zur handlungstheoretischen Begründung der Sozialwissenschaften nun hat Schütz sozusagen zu seinem Lebensthema gemacht. Und deshalb steht auch folgerichtig die Sinnfrage im Zentrum seiner theoretisch-methodologischen Anstrengungen[3]: Der Sinn aller, auch der komplexesten Phänomene der sozialen Welt ist "derjenige, den die in der Sozialwelt Handelnden mit ihren Handlungen verbinden." (Schütz 1974, S. 13). Aber gerade diese Tiefenschicht der gesellschaftlich konstruierten Wirklichkeit hat Max Weber, Schütz zufolge, nicht genau genug analysiert. Er kritisiert, daß Weber verschiedene Sinnschichten vermenge, daß er insbesondere nicht zwischen objektiven und subjektiven Sinnzusammenhängen trenne, daß er die verwickelte Zeitstruktur des Handelns vernachlässige und deshalb z.B. fälschlich zwischen sinnhaftem Handeln und sinnlosem Verhalten unterscheide, und schließlich, daß er nicht zwischen Selbst- und Fremddeutung differenziere und daher auch das Problem sozialwissenschaftlichen Verstehens zu wenig reflektiere. Schütz meint, daß der subjektiv gemeinte Sinn der Bezugspunkt aller Wirklichkeits-Deutung bleiben muß. Diesem Gedanken liegt der auf Bergson zurückgehende Begriff der 'reinen Dauer' zugrunde, womit das kontinuierliche, schlichte Dahinleben, die "erste Lebensform", gemeint ist (vgl. Schütz 1974, S. 62; vgl. auch Srubar 1981, S. 30 f). Diese reine Dauer ist ein Fluß des nichtstrukturierten, präphänomenalen Erlebens, aus dem das Bewußtsein durch reflexive Zuwendung einzelne Erlebnisse extrahiert, ins Bewußtsein rückt, 'gestaltet'. Dieser intentionale Zugriff erst verleiht dem ergriffenen Erleben - nunmehr als Erfahrung - Sinn (vgl. Schütz 1974, S. 54). Automatische Aktivitäten haben folglich keinen Sinn, können aber reflexiv mit Sinn belegt werden. Automatische Aktivität ist ein Verhalten im Sinne eines aktuellen Tuns ohne Transzendenz. Handeln hingegen ist sinnhaft, intentional besetzt - und zwar im Sinne eines Motivationszusammenhanges -, ist eine vorentworfene Erfahrung.

Der gemeinte Sinn des Handelns ist identisch mit dem Um-zu-Motiv des Handelnden. Deshalb ist es nach Schütz nicht plausibel, wie Weber zwischen aktuellem und motivationalem Sinn zu trennen. Zu trennen ist hingegen hinsichtlich der Zeitstruktur des Handelns zwischen Um-zu- und Weil-Motiven. D.h.: Ich kann vom Hier und Jetzt aus eine Handlung als ausgegrenzt abgeschlossen entwerfen und handle dann, <u>um zu</u> diesem projizierten Handlungsergebnis zu gelangen. Ich motiviere also meinen

Vollzug von einem in die Zukunft gerichteten Entwurf her, auf den hin ich handle. Ich kann aber auch nach den Entstehungsbedingungen meines aktuellen Entwurfes fragen, kann auf das ihm zugrundeliegende Erlebnis bzw. auf die ihm zugrundeliegende Einstellung reflektieren. Ich entwerfe dann eine Handlung, <u>weil</u> diese oder jene Erfahrung mich dazu bewegt. Ich motiviere also mein aktuelles Tun von einem Rückgriff auf Vergangenes her; ich handle sozusagen davon weg. Das echte Weil-Motiv ist, Schütz zufolge, ein Rückgriff auf ein abgeschlossenes, vorausliegendes Erleben. Das Entwerfen der Handlung ist in Bezug auf das Handeln hingegen <u>kein</u> echtes Weil-Motiv, weil es eben als phantasierte Handlung das Handeln im Sinne von um-zu motiviert.[4] Schließlich ist der tatsächlich gemeinte Sinn nur in Selbstdeutung und kontextrelativ gegeben (was eben von Weber nicht genügend berücksichtigt worden sei). Denn: Sinn ist für Schütz Sinn-für-ein-Subjekt. Folglich muß der logisch ursprüngliche Sinn in den konstitutiven Leistungen des 'einsamen Ego' aufgezeigt werden. Selbstdeutung und Fremdverstehen haben in der Sinnkonstitution des 'einsamen Ego' ihren Ursprung.

Im Sinne Husserls kann es sich bei diesem einsamen Ego zwar nur um ein <u>transzendentales</u> Ich handeln (vgl. Husserl 1973, S. 63 ff). Jedoch ist Schütz, und hier ist bereits die Besonderheit der Schützschen Phänomenologie angesprochen, der Auffassung, daß sich die Resultate dieser transzendentalen Konstitutionsanalyse bruchlos auf die mundane Sphäre, die intersubjektive Welt der natürlichen Einstellung übertragen lassen. Hier aber tritt der subjektiv konstituierte Sinn einerseits als auf das eigene und andererseits als auf das Erleben des Anderen bezogen auf. Selbstdeutung und intersubjektives Verstehen haben so ihren Ursprung in der Sinnkonstitution des einsamen Ich. Selbstdeutung ist kontinuierlich und vollständig möglich, denn Erlebnisse und Erfahrungen tragen <u>zunächst</u> keinen Sinn in sich. Vielmehr konstituiert das subjektive Bewußtsein Sinn dadurch, daß es Erfahrungen auf anderes bezieht. Dieser Akt der Sinnsetzung bzw. Sinnschöpfung beinhaltet im wesentlichen das, was Verstehen als Akt der Selbstdeutung meint. Art und 'Ausmaß' des Sinnes, der einer Erfahrung verliehen wird, hängt ab von den Interessen und Relevanzen des Sinnsetzenden. Die Grenzen dieses subjektiven Verstehens sind für Schütz identisch mit den Grenzen der Rationalisierbarkeit der (auch emotionalen) Erfahrung. Fremdverstehen hingegen, und das ist das für Verstehen überhaupt Entscheidende, ist nur möglich in Auffassungsperspektiven. Selbstverstehen ist ein prinzipiell unzweifelhafter 'immanenter Akt'; Fremdverstehen basiert auf meinen Erlebnissen und Erfahrungen vom Anderen. Jeder Sinn, den ich ihm unterstelle, kann abweichen von dem Sinn, den er selber seinen Erfahrungen verleiht. Ich erfasse stets nur Fragmente seines tatsächlichen Erlebens, und ich verstehe stets nur möglicherweise und näherungsweise den von ihm subjektiv tatsächlich gemeinten Sinn. Fremdverstehen ist für Schütz also ein ständig sich wiederholender Versuch, der epistemologisch 'scheitert' und in einen mehr oder minder schematischen Deutungsakt zurückfällt. Dieser mehr oder minder schematische Deutungsakt ist das mögliche Maß 'objektiven' Verstehens (vgl. Srubar 1983).

Verstehen wollen wir also jenen Vorgang nennen, der einer Erfahrung Sinn verleiht. Fremdverstehen, und darum geht es zumeist, wenn in der Wissenschaft - vor allem in den Sozialwissenschaften - von Verstehen die Rede ist, Fremdverstehen wollen wir jenen Vorgang nennen, bei dem wir einer Erfahrung den Sinn verleihen, daß sie sich auf ein Ereignis in der Welt bezieht, dem ein alter ego bereits einen Sinn verliehen hat.[5] Das Bewußtsein des alter ego appräsentiert sich mir über Anzeichen (deren Zusammenhang mit dem Angezeigten in meinem Bewußtsein konstituiert wird) und über Zeichen (die als Elemente von Zeichensystemen eine intersubjektiv vorgegebene Bedeutung haben und das Bezeichnete repräsentieren). Zeichen weisen drei Sinnschichten auf: 1. einen objektiven Sinn (d.h. das Zeichen ist dem Bezeichneten einsinnig zuordenbar, unabhängig vom Zeichensetzenden und vom Zeichendeutenden, es ist seinem Sinn nach invariant und 'immer wieder' anwendbar); 2. einen subjektiven Sinn (d.h. das Zeichen hat dazuhin für den Zeichensetzenden und den Zeichendeutenden eine individuelle Zusatzbedeutung); und 3. einen okkasionellen Sinn (d.h. das Zeichen hat eine spezielle, kontextabhängige Bedeutung, die sich aus dem situativen Gesamtzusammenhang erschließt - vgl. Schütz 1974, S.172-175). Wenn ich also nun den Anderen verstehen will, dann muß ich vor allem den objektiven, subjektiven und okkasionellen Sinn seiner 'Bezeichnungen' rekonstruieren und auf seine subjektiven Motive hin auslegen. Damit dürfte plausibel werden, daß Verstehen fremden Sinnes nur näherungsweise gelingen kann und daß das Ausmaß dieses Verstehens abhängt von a) meinem Wissen über den konkreten Anderen, b) meinem Wissen um den objektiven, d.h. sozial gültigen Sinn einer Kundgabe, und c) meinen situativen Relevanzen (also davon, wie korrekt die Auslegung meinen pragmatischen Interessen nach sein muß). Fremdverstehen heißt, Anzeichen und Zeichen als Appräsentationen eines anderen Bewußtseins deuten, und das heißt de facto natürlich, eine Selbstdeutung vornehmen. Der tatsächlich gemeinte Sinn eines Handelnden und das, was von einem Anderen als 'gemeinter Sinn' gedeutet wird, ist prinzipiell nicht identisch. Letzteres ist nur ein Näherungswert zum ersteren.[6]

Das erkenntnistheoretische Problem des Fremdverstehens zeigt sich also in der Frage, wie wir überhaupt etwas vom Anderen wissen, wie und wodurch uns der Andere als Anderer, und nicht als etwas anderes, gegeben ist. Auch innerhalb der Phänomenologie gibt es zu dieser Problemstellung divergente Lösungsvorschläge. Schütz etwa entwickelt seine Position vor allem aus der Kritik an den Ansätzen von Max Scheler, von Jean-Paul Sartre und schließlich von Edmund Husserl.[7] Im großen und ganzen vertritt er die Auffassung, daß der Andere weder transzendental noch existenzial begründet werden kann, sondern einfach alltagspragmatisch als anderer Mensch fraglos gegeben ist: "Da menschliche Wesen von Müttern geboren und nicht in Retorten zusammengebraut werden, ist die Erfahrung der Existenz anderer menschlicher Wesen und des Sinns ihres Handelns gewiß die erste und ursprünglichste empirische Beobachtung, die der Mensch macht." (Schütz 1971b, S. 66).

Daß aber alter ego nicht so zweifelsfrei ein anderer _Mensch_ sein muß, wie Schütz postuliert, dafür gibt es sowohl sozio-historische Beispiele, als auch epistemologische Evidenz: Manche Phänomene erfahre ich als 'irgendwie wie ich' und andere erfahre ich als 'irgendwie (ganz) anders als ich'. Aber auch die Erfahrung des 'irgendwie wie ich' ist in höchstem Maße relativ: 'Irgendwie wie ich' kann reichen von 'sozusagen ich selber' bis zu 'mit Merkmalen behaftet, die mir noch irgendwie als auch mir eignend vertraut sind'. Und irgendwo dazwischen lege ich - pragmatisch - fest, was nun noch als alter ego gelten soll und was nicht. Im großen und ganzen dürfte in _unserer_ Kultur die Grenze des als alter ego Akzeptablen so ungefähr an der Grenze des Menschlichen liegen. Normale, hellwache Erwachsene in unserer Kultur leben typischerweise in der ziemlich fraglosen Annahme, daß 'irgendwie wie ich' eben andere Menschen sind. Probleme entstehen allerdings z.B. ziemlich schnell dann, wenn ich 'das Menschliche' etwas spezifiziere.[8] Dann bemerke ich nämlich, daß es so einfach nicht ist, festzustellen, wann für mich typischerweise 'das Menschliche' und damit das 'irgendwie wie ich' anfängt und aufhört. Und ist es denn wirklich 'das Menschliche', was für mich das Spektrum der Anderen markiert und absteckt? Reicht das 'irgendwie wie ich' nicht auch in den nicht-menschlichen Bereich hinein? Habe ich nicht zumindest bei diesem einen mir so vertrauten Tier den Eindruck, daß es mich versteht, daß ich es verstehe, daß es 'irgendwie wie ich' ist? Und in meinem Verhältnis zu meinem Gott, habe ich da nicht den Eindruck, ich verstünde, daß ich verstanden werde, daß mein Gott sicherlich 'ganz anders' aber doch auch, bei aller Fremdheit, 'irgendwie wie ich' ist? Allerdings: Derartige, über das Menschliche hinausreichende Erfahrungen des 'wie ich' nicht zu kennen, ist in Gesellschaften wie der unseren weder schändlich noch außergewöhnlich.

In manchen anderen Gesellschaften, in manchen anderen Kulturen aber können sich die Grenzen des 'irgendwie wie ich' doch sehr gravierend verschieben: Es gibt Kulturen, in denen das 'wie ich' in bezug auf Menschen kaum über die Grenzen des eigenen Stammes hinausreicht, sich dafür aber weit in Bereiche der Natur und des Über- bzw. Außernatürlichen hineinerstreckt, die für unsereinen keineswegs als 'irgendwie wie ich' erscheinen. Dies sei nur konstatiert, damit nicht der Eindruck entsteht, die pragmatische - und im folgenden auch relevante - Gleichsetzung des Bereichs des Verstehens mit dem Bereich des Menschlichen bei Schütz sei epistemologisch oder gar ontologisch verbindlich oder 'gesichert'. Der Bereich des Verstehens läßt sich vielmehr erkenntnistheoretisch identifizieren mit dem Bereich des Sozialen. Aber dafür, den Bereich des Sozialen mit dem des Menschlichen zu identifizieren, gibt es allenfalls pragmatische bzw. alltagstheoretische Gründe.[9] Schütz zufolge jedenfalls läßt sich das Problem des alter ego und damit das Problem des Fremdverstehens schlicht auf der Ebene alltäglicher Interaktion, und <u>nur</u> auf der Ebene alltäglicher Interaktion lösen: Alltäglich gehört der Andere ganz fraglos zur Welt, wie sie von mir erfahren wird. Ganz fraglos verfüge ich im Alltag nicht über ein Monopol zur Interpretation der Welt, sondern finde mich empirisch immer schon in einer von Anderen vorinterpretierten Welt vor. Also nicht nur scheint dem alltäglichen Bewußtsein der Andere zweifelsfrei gegeben, er repräsentiert obendrein auch ein Wissen darüber, wie die Welt beschaffen und geordnet sei. Und dieses gesellschaftlich vorhandene Wissen ist mir und meiner Welterfahrung vorgegeben. Alltäglich gilt, daß mein Standpunkt und der des Anderen im großen und ganzen austauschbar sind, daß das, was für mich relevant ist, auch relevant für den Anderen wäre, wäre er an meiner Stelle und umgekehrt, daß es immer wieder und bis auf weiteres weiterhin so ist und sein wird. Das heißt, alltäglich ist Fremdverstehen nicht an sich problematisch, sondern fraglose Routine. Fragwürdig wird es erst dann, wenn es eben <u>nicht</u> gelingt. Nochmals also: Während erkenntnistheoretisch das Problem des Fremdverstehens darin besteht, wie es überhaupt möglich ist, besteht im Alltag das Problem des Fremdverstehens darin, daß es manchmal nicht fraglos gelingt.

Alltägliches Verstehen ist eine ziemlich banale, alltägliche Bewußtseinsleistung, die jeder halbwegs normale Mensch ganz selbstverständlich erbringt. Verstehen ist für den Menschen normalerweise so normal, daß es gar nicht Gegenstand seines Interesses wird. Anders ausgedrückt: Menschen sind im Alltag so intensiv damit beschäftigt, unentwegt zu verstehen (zumindest wenn sie es irgendwie mit Anderen zu tun haben), daß sie sich mit dem Verstehen selber nicht beschäftigen können. Verstehen als 'Existenzial' ist also durchaus keine Erfindung der Geistes- und schon gar nicht eine Erfindung der Sozialwissenschaften. Verstehen als 'Existenzial' geschieht auch nicht in einer besonderen, theoretischen Einstellung. Verstehen ist vielmehr für den Menschen typischerweise schon immer und bis auf weiteres einfach Alltags-Routine.[10]

Sozialwissenschaftliches Verstehen hingegen ist eine Kunstlehre, eine artifizielle Methode, die dazu dienen soll, gesellschaftliche Wirklichkeit(en) angemessen und stimmig, zuverlässig, gültig und überprüfbar zu rekonstruieren. Sozialwissenschaftliches Verstehen zielt, anders als andere artifizielle Verstehensformen (wie z.B. intuitionistische, mystische, existentialistische), auf die Erkenntnis des Typischen, und zwar sowohl des typischen Handelns als auch des mit diesem zusammenhängenden typischen Wissens, wie schließlich auch des typischen alltäglichen Verstehens.[11] Erst vom 'Verstehen des Verstehens' aus lassen sich dann auch systematisch Ähnlichkeiten und Unterschiede zwischen alltäglichem und wissenschaftlichem Verstehen aufweisen. So ist zu fragen, ob es tatsächlich Verfahrensunterschiede zwischen den verschiedenen Formen des Verstehens gibt, oder ob die Unterschiede nicht eher Reflexionsgrad, Organisationsform und Zielsetzung betreffen. Einerseits nämlich hat Fremdverstehen als Methode der Sozialwissenschaften die gleichen Strukturen wie im Alltag: Über die Deutung von Anzeichen und Zeichen gilt es, sich dem subjektiv gemeinten Sinn des Anderen zu nähern. Und diese Möglichkeit der Annäherung beschränkt sich für den Sozialwissenschaftler wie für den Alltagsmenschen auf den typisch gemeinten Sinn. Andererseits unterscheidet sich sozialwissenschaftliches Verstehen vom alltäglichen Verstehen dadurch, daß die Interpretationsleistungen hier nicht unter Rückgriff auf den Alltagsverstand sondern unter Rückgriff auf einen Vorrat an professionellem Sonderwissen, und auch nicht bezogen auf pragmatische Bedürfnisse des Lebensvollzugs sondern auf das Relevanzsystem eines pragmatisch desinteressierten Beobachters erfolgen. Damit hängt außerdem zusammen, daß das Verstehen des Sozialwissenschaftlers sich nicht auf eine aktuelle, lebendige Umwelt, sondern auf eine imaginierte Mit- oder Vorwelt bezieht.[12]

Das Verstehen des Sozialwissenschaftlers geschieht in einer besonderen, eben nicht alltäglichen sondern theoretischen Einstellung, in einer Einstellung des prinzipiellen Zweifels an sozialen Selbstverständlichkeiten, in einer Einstellung, die man als 'methodischen Skeptizismus' oder, etwas pointiert, auch als 'künstliche Dummheit' bezeichnen könnte.[13] Diese Einstellung ist idealerweise dadurch gekennzeichnet, daß die Sorge um die eigene Existenz ausgeklammert ist und das Interesse sich nur darauf richtet, die Wirklichkeit zu durchschauen, die Wahrheit der Wirklichkeit zu erkennen. In dieser Einstellung gibt es - nach Schütz (1971b, S. 41 ff) - keine sozialweltliche Präsenz, kein In-Situation-Sein, keine lebendigen Mitmenschen, sondern nur idealisierte Modelle sozialer Erscheinungen und vom Sozialwissenschaftler konstruierte künstliche Geschöpfe. Damit wird deutlich, daß für Schütz (z.B. 1972, S. 22 ff) sozialwissenschaftliches Verstehen nicht ein Forschungs-, sondern ein Reflexionsproblem darstellt. Oder anders ausgedrückt: Die Besonderheit des Verstehens als einer wissenschaftlichen Methode liegt für ihn nicht auf der Ebene der Datenerhebung, sondern der Dateninterpretation. Wir verstehen, auch wenn wir eine sozialwissenschaftliche Untersuchung durchführen, die gesellschaftlich konstruierte Wirklichkeit - Schütz zufolge - aufgrund unserer alltäglichen, aus der Reziprozität der Perspektiven resultierenden Verstehenskompetenz.[14] Wissenschaftliches Verstehen erfolgt also im Rückzug in die theoretische Einstellung, während die Forschungspraxis, ebenso wie die normale wissenschaftliche Diskurspraxis, im Rahmen alltäglichen Verstehens stattfand.

Sozialwissenschaftliches Verstehen richtet sich auf die Erkenntnis der Wahrheit der Wirklichkeit, auf die Entzauberung gesellschaftlicher Konstruktionen. Sozialwissenschaftliches Verstehen soll Phänomene, die der Wissenschaftler in den Blick genommen hat, rekonstruieren und es dadurch ermöglichen, sie 'kausal' zu erklären. Sozialwissenschaftliches Verstehen, das letztlich dazu dient, zu erklären, wie objektive Sinnzusammenhänge sich aus subjektiven Bewußtseinsleistungen bilden, ist ein Verstehen vermittels eines Systems typischer Konstruktionen, die logisch konsistent, prinzipiell subjektiv sinnhaft interpretierbar und sowohl der alltäglichen als auch der wissenschaftlichen Erfahrung adäquat sein müssen. Seinen Ausgang aber nimmt das typische Verstehen in den Sozialwissenschaften vom typischen Verstehen im Alltag. Das bedeutet vor allem, daß die Daten des Sozialwissenschaftlers, anders als die des Naturwissenschaftlers, vorinterpretiert sind, daß seine Konstruktionen eben Konstruktionen von Konstruktionen bzw. 'Konstruktionen zweiten Grades' sind, die so beschaffen sein müssen, "daß ein Handelnder in der Lebenswelt dieses typisierte Handeln ausführen würde, falls er völlig klares und bestimmtes Wissen von allen Elementen und nur von diesen Elementen hätte, die der Sozialwissenschaftler als für sein Handeln relevant voraussetzt, und falls er die konstante Neigung hätte, die angemessensten zur Verfügung stehenden Mittel zur Erreichung seiner vermittels der Konstruktion definierten Zwecke einzusetzen." (Schütz 1971b, S. 51).

Verstehen im Sinne der verstehenden Soziologie stellt uns vor die Aufgabe, die Welt so zu erfassen, wie der Andere, den ich verstehen will, sie erfährt. Das methodische und methodologische Problem des verstehenden Sozialforschers ist also weniger die Frage 'Was heißt verstehen?' als die Frage 'Wie kann ich sicherstellen, daß ich die Perspektive des Anderen auch tatsächlich eingeholt habe?'. Die naive - und in der Soziologie weitverbreitete - 'Lösung' heißt: Indem ich den Anderen befrage. Aber ein solcher 'Hurra-Empirismus' ignoriert zumindest zwei Irrtumschancen: Erstens übernimmt er unbefragt eine zweifelhafte Generalthese der Alltagseinstellung, nämlich die, daß der Andere in der gleichen Welt lebt wie ich und daß wir die Welt im wesentlichen gleich erfahren, daß sich unsere Bedeutungen decken oder daß wir uns zumindest darüber verständigen können.[15] Zweitens setzt er die Ebene kommunikativer Bedeutungen mit der Ebene sinnhafter Erfahrungen gleich (also: daß jemand sagt, er sähe etwas so, damit, daß er es tatsächlich so sieht.[16]) Dies deutet zumindest augenfällig an, daß die Einnahme der Perspektive des Anderen nicht ganz problemlos vonstatten geht, daß der 'subjektiv gemeinte Sinn' des Anderen durchaus nicht offen zutage liegt. Solches ist sozusagen die erste Lektion, die der verstehende Soziologe zu lernen hat. Also besinnt er sich darauf, was wir alle tun, ohne besonders darüber nachzudenken, wenn wir alltäglich verstehen.[17] Alltäglich verstehen wir ja den 'subjektiv gemeinten Sinn' des Anderen 'eigentlich' überhaupt nicht. Was wir verstehen, das ist immer etwas Typisches: dieses Typische kann ganz anonym sein, hochgradig individualisiert oder eben irgendetwas dazwischen. Selbst völlig einmalige Informationen über völlig einmalige Ereignisse und Sachverhalte erfahren wir in Form von Typischem: sie werden in sprachlichen Typisierungen ausgedrückt, müssen in solchen Typisierungen ausgedrückt werden. Nur durch und in Typisierungen bewältigen wir unseren Alltag.[18]

Für Schütz ist also das Prinzip des Fremdverstehens kein erkenntnistheoretisches Problem, sondern ein alltägliches Phänomen. Das Verstehen-Können des Anderen ist, ihm zufolge, für den Alltagsmenschen grundsätzlich eine fraglose Tatsache. Der Andere ist Teil der quasi-natürlichen Welterfahrung. Und eben diese quasi-natürliche Welterfahrung ist das, was Schütz die 'alltägliche Lebenswelt' nennt.[19] 'Lebenswelt' ist kein genuin soziologischer sondern ein phänomenologischer Begriff, der bekanntlich von Edmund Husserl in dessen Spätwerk 'Die Krisis der europäischen Wissenschaften und die transzendentale Phänomenologie' als Korrektiv gegen die Reflexionslosigkeit der positivistischen Wissenschaften in die philosophische Grundlagendiskussion eingeführt worden ist.[20] Husserl vertraute darauf, seine Philosophie als 'strenge Wissenschaft' begründen zu können. Allerdings als eine Art Meta-Wissenschaft, die nicht einfach in den Reigen der anderen Disziplinen integriert werden sondern diesen ein reflexives Fundament liefern sollte[21]; und zwar dadurch, daß gegen den naiven Objektivismus wissenschaftlicher Betätigung die 'leistende Subjektivität' wiedergewonnen würde: durch eine systematische, methodisch kontrollierte Rückbesinnung auf die Lebenswelt als der allen Deutungen vorausliegenden Welt, wie sie dem Bewußtsein, dem erkennenden Subjekt gegeben und vorgegeben ist. Andererseits aber schließt die Lebenswelt die 'theoretische Praxis' der Wissenschaften auch in sich ein, als einer historisch späten Form menschlichen Handelns.[22]

Husserl konzipiert Lebenswelt völlig subjektivisch. Er setzt an beim Radikalismus der 'Cartesianischen Epoché', um das 'Rätsel der Subjektivität' zu lüften, und sieht Sinnkonstitutionen als rein subjektive Phänomene an.

Mithin: Lebenswelt ist ein egologisches Gebilde. In ihren konkreten Ausformungen ist sie in unendlicher Vielfalt den jeweiligen erkennenden Subjekten zugeordnet als deren einzig wirkliche Welt. Diese soziohistorisch mehr oder minder ähnlichen individuellen Variationen bauen sich auf aus allgemeinen, unwandelbaren Grundstrukturen, dem 'Reich ursprünglicher Evidenzen', dem Apriori der Geschichte, das damit die Grundlage bildet für die theoretische und empirische Komparation und Differenzierung jener. Und damit skizziert Husserl auch die Aufgabe einer lebensweltlichen Ontologie, die von der transzendentalen Phänomenologie her zu leisten sei, die er aber selber nicht mehr in Angriff nimmt, sondern beiseite läßt zugunsten einer umfassenderen transzendentalen Epoché, die das gesamte 'Universum des Subjektiven' erschließen soll.[23] Schütz nun hat die von Husserl 'liegengelassene' Aufgabe einer Ontologie der Lebenswelt aufgegriffen und als erstes Thema sozialwissenschaftlicher Grundlagenforschung entfaltet. Lebenswelt meint bei ihm (und Thomas Luckmann) das Insgesamt der Wirklichkeiten, wie sie in subjektiven Bewußtseinsleistungen konstituiert werden. Mit 'Wirklichkeiten' sind dabei keine ontologischen Gebilde gemeint, sondern Erfahrungsstile, Ausprägungen spezifisch sinnhafter Relevanzstrukturen. Unter ihnen zeichnet sich die Alltagswirklichkeit pragmatisch aus: In ihr handeln, interagieren, kommunizieren wir. Die mundanphänomenologische Deskription der invarianten Strukturen der Lebenswelt ist deshalb im großen und ganzen auch eine Deskription der Grundstrukturen der <u>alltäglichen</u> Lebenswelt. Andere Wirklichkeiten, wie die des Traumes, der Phantasien und der theoretischen Einstellung, werden in der Mundanphänomenologie vor allem insofern behandelt, als sie sich von der Alltagserfahrung abgrenzen.

<u>Räumlich</u> ist die Lebenswelt des Alltags um das erfahrende Subjekt herum aufgeschichtet von einer Wirkzone (in die es direkt handelnd eingreifen kann), als dem Kern der Welt in aktueller Reichweite (die sinnlich wahrgenommen wird), bis hin zur Welt in potentieller Reichweite (deren sinnliche Wahrnehmung wiederherstellbar oder erlangbar erscheint). <u>Zeitlich</u> ist die Lebenswelt des Alltags differenziert in innere Dauer, biologische Rhythmen und Prozesse, soziale Zeit und Weltzeit. Die Weltzeit erfährt das Subjekt als auferlegt und unumkehrbar, sie trägt (unerbittlich) die individuelle Biographie mit sich und transzendiert die Endlichkeit des Einzelmenschen. Die Eingebundenheit in die Weltzeit zwingt dem Subjekt Dringlichkeiten und Prioritäten auf, Tages- und Lebenspläne; die soziale

Zeit ermöglicht es ihm, seine innere Dauer mit der anderer Menschen zu koordinieren und zu synchronisieren (vgl. auch Luckmann 1984a). Und daß wir im Alltag ganz fraglos von der Existenz des Anderen ausgehen und auch davon, daß er uns gleicht, ist eine Konsequenz der bereits angedeuteten <u>sozialen</u> Strukturiertheit der alltäglichen Lebenswelt. Wir leben ganz selbstverständlich mit der Generalthese des alter ego und der Reziprozität der Perspektiven, also damit, daß wir, wenn wir unsere Standpunkte tauschten, die Welt unter den Gesichtspunkten der Interessen, Bedürfnisse und Relevanzen des jeweils Anderen sehen würden. Diese selbstverständlichen Anderen differenzieren sich in der subjektiven Erfahrung strukturell in Mitmenschen in der direkten Umwelt, in Zeitgenossen in der nicht unmittelbar gegebenen Mitwelt, in Vorläufer und Vorfahren in einer vergangenen Vorwelt und in Nachfolger und ev. Nachkommen in einer zukünftigen Nachwelt.[24] Quer hierzu, wenn auch nicht unabhängig davon, schichtet sich die alltägliche Sozialwelt nach Graden der Intimität und Anonymität, nach Graden der individuellen Konkretisierung und institutionellen Generalisierung auf.

Gegeben ist dem Subjekt die Lebenswelt des Alltags, also der Alltag, wie er praktisch erfahren und verändert wird, vor allem in Form von Wissen. Dieses Wissen konstituiert sich logisch dadurch, daß Merkmale vergangener Situationen in neuen Situationen typisiert wiedererinnert und mit Merkmalen dieser neuen Situation in Beziehung gesetzt werden.[25] Aus Typisierungen bauen sich komplex strukturierte Wissensvorräte auf; bzw. anders ausgedrückt: Der subjektive Wissensvorrat ist eine Beziehungsorganisation typisierter Wissenselemente. Der subjektive Wissensvorrat ist biographisch und kulturell geprägt. Er schichtet sich auf nach Graden der Bestimmtheit, der Verträglichkeit und der Glaubwürdigkeit, und er umfaßt, neben den Grundelementen des Wissens, wie eben denen der räumlichen, zeitlichen und sozialen Struktur oder der Begrenztheit meiner situativen Möglichkeiten, auch Routinewissen, das sich differenziert in Fertigkeiten, Gebrauchswissen und Rezeptwissen, sowie spezifische explizite Wissenselemente und -bestände: Der größte Teil unseres Wissens ist uns so zur Gewohnheit geworden, daß wir es normalerweise gar nicht mehr bemerken, zumindest so lange nicht, wie es 'wie gewohnt' funktioniert. Selbstverständlich verfügen wir auch über Wissen, von dem wir wissen, daß wir es uns angeeignet haben. Wir verfügen auch über Wissen, von dem wir wissen, daß wir es uns angeeignet haben <u>und</u> daß es einer gewissen regelmäßigen (oder unregelmäßigen) Anwendung bedarf, damit wir es nicht wieder vergessen. Wenn wir uns aber gelegentlich überlegen, was wir wissen, dann fällt uns normalerweise etwas ein, das wir eben nicht nur wissen, sondern das wir <u>ausdrücklich</u> wissen. Ein solches Wissen bezieht sich gewöhnlich darauf, was für uns besonders interessant, besonders wichtig oder besonders mit Anstrengung verbunden ist. Wir alle wissen schließlich, daß wir manches genau wissen und manches nicht ganz so genau, manches so ungefähr und manches nur ganz schemenhaft. Wir wissen sogar, daß wir manches nicht wissen.

Unser individuell verfügbares Wissen ist zum größten Teil über und durch Andere vermittelt, es ist sozusagen sozial 'abgeleitet'. Abgelagert, erinnert und angewandt allerdings wird es aufgrund subjektiver Relevanzen, also entsprechend dem, was dem Einzelnen - warum auch immer - eben mehr, weniger, kaum oder gar nicht dringlich, wichtig, bedeutsam erscheint. Aber auch wenn das, was wir subjektiv wissen, empirisch vor allem aus dem aufgebaut wird, was gesellschaftlich an Wissen verfügbar ist, so setzt sich andererseits logisch doch der soziale Wissensvorrat aus - vergangenen und gegenwärtigen - individuellen Bewußtseinsleistungen zusammen. Individuelle Erfahrungen, die sich lebenspraktisch bewähren, werden über Sozialisationsprozesse an Andere vermittelt und allmählich so etwas wie gesellschaftliches 'Allgemeingut'. Jenen Teil des Wissens, über den mehr oder weniger jedermann verfügen muß, um sich im Alltag einer Gesellschaft zurechtzufinden, nennen wir eben Alltagswissen. Aber nicht alles Alltagswissen betrifft alle Gesellschaftsmitglieder in gleicher Weise, in gleichem Maße und zur selben Zeit. (Wir brauchen hier nur an den 'kleinen' aber unumgänglichen biologischen Unterschied zwischen den Geschlechtern zu denken.) Daher ist nicht nur spezielles, sondern eben auch alltägliches Wissen faktisch - in Grenzen - ungleich verbreitet. D.h., Alltagswissen ist - vor allem, aber nicht nur - eine sozial verteilte Ansammlung von Gewißheiten darüber, daß Dieses oder Jenes eben so und so und nicht anders ist, und daß es besser sei, so und so statt eben so zu handeln, um diese oder jene Probleme zu bewältigen. In der alltäglichen Einstellung handeln und verhalten wir uns mit einer gewissen Selbstverständlichkeit und Sicherheit. Wir 'wissen' mehr oder minder definitiv, mehr oder minder genau, wie man die Dinge zu handhaben, das Verhalten der Mitmenschen zu deuten und wie man mit ihnen umzugehen hat. Das wichtigste Ordnungsprinzip des subjektiven Wissensvorrates ist also das der <u>Relevanz</u> von Wissen: Aufbau und Strukturierung des subjektiven Wissensvorrates geschieht in einem System von hierarchisch gegliederten Relevanzen, die freiwillig sein können oder auferlegt (also aufgrund eines selbstgesetzten Interesses gelten oder aufgrund situativer Bedingungen). Thematisch relevant wird eine Erfahrung dadurch, daß sie aus dem Erlebnisstrom heraustritt, daß sie die fraglose Vertrautheit der Welt unterbricht und diese in Thema, Feld und Horizont differenziert. Wenn thematische Relevanzen in Beziehung treten zu anderen Erfahrungen, dann konstituiert sich Sinn. Damit wird die zunächst thematisch relevante Erfahrung auch interpretativ relevant. Inwieweit eine interpretativ relevante Erfahrung in Handeln übergeht, hängt schließlich vom dritten Relevanztypus, von der motivationalen Relevanz ab (vgl. auch Schütz 1971a).

Handeln ist lebensweltlich, also von den subjektiven Bewußtseinsleistungen her betrachtet, eine besondere Form der Erfahrung, nämlich eine <u>vorentworfene</u> Erfahrung: Indem ich eine Erfahrung entwerfe und den Entwurf 'einhole', handle ich. Handeln differenziert sich in mindestens drei verschiedene Typen: In Denken, in Wirken und in Arbeiten. Es weist eine komplexe Zeitstruktur auf, die sich in der terminologischen Klärung von Handeln und Handlung, von Um-zu- und Weil-Motiven aufschlüsseln läßt. Handeln hängt zusammen mit Zweifeln und Interessen, mit der Möglichkeit und Notwendigkeit zu wählen, sich zu entschließen und Entschlüsse Schritt für Schritt auf ein Ziel hin zu realisieren bzw. auch zu verändern. Handeln kann allein oder in Gesellschaft stattfinden, es kann sich am - in welchem Grad der Intimität oder Anonymität auch immer erscheinenden - Anderen orientieren. Dann sprechen wir von <u>sozialem</u> Handeln, das wiederum einseitig oder wechselseitig, unmittelbar oder mittelbar erfolgen kann. Von <u>kommunikativem</u> Handeln sprechen wir dann, wenn sich die Um-zu- und Weil-Motive von Interagierenden wechselseitig verschränken. Kommunikatives Handeln ist also, sehr vereinfacht gesprochen, eine Handlungskette, in der das Um-zu-Motiv des Einen zum Weil-Motiv des Anderen wird und das Um-zu-Motiv des Anderen wiederum zum Weil-Motiv des Einen, und so weiter. Kommunikatives Handeln findet statt unter Verwendung von Zeichen, also von intersubjektiv gültigen, normalerweise 'sozial objektivierten' Bedeutungsträgern (vgl. auch Luckmann 1980a, S. 93 - 122, und 1984c, d und e). Spezielle Kommunikationsformen, wie die intrapersonale Kommunikation (das Selbstgespräch) einerseits und die sozietäre Kommunikation (der allgemeine, insbesondere massenmedial organisierte Diskurs) andererseits, sind im wesentlichen abgeleitet von der selbstverständlichsten, sozusagen 'quasi-natürlichen' menschlichen Kommunikationsform, der interpersonalen Kommuniktion (dem Austausch 'face-to-face'). Hier vermitteln wir uns wechselseitig, mehr oder minder gelingend, durch sprachliche, parasprachliche, mimische und pantomimische Zeichen, durch Gesten, Signale und Symbole, insbesondere eben durch jenes Zeichen- und Symbolsystem, das wir 'Sprache' nennen. Und damit sind wir wieder bei der alltagspraktischen Bedeutung von Verstehen angelangt. Denn: Lebensweltlich betrachtet, ist uns der Andere in seiner Einzigartigkeit ja prinzipiell unzugänglich. Aber er appräsentiert sich eben über Anzeichen und Zeichen aller Art, über körperliche Äußerungen und materiale Entäußerungen. Und wenn wir von Verständigung reden, dann reden wir von sozialen Maßnahmen, die das Verstehen des Anderen routinisieren und institutionalisieren, die Verstehen in einem alltäglich pragmatischen - nicht in einem theoretischen oder existenzialen - Sinne 'erleichtern'.

Dergleichen Grundstrukturen der Lebenswelt sind der Mundanphänomenologie zufolge also allen Menschen zu jeder Zeit und an jedem Ort gegeben. Auf diesen invarianten Vor-Gegebenheiten konstruieren Menschen ihre sozio-historisch variablen Lebenswelten. Prinzipiell konstruiert jeder Mensch seine besondere, einmalige Lebenswelt. Faktisch sind die je individuell konkreten Lebenswelten nur relativ verschieden. Das heißt, unter ähnlichen objektiven Bedingungen konstruieren Menschen normalerweise auch ähnliche Lebenswelten. Sie greifen auf typisches Material in typischer Art und Weise zurück und verarbeiten es zu typischen Orientierungs- und Deutungsmustern. Sie stimmen in interaktiven und kommunikativen Prozessen ihre Lebenswelten aufeinander ab, sie konstituieren sie alltäglich unter der Generalthese der Reziprozität der Perspektiven. Mit zunehmender zeitlicher, räumlicher und sozialer Erfahrung nehmen, sehr allgemein gesprochen, auch die Ähnlichkeiten, die Gemeinsamkeiten der konkreten Lebenswelten ab. Mit allen Menschen teilt der eine Mensch schließlich nur noch die unveränderlichen Grundstrukturen der Lebenswelt. Wie es scheint, hängt also die Verschiedenheit der Lebenswelten wesentlich damit zusammen, daß Menschen an unterschiedlichen sozialen Wissensvorräten partizipieren.

Die Mundanphänomenologie, wie sie von Schütz und Luckmann ausgearbeitet worden ist, zielt also ihrem Selbstverständnis nach auf die Beschreibung der invarianten Grundstrukturen der menschlichen Welterfahrung, insbesondere auf die Grundstrukturen der alltäglichen menschlichen Welterfahrung. Die Mundanphänomenologie beansprucht nicht, die Wirklichkeit zu erklären, 'wie sie ist', sondern sie zu beschreiben, wie sie dem Subjekt 'ursprünglich' erscheint. Und die Wissenschaft vom Sozialen damit zu beginnen, daß man beschreibt, wie etwas erscheint, wie etwas erfahren wird, heißt vor allem anderen, daß man auf die Behauptung verzichtet, zu wissen, wie etwas wirklich ist, ohne einsichtig machen zu können, wie man das überhaupt wissen kann. Phänomenologie, nicht nur Mundanphänomenologie, ist in diesem Verstande - sozusagen automatisch - eine 'Kritik' der herkömmlichen Forschungspraxis (ob man sie nun positivistisch, szientistisch, objektivistisch oder 'normativ' nennen will). Denn die herkömmliche Forschungspraxis klärt eben nicht, wie Wissen und Erkenntnis überhaupt möglich ist. Sie 'setzt' ihre Objekte, ohne Rechenschaft darüber zu geben, wie sie sich konstituieren. Auch die herkömmliche Forschungspraxis gründet auf Alltagswissen. Und gerade dieses Begründungsverhältnis läßt sich im Rückgang auf phänomenologische Beschreibungen klären. Phänomenologie dient also nicht der Erklärung 'faktischer' Sachverhalte, sondern der Beschreibung invarianter Strukturen der Konstitution von Phänomenen. Damit erhebt sie den Anspruch, den Sozialwissenschaften eine mathesis universalis bereitzustellen, auf die sich alle sozialwissenschaftlichen Daten beziehen lassen. Die Mundanphänomenologie empfiehlt sich den Sozialwissenschaften als Metasprache, die eine ideale Vergleichbarkeit von heterogenen empirischen Forschungen und theoretischen Konstruktionen ermöglichen soll.

Noch einmal also: Phänomenologie, auch die Phänomenologie in der Schützschen Ausprägung, ist keine Soziologie, ist weder eine soziologische Theorie noch eine soziologische Methode. Phänomenologie ist egologisch und reflexiv, Soziologie ist kosmologisch und - zumindest als verstehende Soziologie - induktiv. Phänomenologie ist ein philosophisches Unternehmen und eine Proto-Soziologie.[26] D.h., sie befaßt sich damit, was Gegenstand der Sozialwissenschaften und wie dieser Gegenstand beschaffen sei. Und sie befaßt sich damit, wie eine ihrem Gegenstand adäquate Sozialwissenschaft zu konzipieren sei. Phänomenologie ist nicht verstehende Soziologie, aber die Frage, was Verstehen sei und wie verstehende Soziologie möglich sei, läßt sich in der phänomenologischen Beschreibung unserer Welterfahrung klären. Anders ausgedrückt: Die Strukturanalyse der Lebenswelt bildet die formale Basis für eine epistemologisch reflektierte Soziologie des Verstehens.

Die Mundanphänomenologie ist ein ambitionierter Ansatz zur erkenntnistheoretischen Grundlegung einer verstehenden Soziologie. Das meint selbstverständlich nicht, daß alle interpretative Sozialforschung sich dezidiert auf Schütz berufen würde. Aber es führt für eine qualitative Forschung, will sie sich auf der Höhe der aktuellen Diskussion bewegen, kein Weg an der direkten oder indirekten, positiven oder negativen Referenz auf die Mundanphänomenologie vorbei, die z.B. unter anderem auch das Instrumentarium bereitstellt, um die Komplexität des Perspektivenproblems aufzuweisen, das die verstehende Soziologie methodologisch berücksichtigen und empirisch klären muß. Damit soll aber auch nicht behauptet werden, die sozialwissenschaftlich relevanten phänomenologischen Deskriptionen seien durch Schütz, bzw. durch Schütz und Luckmann, umfassend und zufriedenstellend geleistet und könnten nun gleichsam 'lehrbuchartig' abgerufen und appliziert werden. Zwar hat Schütz den Rahmen mundanphänomenologischer Forschung abgesteckt, aber keineswegs in allen Einzelheiten ausgefüllt. Vor allem aber bleibt vorderhand die Frage offen, ob eine phänomenologische Grundlegung der Sozialwissenschaften notwendigerweise im Rahmen der <u>Mundan</u>phänomenologie verbleiben muß, soll oder kann.

Zwar scheint das Bedürfnis nach einer epistemologisch reflektierten Begründung der Sozialwissenschaften durch die protosoziologische Wissens- und Handlungstheorie Schützens und seiner Nachfolge durchaus befriedigbar zu sein. Aber das Beharren auf Objektivität qua Typisierung führt Schütz von der realen, eben auch Geschichtlichkeit und Gefühle in sich bergenden Existenz, vom Eigen-Sinn des Gegen-Standes, weg und hin zu einem rational konstruierten Homunculus, einem leblosen Menschenmodell.[27] Mit mundanphänomenologischer Schützenhilfe wandelt sich so der soziologische Skeptiker unversehens zum Demiurgen: die Problematik objektiver Geltungsansprüche von Sinn-Deutungen wird postulativ zugunsten des Sozialwissenschaftlers als dem Konstrukteur zweiten Grades entschieden; die lebendige Fülle des In-der-Welt-Seins wird mundanphänomenologisch eingeschränkt auf das Raster kognitiver Rationalität. Um unsere gesellschaftliche Existenz zu verstehen, bedarf es aber mehr an Vorarbeiten als die Auflistung der kognitiven Strukturen der Lebenswelt. Die Dimension der Gefühle etwa wird von den sich auf Kognitionen beschränkenden Positionen 'sozialwissenschaftlicher Hermeneutik' gemeinhin entschieden vernachlässigt. Sie suchen zwar z.B. das 'Wie' situativer Relevanzen zu klären, das 'Warum' aber, das uns Aufschluß zu geben vermöchte über Problemfelder wie Entfremdung, Unwahrhaftigkeit, Uneigentlichkeit usw., wird nicht oder bestenfalls am Rande thematisiert. Ohne vehementen Einbezug der Emotionalität z.B. aber bleiben eben wesentliche, konstitutive Aspekte des In-der-Welt-Seins verborgen.[28] Mithin: Die mundanphänomenologische Regionalontologie ist mit einigen existenzialphänomenologischen Fragezeichen zu versehen.[29]

2. Kontemplatives Verstehen (Wolff)

Als Schöpfer "of a new type of sociological thinking: the existential" soll uns Kurt H. Wolff gelten, wenn wir der Einschätzung von Agnes Heller folgen, die die irritierende Etikettierung "Existential Sociology" schon im Titel ihres infragestehenden Aufsatzes einführt.[30] Damit stehen wir aber zumindest vor dem Problem einer angemessenen, sinnhaften Übersetzung von "existential": Um Konfusionen zu vermeiden, scheint es im Rückgriff auf die Differenzierung bei Martin Heidegger geboten, "existential" eben nicht im Sinne von 'existenziell', sondern von 'existenzial' zu verstehen.[31] Existenziell ist demnach die Tatsache, daß der Mensch sich zu seiner Welt und zu sich selber verhält, daß er die Welt und sich zum Gegenstand seiner 'Sorge' hat. Die gesellschaftliche Konstruktion der Wirklichkeit ist mithin die (wenn auch gemeinhin so nicht und nicht so intendierte) existenzielle Arbeit des Menschen.[32] Und in diesem Sinne wäre Soziologie per se 'existenzielle Soziologie'. Existenzial hingegen ist die subjektive Konstitution dieser menschlichen Befindlichkeit, sich seine Welt und sich 'sorgend' aneignen zu müssen.

Die existenziale Reflexion der Existenz ist eine inhärente Modifikation derselben, eine Problematik mithin, die an der Faktizität des In-der-Welt-Seins ansetzt und auf die Eigentlichkeit der Existenz zielt. Lösungsversuche zu dieser Problematik bieten alle symbolischen Sinnsysteme an, die sozio-historisch erfolgreichen ebenso wie die gescheiterten und scheiternden. In dem von sozio-historischen Zufälligkeiten der Sinngebung, d.h. von partikularen Interessen, Überlieferungen, Vorurteilen, Verzerrungen usw. gereinigten, eigentlichen Verstande aber besagt die existenziale Deutung, daß Existenz sich in der kontingenten Freiheit des Menschen, in seiner apriorischen Handlungskompetenz konstitutiert, und daß diese Kompetenz, in geschichtlicher Praxis sich objektivierend, den scheinbaren (Sach-) Zwängen alltäglichen Lebensvollzugs verfällt, sich also, obwohl faktisch vor-handen, nicht mehr praktisch zu-handen realisiert (vgl. Heidegger 1972, S. 221f). 'Existenziale Soziologie' könnte mithin nur eine mit existenzphilosophischer bzw. existentialistischer Problemstellung korrespondierende Soziologie meinen, eine Soziologie also, die die kontingente, jeder konkreten Situation apriorische menschliche Handlungsfreiheit, und nur diese, quasi-axiomatisch setzt. - Die Frage lautet mithin, ob Kurt H. Wolff in solchem Sinne existenzial denkt, bzw. welche Art Soziologie er unter diesem von Agnes Heller verliehenen Etikett betreibt.

Als Wissenssoziologe beginnt Wolff, ähnlich wie der frühe Mannheim[33], mit der Reflexion existenzieller Grundbefindlichkeiten, die die je konkreten soziohistorischen Lebensbedingungen des Menschen transzendieren. Wolff fragt von seiner eigenen konkreten Situation aus in die soziale Wirklichkeit hinein. So versucht er, eine Wissenssoziologie, die weit über den engeren Bereich einer Ideologienlehre hinausreicht, anthropologisch und metaphysisch zu fundieren; geleitet von der Gewißheit universaler, absoluter Gültigkeiten, vom Streben nach sozialer Relevanz und von der Absicht, Phänomene zugleich immanent und transzendent zu interpretieren.[34] Wolff beansprucht, empirische Wissenschaft zu betreiben, was für ihn selbstredend nicht naturwissenschaftlich orientierte Sozialforschung bedeuten kann, sondern vielmehr einen den Kriterien von Mitteilbarkeit und Überprüfbarkeit entsprechenden Rekurs auf die geisteswissenschaftliche soziologische Tradition meint. Wolff will den spezifischen sozialwissenschaftlichen Gegen-Stand nicht objektivieren, sondern ihn zu verstehen versuchen. Das heißt für ihn vor allem, die schöpferische Aktivität des erkennenden Subjekts mitzureflektieren, in der sich sein Objekt konstituiert, das ihm immer zugleich auch als Subjekt gegenübersteht. 'Verstehen' als Methode ist die Thematisierung und Aktualisierung dieser Wechselbeziehung, die diskutiert und gelehrt werden kann. - Bereits in den frühen Arbeiten wird Wolff also die Spannung zwischen Subjektivität (spontanem Erleben) und Objektivierung (wissenschaftlicher Ent-Äußerung) zum Problem. Er erkennt, daß dem Menschen nicht nur Vernunft, sondern auch Unvernunft, Spontaneität und Kreativität eignen. Folglich muß der Sozialwissenschaftler, will er seinen Gegen-Stand nicht verdinglichen, sich auch selbst ganzheitlich in den Erkenntnisprozeß involvieren.[35]

Nur so vermag nach Wolff die Sozialwissenschaft der Gefahr der Abkoppelung von der Wirklichkeit, der Hypertheoretisierung und dem Methodenfetischismus zu entgehen und humane Relevanz zu gewinnen bzw. wiederzugewinnen. Diese Relevanz steckt vor allem <u>zwischen</u> dem Allgemeinen, dem Typischen, dem Strukturellen: es ist das je Einmalige, "der Einzelmensch im gesellschaftlichen Feld, in seiner Klasse inmitten der Kollektivgegenstände und anderer Einzelmenschen" (Sartre 1964, S. 107). Dieses Verstehen des Einmaligen aber rückt Wolff alsbald epistemologisch in die Nähe von Vision, Inspiration, Offenbarung, Liebe, Gnade (vgl. Wolff, 1968b, S. 56). Er mystifiziert also - wenn auch kulturtranszendent - eine intelligible Erfahrung. Trotzdem will Wolff diese intuitionistische Konzeption, die sich später in der "reinen Hingebung" konkretisieren wird, als kommunizierbar, mithin lehr- und lernbar verstanden wissen. Dazu braucht er mehr als das sinn-lose, weil vormoralische, Freiheits-Apriori. Also hypostasiert er eine moralisch verpflichtende Konstante des menschlichen Wesens, eine menschliche Natur.[36] Aus dieser hypothetischen menschlichen Natur leitet er ethische Prämissen ab, die ihm zufolge ein nicht-relatives kritisches Potential bilden, an dem sich die gegenwärtige welthistorische Situation abspiegeln läßt. Wolff konstatiert eine geistig-moralische Unterentwicklung insbesondere der westlichen Welt, die sich unter anderem auch in einem "ungezügelten Kulturrelativismus" äußere. Diese seiner Meinung nach logisch unhaltbare Einstellung konfrontiert er mit der (kantianischen) Idee eines trans- und mithin auch vor-kulturellen menschlichen Wesens, aus dem heraus sich menschliche Würde in einer künftigen vernunftgeleiteten und befriedeten Welt erst zu entfalten vermöge. Mit dieser kritischen Gegenüberstellung von menschlicher Natur und menschlicher Praxis versucht Wolff "wissenschaftliche Wahrheit", das meint: mitteilbare, verstehende Methode, und "existenzielle Wahrheit", das meint: reines Engagement, zusammenzudenken.[37] Thema ist das Individuum, das im universalgeschichtlichen Gesamtzusammenhang und im je konkreten sozio-historischen Kontext empathisch zu verorten, phänomenologisch zu beschreiben, wissenssoziologisch zu verstehen und schließlich existenziell zu emanzipieren ist.

Die Grundidee des als Hingebung-und-Begriff etikettierten methodologischen Vorschlags zu einer alternativen Sozialforschung, verbunden mit der theoretischen Implikation einer praktischen Reflexion nicht nur des soziologischen, sondern des menschlichen Handelns überhaupt, resultiert aus der Annahme, daß wir uns selbst am nächsten kommen, daß wir 'eigentlich' werden, wenn wir am wenigsten routinisiert, also z.B. sehr glücklich oder sehr verzweifelt sind, wenn wir uns also in Grenzsituationen befinden. In solchen Situationen befällt bzw. überfällt uns bisweilen das Unerwartete, Unverhoffte, Ungewohnte. In solchen Situationen geraten wir mitunter in einen "Zustand höchster Spannung und Konzentration, ... der sich jederzeit in Unerwartetes 'aussondern', in dem 'alles passieren' kann." (Wolff 1968a, S. 154f). Dieser Zustand, in dem tradierte Vorstellungen brüchig werden, in dem wir heraustreten und herausgetrieben werden aus der alltäglichen, politischen, kulturellen, wissenschaftlichen und auch religiösen Routine, erzeugt eine Bewußtseinsspannung ähnlich der mystischen 'Gnade', die Wolff als "Hingebung" definiert: Hingebung, keinesfalls zu verwechseln mit, die Kritikfähigkeit reduzierender, 'Faszination', ist die radikale Befragung und Be-Wertung vorgegebener Sinn-Schemata. Diese Epoché kritischer Gnade oder begnadeter Kritik kann von uns bewußt herbeigeführt werden, indem wir uns an einem Gegen-Stand unseres Interesses bewußt - und in einer bestimmten Weise - abarbeiten, indem wir uns dem Gegen-Stande selber anschmiegen. Dann befinden wir uns im Zustand der Hingebung-an, einer Bewußtseinsverfassung, die gelehrt, gelernt und geübt werden kann, und von der Wolff eine vorurteilsfreie, sachgemäße Hinwendung des erkennenden Subjekts zum Erlebnis-Gegen-Stand erwartet[38]: Hingebung-an versucht "so ernsthaft wie möglich" durch Einklammerung tradierter Gewißheiten das Überkommene zu transzendieren. Die originellere und zugleich methodologisch obskurere Idee Wolffs aber ist das Konzept der _reinen_ Hingebung, die nicht gewollt sein kann, nicht erwartet, nicht gesteuert und nicht intendiert, und die auch nichts sucht und versucht, die sich vielmehr einfach ereignet und im Ereignen das je Überkommene aufhebt: Reine Hingebung ist Identifikation mit dem Eigentlichen des Seins, mit der (Seins-)Wahrheit.[39]

Beide Formen der Hingebung können, Wolff zufolge, 'gefangen', auf den Begriff gebracht werden. Das heißt, daß der Mensch als "das des Seinserlebnisses, der 'Hingebung' und des 'Begriffs' fähige Wesen" seine Erlebnisinhalte _gänzlich_ mitteilen kann: "Während er sich hingibt, oder vielleicht wenn er das Erlebnis der Hingabe gehabt hat, kann er alles, was er sagen möchte, sagen, und der, der auf ihn hört, kann nicht umhin, ihn zu verstehen." D.h., Begriff ist für Wolff jede Ent-Äußerung einer Hingebung[40], ist die Vermittlung zwischen der im konzentrierten Erleben erfahrenen Seinswahrheit und den praktischen 'Wahrheiten' des gesellschaftlich-geselligen Alltagslebens. Wolff meint, daß die auf den Begriff gebrachte Hingebung ermögliche, über intime, persönliche Angelegenheiten distanziert, respektvoll und mit rein intellektuellem Interesse zu sprechen, denn in der auf den Begriff gebrachten Hingebung ist nicht der private, sondern der allgemein menschliche, der existenzielle Aspekt eines Textes Gegen-Stand des Diskurses. Hingebung-und-Begriff sind demnach menschliche Vermöglichkeiten, sind universale, nicht kulturrelative Erfahrungs- und Diskursmodalitäten. Sie sind dem Menschen eigentlich unumgänglich, sie sind seine Wahrheit. Doch die konkrete Ausgestaltung solcher Unumgänglichkeiten ist sozio-historisch variabel. Die wechselhaften kleinen Bedeutsamkeiten des konkreten Lebensvollzugs verstellen, verdecken die existenzielle Wahrheit, die "unmittelbar un-begreiflich, weil sie unmittelbar ist, aber begrifflich vermittelbar, mittelbar begreiflich." (Wolff 1968a, S. 59). Trotzdem bleibt im alltäglichen Lebensvollzug die Spur des allgemein Menschlichen erhalten; der Alltag ist "durchsetzt mit Ewigem, das er aber nicht wahrnimmt." - Vor dem Hintergrund dieser Diskrepanz von Sein und Lebensführung wird der radikale, kritische Charakter von Hingebung-und-Begriff deutlich. Hingebung-und-Begriff ist, weil thematisch nicht beschränkt, für Wolff die emanzipatorische Kraft gegenüber der aktuellen welthistorischen Gesamtlage: "Wer über seine Krise spricht und dementsprechend handelt, überwindet sie, denn er macht jetzt seine Vernunft und seine Freiheit - die Autonomie, die er als Mensch hat - geltend und weiß, was er in deren Grenzen tun muß und nicht tun darf." (Wolff 1968a, S.28).

Die gegenwärtige welt-historische Situation, die geprägt ist von Irritationen, Brüchen und Diskontinuitäten, von der unvermittelten Konfrontation mit dem "Nochniedagewesenen"[41], zeitigt nachgerade apokalyptische Dimensionen: so bedrohlich, so undurchsichtig, so 'totalitär' manifestiert sie sich, daß wir ihr mit völlig neuen Verhaltensweisen, Überzeugungen, Handlungsanleitungen, mit ganz neuartigen Institutionen begegnen müssen. Daher versteht Wolff Hingebung-und-Begriff auch als (wissens-)soziologisch-politische Konzeption aufgrund einer Zeitdiagnose: Hingebung-und-Begriff ist keine _neue_ Form der Erfahrung, sondern eine allgemein menschliche. Neu ist, laut Wolff, lediglich die Beziehung zwischen dieser Erfahrung und unserer geschichtlichen Situation, unserer Normalität des Wahnsinns (vgl. Stehr/Wolff 1981). Hingebung-und-Begriff als Alternativprogramm zur totalitären Unterdrückung des Menschen beruht auf der Maxime "Vernunft gegen Irrwitz", denn in Hingebung-und-Begriff konzentriert sich, Wolff zufolge, die allgemein menschliche Fähigkeit zur Vernunft. 'Vernunft' aber heiße der maximal ehrliche Versuch, herauszufinden, was _für_ den Menschen sei, statt _gegen_ ihn. Eine solche Vernunftkonzeption jedoch bedarf gewisser ethischer Axiome, die Wolff im Anschluß an Kants Kategorienlehre bereitstellt: Es gibt universelle und notwendige, wenn auch empirisch stets kulturell überformte, Konstanten des menschlichen Wesens. Eine solche Konstante ist etwa die transkulturelle Fähigkeit, zwischen gut und böse, schön und häßlich, wahr und falsch zu unterscheiden. Nur vor solch apriorischem Hintergrund wird verstehbar, warum Wolff Hingebung-und-Begriff auch als "erkennende Liebe" bezeichnet: Wenn die Fähigkeit, zwischen konkret positiven und konkret negativen Eigenschaften zu unterscheiden, nicht aus sozio-historisch je erhandelten Moralen resultiert, sondern immer schon jeglicher empirischen Moral vorausliegt, wenn positive Ethik den Menschen also zumindest mitdefiniert und wenn Hingebung-und-Begriff sich aus diesem Vermögen erst konstituiert und zugleich einen Wesenszug des Menschen beschreibt, dann vermögen wir uns tatsächlich nur dem Guten hinzugeben, das mithin das Menschen-Würdige ist. Und dann ist Hingebung-und-Begriff tatsächlich 'amor intellectualis'.

Diese Idee des 'amor intellectualis' (schon bei Spinoza hin zu Gott formuliert) fasziniert auch Agnes Heller an der Wolffschen Konzeption. Geleitet von der eigenen, von Grund auf optimistischen Ethik (vgl. z.B. Heller 1978a), meint sie, in der "erkennenden Liebe" den Schlüssel zu finden für Wolffs "kategorischen Imperativ". Dieser kategorische Imperativ besage, wirkliches Sein solle identisch sein mit der Wahrheit. Daß der Sachverhalt aber imperativisch und nicht indikativisch formuliert wird, heiße, daß er nicht wirklich, bzw. nicht wirklich der Fall sei: "If _being_ could be such that what is ineluctable to him or her is also true, the _imperative_ would be nonsensical." (Heller 1980a, S. 90). Hier insistiert Agnes Heller wohl evident auf ihre eigene Position - und am Wolffschen Text vorbei. Wolff schreibt nämlich: "'Das Wahre ist das Unumgängliche' stellt sich als ein Satz heraus, der zugleich erklärt und fordert. Er sagt sowohl: 'Es ist wahr, daß das Wahre das Unumgängliche ist', wie auch: 'Sei so (oder: handle so), daß das dir Unumgängliche auch das Wahre sei'!" (Wolff 1968a, S. 31). Wolff fordert also keineswegs, daß das Wirkliche mit dem Wahren identisch sein solle. Er stellt fest, daß das Wahre das Wirkliche ist. Und eben darin zeigt sich der Unterschied zwischen hegelianisch-existentialistischer Beschreibung intelligibler Wirklichkeit und kantianisch-neomarxistischer Moralphilosophie. So unsinnig es wäre, zu fordern, daß das Wahre das Wirkliche werden solle, so notwendig ist es, die Wirklichkeit der Wahrheit luzide zu machen.

Heller verkennt also, daß der Imperativ sich aus der Erklärung ableitet und diese nicht etwa ersetzt: Wolff, dessen Entwurf biographisch tief verwurzelt ist in einer persönlichen Betroffenheit über die Umstände, von denen er sich umstellt sieht, der ein existenzielles Mit-Leiden zu lösen versucht, gerät ihr unter der Hand zu einem Geschichtsutopisten mit moralischem Impetus: Nur deshalb, meint Heller, erfülle der Wolffsche Imperativ seine Funktion, weil es keine bewußte Beziehung zum eigentlich Menschlichen geben könne, ohne die regulative Idee der Menschenliebe. Und weil diese Menschenliebe in dieser, bereits als in der Auflösung befindlich begriffenen, bürgerlichen Realität sich nicht entfalten könne, gelte es, das Sollen zu wollen und so das Sein zu transzendieren: Gewohnheiten, die nicht der Liebe zum Menschen entsprechen, sind zu überwinden. Nur dann vermögen wir ein rechtschaffenes und ehrbares Leben zu führen. Auch aus Wolff will Heller einen "Gewinn ohne Verlust" ziehen, auch aus seinem Denken sucht sie die von ihr als positiv bewerteten Aspekte auszusondern. Sie rekurriert dabei auf eine unveräußerliche 'gute Natur' des Menschen, die sich als Gefühl für das moralisch Vernünftige ausdrücke. M.a.W., die freie Natur des Menschen folgt einem moralischen Gesetz, bzw. das freie Handeln ist frei, eben indem es mit dem intelligiblen Gesetz der Sittlichkeit übereinstimmt. Das Intelligible wiederum äußert sich un-bedingt imperativisch: Der Zweck der transzendental verstandenen Freiheit ist die Moralität als Faktum, in der sie ihren Ausdruck findet.[42]

Vor diesem Hintergrund wird auch plausibel, wie Heller einerseits die Wolffsche Kategorie der Hingebung in die Nähe von Heideggers Eigentlichkeit (authenticity) rücken und andererseits als moralischen Appell verstehen kann: Heller weiß bereits, und da weiß sie offenbar mehr als Heidegger, daß Eigentlichkeit eigentlich gutes Handeln und wahres Wissen ist (vgl. Heller, 1980a, S. 83). Dies allerdings scheint ein Mißverständnis, zumindest aber eine mißverständliche Interpretation anzuzeigen, und zwar weniger hinsichtlich der Verwandtschaft von reiner Hingebung (als einem Erfahrungsgehalt) und Eigentlichkeit, als vielmehr in bezug auf die kantianische Explikation dieser Kategorie: Wolff begründet Hingebung zwar kantianisch - d.h. als aufruhend auf der Fähigkeit, zwischen gut und böse zu unterscheiden -, aber Hingebung ist nicht gut und wahr, sondern reines <u>Vermögen</u> zur Wahrheit, mithin <u>in</u> der Wahrheit, als einer existenziellen Modifikation von Alltäglichkeit[43]: In seiner Eigentlichkeit ist der Mensch das, was er aus dem macht, wozu er gemacht scheint - und das mag eben reine Hingebung sein. In der Hingebung gibt es kein Sollen. Bloß: Kantianisch gesprochen <u>resultiert</u> die Hingebung aus dem Sollen, existentialistisch verstanden <u>kann</u> die Hingebung ein Sollen konstituieren.[44] Aus demselben Mißverstehen, also dem, daß Hingebung formal-inhaltlich bestimmt sei, erwächst auch Hellers Argumentation, daß in solcher Bewußtseinsspannung zwar Erfahrung unter Einklammerung tradierter Ideen und Theorien erfolge, daß aber unsere Gefühle nicht suspendiert werden können, andernfalls die Definition von Hingebung als "erkennende Liebe" nicht statthaft sei. Wolff aber definiert wohlweislich nicht die Hingebung als "erkennende Liebe", sondern Hingebung-und-Begriff (vgl. Wolff 1968a, S. 148): Hingebung ist das allgemein menschliche Seinserleben, das sich (und hier bringt Wolff wieder das kantianische Element seiner Konzeption zur Geltung) aus und in moralisch positiven Aprioris konstituiert und sich folgerichtig notwendigerweise auch positiv ausdrückt: Das Erkennen der Wahrheit wird im Begriff zur Liebe.

Wir sind in unsere Gefühle in gleicher Weise verstrickt wie in unser Wissen. Dies zu bezweifeln hieße, eine im Freudschen Sinne unbewußte Determinante zu hypostasieren: Das menschliche Apriori wäre dann nicht mehr intelligible Moralität, sondern Triebstruktur. Damit aber bräche die gesamte Argumentation Hellers in sich zusammen, denn das Gefühl 'Liebe' ist für sie ja nicht exzeptionell (wie für Wolff), sondern, worin ihr zuzustimmen ist, "deeply rooted in other feelings or at least interconnected with them" (Heller 1980a, S. 86). Die Debatte kann also m. E. sinnvollerweise nur darüber geführt werden, ob apriorische Bewußtseinsleistungen (wie Epoché in transzendentaler Reduktion) <u>überhaupt</u> möglich sein können, jedoch nicht darüber, ob sie am einen Phänomen gelingen, am anderen hingegen scheitern müssen. Nur wenn die prinzipielle Möglichkeit apriorischer Bewußtseinsleistungen nicht in Zweifel gezogen wird, läßt sich widerspruchsfrei die gesamte Dialektik von menschlicher Kompetenz (im Sinne kontingenter Autonomie), von faktischer sozialer Praxis und von kulturell überformten individuellen Attitüden (mit ihren kognitiven, affektuellen und emotionalen Komponenten) als eine geschichtliche rekonstruieren.[45] Nur dann verschwindet das Subjekt der Geschichte, das selber geschichtlich ist als persönliche Identität, nicht zwischen seinen natürlichen und sozialen Determinanten. Organismus und Gesellschaft produzieren das empirische Subjekt nicht, sie konstituieren es nur mit[46]: In-der-Welt-Sein ist unumgänglich. Unumgänglich ist auch, daß das In-der-Welt-Sein auch alltäglich sich vollzieht. Das Alltägliche aber ist prinzipiell uneigentlich. So ist das Eigentliche ebenso unumgänglich wie das Uneigentliche: "Aber nur insofern Dasein erschlossen ist, ist es auch verschlossen." (Heidegger 1972, S. 222).

Damit wird deutlich: Wolffs Kategorie der Hingebung-an transzendiert den Rahmen interpretativer Sozialforschung kaum, lenkt die methodologische Aufmerksamkeit allerdings wieder auf ein eher Diltheysches denn Webersches Verständnis von 'Verstehen' zurück. Die Konzeption der reinen Hingebung hingegen fordert eine differenziertere Bewertung: sie weist - zumindest - fundamentalontologische, anthropologische, phänomenologische[47] und methodologische Implikationen auf, die im Konzert der konventionellen sozialwissenschaftlichen Theoriebildung einigermaßen exotisch - oder, um im Bild zu bleiben: ein wenig kakophonisch - anmuten. Reine Hingebung läßt sich lesen als Schulung für numinose Eingebungen, als Aufforderung zum Quietismus, als Sinn-Essentialismus, als kognitive Offenbarungslehre oder auch ganz einfach als - gelegentlich etwas konfus formuliertes - Sensibilisierungsprogramm. Jedenfalls scheint reine Hingebung sehr viel gemein zu haben mit dem, was Thomas Luckmann als die Erkenntnisposition Cézannes charakterisiert hat.[48]

Wolffs Konzeption von Hingebung-und-Begriff ist nicht nur eine alternative methodologische Attitüde und ein zeitkritisch gemeintes Instrumentarium, sondern zugleich auch eine Absage an die von ihm so benannte "konventionelle" Soziologie, die sich mit der Beschreibung und Erklärung des je Gegebenen zufrieden gibt und sich zu wenig um das Woher und Warum und vor allem zu wenig um mögliche Verbesserungen des labilen Status Quo schert (vgl. Stehr/Wolff 1981). Ob diese Absage Gehör findet, ob diese methodologischen Hoffnungen operationalisierbar sind, und ob der kritisch gemeinte Gehalt Veränderungen zu bewirken vermag, ist die eine Frage. Die andere ist die, ob diese ganze Konzeption tatsächlich 'existenzial' zu nennen ist. Zweifellos ist Wolff ein in außergewöhnlich hohem Maße existenziell 'betroffener' Soziologe: Er artikuliert ein humanes, ja ein kreatürliches Mit-Leiden, sowohl ob der Diskrepanz zwischen der Wirklichkeit menschlicher Vergesellschaftung und der tatsächlichen Möglichkeit menschlicher Handlungskompetenz schlechthin, als auch ob der spezifischen sozio-historisch erhandelten Situation, in die er uns alle geworfen sieht. Das aber ist eine existenzielle Problematik, (noch) nicht jedoch die existenziale Auseinandersetzung mit ihr.

Wolff denkt nicht existenzial; seine 'ersten' Fragen jedoch sind solche, die traditionell als dem existenzialen Denken eignende begriffen sind; sein Vokabular ist zum Teil existenzial gefärbt. Wolff ist also ein zwar stark auf existenziale Thematik und Terminologie rekurrierender, insgesamt aber eklektizistischer Programmatiker, der einen theoretisch-methodologischen Vorstoß in Richtung auf ein alternatives sozialwissenschaftliches Verstehen unternimmt[49]: Der Rekurs auf einen manichäischen Dualismus von Gut und Böse verfehlt eindeutig die existenziale Problematik, zu deren Grundannahmen eben auch die kontingente Sinnlosigkeit zählt. Die existenziale Perspektive hypostasiert keinerlei menschliche 'Natur': Die Beziehung zwischen Mensch und Welt ist un-bedingt, sie läßt sich nicht grundsätzlich aus bestimmten Erfahrungs- und Handlungs-Mustern ableiten, denn Erfahrungen und Handlungen sind, existenzial gesprochen, weder kausal noch sozial determiniert. Jede scheinbar empirisch konstatierbare Außenkonditionierung des konkreten Individuums ist ein Fetischismus, ist Reifikation: Der Mensch konstruiert seine Wirklichkeit(en), und er erfindet auch die Moral dieser Wirklichkeit(en), die dann, als scheinbar vorgeordnete, sein Handeln bestimmt.

Wolffs Ansatz scheitert also an der dialektischen Struktur menschlichen In-der-Welt-Seins: Die Alternative zur uninteressierten, skeptischen Distanz des Wissenschaftlers kann nicht in der (methodisch gemeinten) völligen 'Auslieferung' an seine emotionalen Vorgaben bestehen: Emotionen sind ontologisch nicht bedeutsamer oder 'eigentlicher' als Kognitionen; sie sind einfach eine andere Art und Weise des Weltverständnisses. Gefühle sind Teil der sozialen Praxis, und da Soziologie eben sowohl distanziertes

Bedenken als auch eingebundener Bestandteil dieser sozialen Praxis ist, vermag eine Methode, wie die von Kurt H. Wolff vorgezeichnete, nicht nur empfindsamkeitssteigernd sondern auch erkenntniserweiternd zu wirken. Aber sie ersetzt andere Methoden nicht.[50] Je weiter ihr Geltungsanspruch sich spannt, um so stärker konstituiert auch sie, wie die Mundanphänomenologie, eine Wirklichkeit nach ihrem Bilde.

Lassen sich also kognitive Distanz und existenzielles Engagement als jeweils in Teilen erkenntnisträchtige Schritte in einem Verfahren verstehender Dialektik 'aufheben'? - Verstehen in diesem Verstande müßte beginnen mit dem Gewahrwerden kognitiver und emotionaler Intentionalität und der existenzialen Reflexion dieser Erfahrung, hätte dann fortzuschreiten zur phänomenologischen Beschreibung intersubjektiv wahrnehmbarer Manifestationen derselben, daraufhin ihre prinzipiellen und aktuellen Entstehungsbedingungen zu analysieren und damit, im Weberschen Sinne, die konkreten Wirklichkeitszusammenhänge zu 'erklären'. Aus der Klassifikation typischer Merkmale wären heuristische Verallgemeinerungen zu gewinnen, die wiederum einzufließen hätten in ein erneutes Bedenken anhand dieser Konstrukte zweiten Grades, das nun den funktionalen Zusammenhang, die 'Einbettungsproblematik' thematisieren müßte. Schließlich wäre der gewonnene Erkenntnisbestand rückzubeziehen auf die existenzielle Befindlichkeit, um so eine exemplarische Auslegung konkreter, alltäglicher Praxis zu ermöglichen. Die emphatische Einlassung von Berger und Luckmann (1969, S. 199), wonach "die theoretische Orientierung der Sozialwissenschaften ... dringend einen Schuß Dialektik" brauche, bekommt so eine recht praktische Wendung: Wir haben als entscheidende Frage die nach dem Bewußtsein des Menschen ob seiner Handlungskompetenz skizziert und als Postulat die Verstehbarkeit menschlicher Praxis angenommen. Und dies wiederum hat eine Begründungsaufgabe nach sich gezogen, die offensichtlich logisch vor, tatsächlich aber auch (als 'Reflexionsschleife') _in_ das soziologische Arbeiten gestellt ist: Die Frage nach der Erkennbarkeit der ontologischen Struktur der Existenz selber, mithin das, was Heidegger (1972, S. 12f) "existenziales Verstehen" genannt hat.

3. Dialektisches Verstehen (Sartre)

Verstehen im Sinne Jean-Paul Sartres meint die totalisierende (aber infinite) Frage nach dem Moment des Individuellen im Sinne einer intelligiblen praktischen Partizipation. Das Erkenntnisinteresse richtet sich 'regressiv' auf die je vorfindlichen Gegebenheiten subjektiver wie objektiver Art und 'progressiv' auf die Entwürfe, die Umsetzungen, die Entfaltung dieser gegebenen Wirklichkeit - als einer prinzipiellen Möglichkeit. Verstehen ist somit der Zugang zur Existenz überhaupt, also mehr als das Wißbare. Der von Sartre vorgestellte Verstehensbegriff hat - wie der von Wolff - eine kontemplative Komponente, die aber in einem prozessualen Spannungsverhältnis zum Engagement steht.[51] Diese dialektische Beziehung fundiert wiederum alle Erklärungsmomente, die sich einer eher strukturalen Analyse erschließen. In diesem Sinne deutet etwa Klaus Hartmann Sartres 'Kritik der dialektischen Vernunft' (1967): "Es muß sich in Allgemeinheit aufzeigen lassen, wie der Mensch in sozialen Verbänden steht, wie er sie und sie ihn bestimmen, in welchen Verbänden und warum er in gerade diesen 'frei' ist und in welchen nicht, in welchen er also entfremdet ist; wie die verschiedenen sozialen Verbände auf Grund ihrer Strukturen zueinander stehen, wie sie verständlich in einander überführbar gedacht werden können usw." (Hartmann 1966, S. 56).

Dialektik im Sinne Sartres bezieht sich also vor allem auf die Wechselwirkungsprozesse von 'machen' und 'erleiden'. Sartres Dialektik ist keine Dialogik: Sie setzt nicht, wie es etwa alle interaktionistische Anthropologie tut, beim immer schon gemeinsamen Handeln an, sondern beim kontingenten Auseinanderfallen von Subjekt und Nicht-Subjekt. Sartres Dialektik konzentriert sich also auf die Konkretion der Existenz in der vom Menschen konstruierten Wirklichkeit. Mit anderen Worten: Es gibt eine Dialektik als Methode der Erkenntnis, weil die Existenz des Menschen sich als Dialektik des praktischen In-der-Welt-Seins konstituiert. Der Bereich der Dialektik fällt zusammen mit dem Bereich des Menschlichen. Das dialektische Verstehen ist die Vernunft der 'wirklichen' Praxis: "Tatsächlich ist das Verstehen nichts anderes als die Durchsichtigkeit der Praxis für sie selbst."[52] Verstehen heißt mithin, die Bewegung des Gegen-Standes selber erfassen. Es bedeutet ein beständiges Überschreiten des Jemeinigen auf das Allgemeine hin und des Allgemeinen auf das Jemeinige zu. Es ist die praktische Hingabe an das unvermeidlich sinnhafte Handeln im, aus und gegenüber dem Kontext der je auferlegten Situation. Es ist in Einem: unmittelbare Existenz und Grundlage der Erkenntnis der Existenz aus der Erfahrung des Anderen. Um die Bedingungen der Möglichkeit des Verstehens dieses Anderen zu klären, müssen wir aber zurückgreifen auf Sartres Konzeption des Bewußtseins, nach der dieses als ein 'Nichts' im Sinne eines Substanziellen, ja als reine Negation des dinghaften An-sich-Seins zu gelten hat. Bewußtsein ist die kontingente Transzendenz von Welt, die unbedingte Fähigkeit zur Distanznahme, ist reine Intentionalität: "Ein Bewußtsein, das aufhörte, Bewußtsein von etwas zu sein, hörte eben dadurch auf zu existieren" (Sartre 1971, S. 284; vgl. auch Sartre 1962, S. 135). Das spezifisch Menschliche am Menschen aber ist dieses Bewußtsein, diese schiere Entgegensetzung zu allem Benennbaren. Bewußtsein _ist_ als intentionales, als 'von etwas' es Transzendierendem. Und dieses Transzendierende ist 'an sich' unbestimmt, undifferenziert, gestaltlos, sinnlos: es wird als 'Etwas' erst vom Bewußtsein gesetzt. Nicht konstituiert hingegen ist das Bewußtsein in seiner aktuellen Intentionalität, vielmehr ist es - als konstituierendes - allen konstitutiven Akten stets in einem nichtthetischen Sinne mit-gegeben. Es 'weiß' in der Zuwendung zu etwas um sich selbst als nichts anderes denn diese Zuwendung, die mehr ist als das 'Etwas' (nämlich jene Beziehung, die sich als von-etwas ausweist).

Sartre versteht also Bewußtsein als substanzielles 'Nichts', als reine Negation des An-sich-Seins, als reine Intentionalität: Bewußtsein ist die kontingente Möglichkeit des Be-Fragens, der negierenden Distanznahme, die in einem das Sein und das Nichts setzt und so als Freiheit _sich_ konstituiert. Bewußtsein ist, was es nicht ist, ist nicht hinterfragbar in seiner Zufälligkeit. Jeder Versuch des Bewußtseins, sich selbst zu erfassen, führt unweigerlich zu einem infiniten Regress. Das Mit-Wissen um sich selbst konstituiert sich nur als präreflexives cogito. Bewußtsein ist, mit anderen Worten, die Tatsache der Verneinung, die Möglichkeit der Frage im Sinne einer negierenden Distanznahme, die so als Grundlage der Freiheit erscheint. Diese Freiheit geht aller Wesensbestimmung des Menschen voraus.[53] Bewußtsein existiert als das 'Fehlen' von Übereinstimmung, als reine Spontaneität. Es ist stets über das hinaus, dessen es gewahr wird: Es ist zu allem in Distanz und sich selber nur gegeben in dieser, ja _als_ diese Distanz. Es ist ein Mangel an Sein. Ohne alle Distanz hingegen, dicht, kompakt und undifferenziert, ist das Sein, das als Widerständigkeit dem Bewußtsein erscheint. Erscheint aber stets in Relation zum Bewußtseinsakt, der das Sein als je Gegebenes konstituiert und im Entwurf das also Widerständige transzendiert. Die Vereinnahmung des Gegebenen in den Entwurf schafft die Situation. In der Situation manifestiert sich die ontologisch kontingente Freiheit: "Es gibt Freiheit nur in Situation, und es gibt Situation nur durch Freiheit."[54] D.h., nur in der Widerständigkeit des Seins realisiert sich Freiheit, und nur in der Realisation der Freiheit wird Sein widerständig.

Die Situation ist mithin das in Beziehung auf die Verwirklichung eines Entwurfs dem Bewußtsein als Gegebenheit erscheinende Sein. Und die Erfahrung des Ausgeliefertseins an diese Gegebenheit, das eben beschreibt Sartre als jene Wahrnehmungsweise, auf die unser Bewußtsein spontan mit Gefühl, bzw. mit Gefühlen reagiert.[55] Auch Gefühle sind intentionale Akte, sind bewußt. Sie sind sinnhaft, und dieser ihr Sinn ist eine Konstitutionsleistung des Bewußtseins. Gefühlsreaktionen sind, im Sinne Sartres, 'magisch': ein spontaner Versuch, Phänomene, die sich der Kontrolle des Bewußtseins eigen-sinnig zu entziehen scheinen, zu 'entwirklichen'. Sie sind nichtreflexive Bewußtseinsakte, die darauf abzielen, eine als sich verselbständigend erfahrene Realität zu negieren, sie neu zu bestimmen. M.a.W.: Das, was die Situation 'umtreibt', wird als jenseits der subjektiven Handlungsabsichten geschehend erfahren. Dies gilt für 'negative' ebenso wie für 'positive' Gefühle und beschreibt den emotionalen Bewußtseinszustand keineswegs als 'minderwertig', sondern lediglich als vom rein pragmatischen unterschieden. Die intentionale Struktur des Gefühls entspricht mithin, phänomenologisch gesprochen, der Bewußtseinstatsache, daß der Lauf der Welt nicht identisch ist mit unseren Absichten und Entwürfen. Gefühle sind also nichts, was dem Bewußtsein 'von außen' zugefügt bzw. hinzugefügt wird. Sie sind selbst Formen der Intentionalität des Bewußtseins. Nichtsdestotrotz ist der Erfahrungsgehalt von Emotionen der von Passivität, von mangelnder situativer Kompetenz, der aber, im Sinne Heideggers (1972, S. 136), zu den existenzialen Weisen des In-der-Welt-Seins gehört: "Die Stimmung überfällt. Sie kommt weder von 'Außen' noch von 'Innen', sondern steigt als Weise des In-der-Welt-Seins aus diesem selbst auf." Strukturell also ist Situation, worauf Bewußtsein sich als Widerständigem bezieht: Mein Platz, meine Vergangenheit, mein Körper, meine (natürliche) Umgebung, mein Tod und auch meine Mitmenschen.[56] Meine Situation ist eine dialektische Verknüpfung von objektiver Faktizität und subjektiver Erhellung der Faktizität. Die jemeinige Situation ist keine Situation für den Anderen. Vielmehr bin ich ebenso Teil der objektiven Faktizität, aus der der Andere seine Situation wählt, wie er eine Gegebenheit meiner Situation ist. Insofern gibt es keine eigentlich 'soziale' Situation, ebenso wie es keine eigentlich 'soziale' Lebenswelt gibt. Wohl aber mag es hochgradige Situationsüberlappungen geben. Aber selbst eine Situation, in der ich völlig orientiert bin an Deinem und Du völlig orientiert bist an meinem Handeln, ist nicht 'sozial' in dem Sinne, daß sie uns tatsächlich gemeinsam wäre: Wir haben zwei je konkrete, subjektiv strukturierte Situationen, die lediglich von dritter Seite aus, von einer Außenperspektive also (die 'wir' allerdings wieder antizipieren können), scheinbar verschmelzen. Der Andere ist ursprünglich weder in der Art eines dinghaft Seienden noch ein fraglos gegebenes 'Wie-Ich'. Trotzdem erscheint der Andere als Objekt in der Welt, das das Ich aber zugleich als Subjekt, als welt-konstituierend erfährt. Mit anderen Worten: Die ursprüngliche Erfahrung des Anderen ist meine Erfahrung von Transzendenz überhaupt.

Sartre widerspricht also der Konstitution des Anderen über dessen Leib, weil der Erfahrung des anderen Leibes als beseeltem Körper, als Entität 'Wie-Ich', bereits eine Erfahrung des anderen Bewußtseins zugrundeliegen muß.[57] Vielmehr erfahre ich den Anderen dadurch, daß ich mir meiner als Objekt gewahr werde. Ich erfahre mich, anders als in meiner Beziehung zur Welt, der gegenüber ich reine Transzendenz bin, als Transzendiertes. Ich erfahre Transzendenz, in der sich der Andere konstituiert. Der Andere ist unbestimmt, indirekt, mir nur gegeben als Begrenzung meiner Un-Bedingtheit, meiner Freiheit (vgl. Sartre 1962, S. 372f). Die Bezugnahme auf den Anderen ist somit die indirekte Erfahrung einer Subjektivität, die 'Nicht-Ich' ist, indem ich erfahre, daß ich eine (bedrohte) Subjektivität bin, die der Andere nicht ist. Der Andere ist mir gegeben als Negation der Negation von Welt, die ich bin. Ich konstituiere den Anderen als Ursprung meiner Verdinglichung und rekonstruiere ihn damit als Subjekt-Anderen. Diese Subjektivität, die mich objektiviert, ist aber zugleich Objekt meiner Subjektivität. So realisiere ich den Anderen als Entität 'Wie-Ich' und erkenne die Gültigkeit seiner Ansprüche als äquivalent den meinen. Das hat unter anderem zur Folge, daß Dinge als Elemente meiner Situation erscheinen, denen von Anderen gegebene Bedeutungen anhaften. Diese nicht von mir gesetzten Bedeutungen haben den Charakter von Tatsachen, die sich mir als anerkennenswerte aufdrängen, wenn ich an menschlicher Gesellschaft partizipieren will.

Wahrscheinlich das wichtigste soziale Faktum in diesem Sinne ist die je gesellschaftlich konstruierte Sprache. Sie ist mir einerseits nachgerade unverrückbar vorgegeben, und doch verwende ich sie andererseits unentwegt kreativ.[58] Ich erschaffe sie konkret, indem ich spreche. Eine gegebene Sprache sprechen heißt exemplarisch situativ handeln: Weder muß ich bestimmte Sätze sagen, noch muß ich sie in einer bestimmten Weise sagen; ja, ich muß eigentlich überhaupt nichts sagen. Nur von meinem freien Entwurf her konstituiert sich Einheit und Bedeutung von Gesagtem. Und umgekehrt wird, was ich vom Anderen höre, bedeutungsvoll aus seinem Entwurf, aus seiner Situation heraus. Wenn ich das Gesagte hingegen nicht auf den Sprechenden beziehe sondern etwa auf die (linguistische) Struktur, die im je konkret Gesagten aufscheint, so verstehe ich nicht die Bedeutungen, sondern ich beschreibe Regeln. Diese Regeln sind vorhanden, sie sind gleichsam der Inbegriff der Sprache der Anderen. Durch meinen Entwurf aber mache ich sie mir zu-handen, gebe ihnen einen spezifischen, auf meine Situation bezogenen Sinn. Wenn ich also meinen Entwurf in Sprache kleide, mache ich mich zu einer Identität aus sprachlichen Attributen. Das meint: insoweit Sprache die Sprache der Anderen ist, entfremde ich mich, indem ich meine Identität versprachliche.[59] Andererseits: Indem ich Sprache erlerne, befähige ich mich, an menschlicher Gesellschaft zu partizipieren.[60] Jedoch ist menschliche Gesellschaft keine Wesenheit für sich, die sich im Individuum nur spezifisch manifestierte, sondern sie konstituiert sich vielmehr dadurch, daß sie von den Individuen als Tatsache akzeptiert wird. Soziale Tatsachen sind Produkte der Anderen. Nur weil die Anderen sie faktisch hinnehmen, werden sie wirklich, 'sind' sie. Und zwar nicht etwa nur im Sinne allgemeiner Techniken und Institutionen, sondern auch in der Form persönlicher Zuschreibungen: Sie definieren mich als ... - und begrenzen so, durch die Realisierung ihrer Freiheit, die meine. Denn Freiheit kann nur durch eine andere Freiheit begrenzt werden, nicht durch das Sein an sich.

Wir sehen also, daß Sartres Intersubjektivitätstheorie auf der Annahme eines fundamentalen Antagonismus zwischen Ich und Anderem beruht, auf der These nämlich, daß ich als Objekt nicht Subjekt sein kann, sondern meine Subjektivität realisieren muß, indem ich das andere Subjekt objektiviere. Da ich mich aber auch als für-den-Anderen-gegeben erfahre, kann ich zugleich nicht anders als den Anderen doch als mehr denn nur als ein Objekt-für-mich zu erkennen, so daß sich auch die Beziehung zwischen ego und alter ego als prozessuale Dialektik von Position und Negation konstituiert. Die polarisierende Bewegung von Objektivierung und Subjektivierung ist mithin der Prototyp von Entfremdung als einem ständigen Mehr-und-Weniger, einer aber letztlich unüberwindbaren Tatsache menschlicher Existenz. Diese Faktizität meines Seins als Für-Sich und als Für-Andere hat zur Folge, daß ich zwar meine Verantwortung für meine Freiheit nicht auf den Anderen abwälzen, daß ich zugleich diese meine Freiheit aber nur realisieren kann, indem ich auch die Freiheit des Anderen realisiere. Existenz läßt sich zwar analytisch ohne Rekurs auf den Anderen rekonstruieren, empirisch aber ist ein solcher methodischer Solipsismus unsinnig. Ich lebe in der Welt, die immer auch eine Welt der Anderen ist (vgl. Sartre 1962, S. 619f, 661, 697). Diese Anderen sind aber nicht nur das Du, sondern auch das Er-Sie-Es. Sie sind auch das Dritte, in dessen Wahrnehmung Ich und Du sich als mögliche Einheit konstituieren. Die Reziprozität zwischen mir und Dir findet im Horizont des unmittelbar oder mittelbar präsenten Dritten statt. Ich-und-Du erfahren sich als 'Wir': 'Wir' tritt in das Bewußtsein vor dem Hintergrund des Er-Sie-Es. Die analytisch ursprünglich binäre Subjekt-Objekt-Dialektik wird zum Subjekt-Objekt in einer erweiterten Relation, ohne damit aber faktisch in ihrer Spezifizität aufgehoben zu sein. Aber mein Verhältnis zum Anderen hat nun, in der Erfahrung des Dritten, auch eine Außenseite (vgl. Sartre 1962, S. 527ff). In diesem Trilemma liegt der Kern zur Solidarität mit dem freien Anderen, deren Realisierung aber notwendig zum Scheitern verurteilt ist, denn ich kann nicht Du sein und ich kann nicht sein als Objekt der Freiheit des Du. 'Wir', das ist also keine gelingende Solidarität sondern eine fundamentale Komplizenschaft, eine Gemeinsamkeit, die sich über den Ausschluß des Dritten konstituiert. Dieses Dritte ist das objektive Milieu der Ich-Du-Situation, das eben die Gemeinsamkeit, <u>unsere</u> gemeinsame Praxis herausfordert.

So müssen wir das 'Wir', die reziproke Einheit also, verstehen als grundsätzlich nur von außen, von einem Dritten her gesetzt. Im Innenverhältnis läßt sich die Polarisierung der Subjekte nicht überwinden. Solche von außen gestifteten Einheiten differenziert Sartre <u>idealtypisch</u> in der Entgegensetzung von Serie und Gruppe als den fundamentalen Aggregaten menschlicher Vergesellschaftung (vgl. Sartre 1967): Unser alltägliches Leben vollzieht sich üblicherweise routinisiert in seriellen Zusammenhängen. Der Begriff der 'Serialität' meint, daß die Menschen im Alltag plaziert und definiert sind durch kontingente soziale Tatbestände, daß sie zugleich gleichförmig, formiert sind in ihren Verhaltens-, Denk- und Fühlstrukturen einerseits und sich wechselseitig beengen, einschränken ob der Gegensätzlichkeit ihrer partikularen Interessen andererseits. Diese Form der Sozialität, aufruhend auf der kontingenten allgemeinen Knappheit an Ressourcen, diese hektische Passivität, die den alltäglichen Vollzug als sozialen Aggregat-Zustand kennzeichnet, plaziert und definiert den Einzelnen durch Zufälligkeiten, auf die seine Bedürfnisse treffen, und die ihm die Permanenz, die Unüberschreitbarkeit der weltlichen Mangelsituation nachgerade unentwegt vor Augen führen: Jeder ist des Anderen Begrenzung, jeder ist dem Anderen im Weg. Die Serie, die rein außengeleitete Sozialität des Menschen, zwingt den Einzelnen in einen monadischen Lebensvollzug, in dessen Kontext der Andere nur als Bedrohung auftauchen kann.[61] Prinzipiell ist Serialität, ist normale Alltäglichkeit gebunden an die Vollzugsweise der 'Hexis', der zwar pragmatischen aber eigentlich orientierungs-, ja bewußt-losen Betriebsamkeit.

Als dialektische Antithese zu dieser routinisierten und tradierten Gewohnheits-Struktur von Gesellschaftlichkeit setzt Sartre die gemeinsame, bewußte, zweckorientierte Betätigung, die begründet ist im Entwurf zur Transzendenz alltäglicher Gewißheit: <u>die Praxis der Gruppe</u>. 'Gruppe', als Idealtypus, entwickelt sich logisch aus der je gegebenen sozialen Serialität heraus und in - punktueller oder genereller - Entgegensetzung zu ihr. D.h., die Gruppe entsteht nicht aus einem historischen Determinationszusammenhang heraus, nicht infolge ontologischer oder universal-geschichtlicher Gesetzmäßigkeiten, sondern einigermaßen unvorhersehbar, unberechenbar, als grundsätzlich kontingentes Ereignis. Die Gruppe konstituiert sich nicht als konstellative soziale Zwangsläufigkeit sondern als Verbindung freier menschlicher Handlungsentwürfe. Das meint allerdings nicht etwa, daß sich die Gruppe unabhängig von sozio-historischen Situationen bildet. Vielmehr ist Gruppenbildung eine kollektive Re-Aktion auf ein je konkretes Ereignis oder Ereignis-Bündel, auf eine irgendwie geartete Krisen-Erfahrung. Aber diese Re-Aktion ist stets Aktion, also menschliche Praxis aufgrund sinn-stiftender Handlungskompetenz. Notwendige, aber eben nicht hinreichende Voraussetzung zur Aufhebung serieller Hexis in Gruppen-Praxis ist die gemeinsame Erfahrung einer Bedrohung von außen, die als so gewichtig wahrgenommen werden muß, daß der vorgängige Antagonismus zwischen den Teilnehmern an einer seriellen Situation für diese thematisch in den Hintergrund tritt. M.a.W.: Die Gefahr von außen modifiziert die ursprünglichen, alltäglichen Relevanzstrukturen und verdrängt den prinzipiellen Konflikt zwischen Menschen. Die serielle Isolation weicht dem gemeinsamen Entwurf, in dem sich die Gruppe, als prinzipielle Entgegensetzung zur Serie, konstituiert (vgl. Sartre 1967, S. 387). Der gemeinsame Entwurf gegen das Dritte hebt die Begrenzung meiner Praxis durch den Anderen auf und erweitert stattdessen meine Praxis um die seine, die seine um die meine - im Sinne einer Aktivität gegen die Bedrohung 'unserer' Praxis von außen.[62]

Eine fusionierende Gruppe ist evidentermaßen wenig stabil: Jedes Gruppen-Mitglied ist in statu nascendi frei in seinen Entschlüssen und mithin seitens der Gruppe, hinsichtlich des Gruppen-Sinnes, ziemlich unberechenbar. Und diese Unberechenbarkeit nimmt in dem Maße zu, wie die akute Bedrohung von außen abnimmt. Folglich muß sich die Gruppe, will sie sich als Gruppe erhalten, in geeigneter Weise stabilisieren. Diese Stabilisierung geschieht in einer, sich an die eigentliche Fusion anschließenden, Phase reflexiver Praxis: Die aktive, ihren Zweck verfolgende Gruppe bildet ideologische Strukturen aus, setzt eigen-sinnige Normen, Werte und Verhaltensmaßstäbe, die, als sekundäre Sinn-Objektivationen, die Zweckorientierung legitimieren und somit die Gruppenpraxis verfestigen. Indem sich die Gruppen-Mitglieder so ihrer einheitlichen Interessen, ihrer Gemeinsamkeiten in Abgrenzung nach außen versichern, machen sie sich wechselseitig verläßlich und verhindern damit den drohenden Rückfall in die Serialität. Die reflexive Praxis der Stabilisierung ist, laut Sartre, gekennzeichnet durch den Eid. 'Eid' meint einen neuen Status der Gruppenhaftigkeit, nicht so sehr ein bestimmtes Ritual: Er kann sowohl als expliziter Schwur vollzogen werden, als auch als schlichte Hinnahme von für die Gruppe verbindlichen Gewißheiten. Der Eid ist nichts anderes als die vermittelte Wechselseitigkeit des Handelns der Mitglieder (vgl. Sartre 1967, S. 446).

Vermittels des Eides hat sich die Gruppe als interaktive Aktions-Einheit über die ursprüngliche Situation hinaus für alle Beteiligten verläßlich entworfen: Der Eid ist gleichsam eine Absicherung gegen die kontingente Freiheit des Anderen und eine Versicherung für den Anderen, daß auch er gegen _meine_ Freiheit geschützt sei. Aber auch der Eid selbst muß garantiert, seine Verbindlichkeit muß gewährleistet sein. Deshalb ist die Eidleistung verbunden mit Terror, mit Gewaltandrohung für den Fall des Eidbruches. Eid und Terror zusammen vermögen mithin, die für die Fusion zur Gruppe konstitutive Bedrohung von außen abzulösen in einer Bedrohung des Einzelnen durch die Gruppe von innen. Damit bleibt, auch wenn der ursprüngliche Anlaß zur Gruppenbildung entfällt, die Gruppe erhalten. Positiv äußert sich diese Stabilisierung im Recht, in der Legitimation eines jeden Mitgliedes, ein jedes andere Mitglied am Eidbruch, an der Destruktion der Gruppe zu hindern. Die Notwendigkeit der Stabilisierung erzeugt im Vollzug auch die Möglichkeit der Organisation, der zunächst personalen Verteilung und Festschreibung von Gliederungs-, Kontroll- und Führungs-Aufgaben. Durch Organisation gewinnt die Gruppe zunehmend innere Komplexität und damit die expansive Fähigkeit, äußere Komplexität zu verarbeiten und zu bewältigen. In der Phase der Organisation weist die Gruppe dem Einzelnen Funktionen zu, stellt praktische, spezifische Anforderungen und delegiert Vollmachten. Während also in der Stabilisierungsphase noch eine Gruppe von 'Gleichen' besteht, erzeugt Organisation Ungleichheit, oder, positiv ausgedrückt, interne Heterogenität.

Der Außenperspektive erscheint die Organisation der Gruppe, die vollzogen wird, um den allzeit drohenden Rückfall in die Serialität zu verhindern, bereits selbst als Vollzug dieses Rückfalles, denn die Mitglieder sind wieder funktionalisiert und partikularisiert. In der Innensicht jedoch ist diese Differenzierung _keine_ serielle Struktur: Während in der Serialität die Betriebsamkeit des Anderen nicht im Lichte gemeinsamer Interessen verstehbar scheint, bleibt für das Gruppenmitglied die organisierte, zweckorientierte, eben nur _funktionale_ Andersartigkeit des konkreten Anderen luzide. Nichtsdestotrotz produziert die Organisation aber potentielle und reale Spannungen zwischen den einzelnen Mitgliedern und zwischen dem einzelnen Mitglied und der Gruppe insgesamt. Die soziale und personale Identität des Einzelnen wird zum mehr oder minder virulenten Problem seiner Mitgliedschaft, sein Selbst-Verständnis wird zu einer zumindest latenten Gefahr für das Gruppengefüge. Gegen diesen prinzipiell bedrohlichen individuellen Faktor nun sucht sich die Gruppe dadurch abzusichern, daß sie ihre Organisation institutionalisiert. Institutionalisierung bedeutet, daß die Organisation entpersonalisiert wird, daß den Organisationsstrukturen Eigen-Sinn attestiert und daß sie unabhängig vom konkreten Einzelnen als funktionale Einheiten, als Rollenerwartungen verfestigt werden. Definiert und fixiert ist nur noch die Funktion per se, das damit je betraute Mitglied wird grundsätzlich beliebig austauschbar.

In der Phase der Institutionalisierung wird die Gruppe von einem ursprünglich reinen Interaktionszusammenhang über ein Funktionsgebilde zu einer 'Substanz', zu einem Selbst-Zweck, der sich nunmehr tradiert vermitteln, über Sozialisationsprozesse als quasi-natürliche Sinnwelt dem Einzelnen aufzwingen läßt. Damit hat die Gruppe das Stadium der Souveränität erreicht. Die Gruppe hat Eigen-Macht, hat die Macht, zunächst einmal im Innenverhältnis 'Wirklichkeit' zu setzen. Macht konsolidiert sich als Herrschaft, und Herrschaft personalisiert sich in Herrscher-Figuren, im Extremfall in einem Herrscher. In der Figur des Herrschers versammelt sich die im Interesse der Gruppe (als Zweck und Selbst-Zweck) delegierte Kompetenz der Mitglieder als Macht. Über hierarchische Strukturen delegiert der Herrscher wiederum Macht-Partikel an funktionale Positionen, deren - auswechselbare - Inhaber durch ihr institutionalisiertes Recht zum Terror und zum Zwang die Destruktion der Gruppen-Wirklichkeit in jedweder Form zu verhindern haben. Jetzt wird die Gruppe, ursprünglich als gemeinsame Praxis gegen die Bedrohung von außen konstituiert, zu einer Bedrohung nach außen: Sie zwingt ihr Interesse der sie umgebenden Gesellschaft auf, sie wird zum Staat. Der Staat, Sartre zufolge hinreichend definierbar als eine Gruppe von Organisatoren, Verwaltern und Propagandisten, die Institutionen durchzusetzen und dadurch das gesellschaftliche Miteinander zu serialisieren vermag, hat Eigen-Interessen, die weder mit den Interessen einer (fiktiven) Gesamtgesellschaft noch mit denen einzelner sozialer (nichtstaatlicher) Gruppierungen übereinstimmen. Um diese seine Eigen-Interessen zu sichern, um die staatliche Macht, z.B. den Anspruch auf das Gewaltmonopol, zu stabilisieren, zersplittert der Staat die naturwüchsigen Kollektivgebilde, partikularisiert den Einzelnen und produziert vermittels Propaganda, Agitation und Terror eine allgemeine, außengelenkte Hexis, eine gleichsam monadische Betriebsamkeit. Als bürokratischer Apparat, als zweckrational strukturierter Sach-Zwang-Komplex schließlich erreicht das Prinzip der Staatlichkeit seine Vollendung.

Vereinfacht gesprochen verläuft das Sozialleben prinzipiell in einem Hin- und-Her zwischen Serie und Gruppe: Auf die serielle Wirklichkeit antwortet der Mensch mit einem Komplizenschaft erzeugenden Handeln aufgrund seiner Seinsautonomie, seiner Entwurfsfähigkeit. Die Komplizenschaft verdichtet sich zu einer gemeinsamen Praxis gegen die serielle Wirklichkeit. Die gemeinsame Praxis löst sich im Vollzug vom autonomen Entwurf ab und bildet ihrerseits serielle Strukturen aus, usw. Und die Dialektik von

Serie und Gruppe zeigt sich handlungstheoretisch in Kategorien der Hexis und der Praxis: Hexis ist die inerte, träge, die passive Aktivität des Menschen, die bloße Ausführung, der Trendvollzug, die 'typische' Orientierung am Vorgegebenen, die Serialisation des Menschen. Die dialektische Negation der Hexis ist die Praxis, die autonome, kreative, die aktive Aktivität, ist Entwurf, Reflexion, Transzendenz. Die Nicht-Kongruenz von praktischer Fähigkeit und hektischer Wirklichkeit erzeugt die scheinbare Objektivität gesellschaftlicher Tatsachen, produziert die Undurchsichtigkeit der Verhältnisse, die Verdinglichung des Menschen durch sich selbst.

Die Relevanz des existenzialphänomenologischen Ansatzes für die Soziologie erstreckt sich somit über die (mundanphänomenologische) Beschreibung der Strukturen der alltäglichen Lebenswelt hinaus auf die Beschreibung soziokulturellen Wandels, d.h. der <u>Transformationen</u> in der Matrix des Alltagslebens. Aus dieser Sicht konzentriert sich die Frage soziokulturellen Wandels auf Wahrnehmungstransformationen im kollektiven Bewußtsein und in der kollektiven Wirklichkeitserfahrung, einschließlich der Wandlungen moralischer Bedeutung und Metaphorik der sozialen Welt und der Wandlungen in den Mustern, nach denen soziale Beziehungen geregelt sind. Der Kern sozialen Wandels beinhaltet Wandlungen in der herrschenden Bedeutungsstruktur einer kollektiven Welterfahrung; bzw. differenzierter, das Problem sozialen Wandels beinhaltet direkt die Frage danach, unter welchen Bedingungen die Konstellation der Wahrnehmungsbilder, Bedeutungen, Voraussetzungen und dergleichen, die die 'natürliche Einstellung' in einer Kultur ausmachen, durch eine andere ersetzt wird, jedenfalls nicht länger erhalten bleibt: Jedes Handeln bringt für Einzelne und einzelne Gruppierungen Vor- und für andere Nachteile. Jedes 'Gemeinwohl' ist notwendig das Wohl der Einen (nicht notwendiger- aber üblicherweise das der 'Herrschenden') und das Unwohl der Anderen. Die Verwirklichung des einen Wertes bedeutet die Vernachlässigung, im Extremfall die Negation des anderen. Dies ist die nicht überschreitbare Folge einer universalen Mangelsituation, aus der heraus erst Wertsetzung überhaupt erfolgt. Diese Annahme läßt sich, solange die ontologische Beweisführung aussteht, als gesinnungsethisches Postulat im Sinne Webers ausweisen, weil sie nicht von den damit verbundenen Konsequenzen beeinflußt wird, vielmehr 'nur' Konsequenzen nach sich zieht.[63] Handeln wirkt in einem <u>nicht</u> strukturell angelegten Sinne auf die Wirklichkeit ein: Erhaltend oder verändernd, stets aber über einen nicht mehr kausal oder funktional determinierten, 'dialektischen' Prozeß von Internalisierung, Externalisierung und Objektivierung. M.a.W.: Die 'Struktur', das System, die 'Wirklichkeit' praktizieren nicht. Sie sind völlig passive Gebilde, die nur als Sedimente und Vollzüge interpretativer Akte bestehen: "Das Subjektive erscheint mithin als notwendiges Moment des objektiven Geschehens." (Sartre 1964, S. 79).

Der Mensch ist demnach ein (sozial) Gemachtes, das aus dem, wozu es gemacht wurde, stets etwas machen kann, ja, das gar nicht umhin kann, etwas daraus zu machen: Eine völlige Identifizierung mit Vorgegebenem ist - aufgrund des ontologischen Status des Bewußtseins als einem Für-Sich-Sein - unmöglich. Bewußtsein und Sein sind zwar nicht aufeinander reduzierbar, aber aufeinander verwiesen (auch im Verstande des Individuellen und des Kollektiven, des Subjektiven und des Objektiven): Die Struktur erhält vom Strukturtranszendenten ihr Funktionsprinzip, das Strukturtranszendente findet in der Struktur seine Objektivation. Metaphorisch gesprochen drückt es sich aus, indem es sich in die Struktur eindrückt: "Diese Verhältnisse bestehen ohne jeden Zweifel, und sie und nichts anderes sonst sind es auch, die den sich anbahnenden Änderungen Richtung und materielle Realität verleihen; die menschliche Praxis aber überschreitet und bewahrt sie zugleich" (Sartre 1964, S. 72).

Sartres existentialistisch fundierte und existenziell orientierte Soziologie sieht also auf der einen Seite als Matrix ihres Vollzugs den keineswegs abgeschlossenen, vielmehr beständig zu erweiternden Korpus von 'Existenzialien', von menschlichen Grundbefindlichkeiten, und auf der anderen Seite die in der regressiv-progressiven Dialektik vereinigten (und nicht zufällig sondern notwendig vereinigten, systematisierten) Elemente des Verstehens als (normativen) Bezugspunkt für das Selbst-Verständnis des Forschers und für alle Aktivitäten, die er in bezug auf seinen immer schon mit ihm verschränkten Gegen-Stand entfaltet. Existentialismus als Protosoziologie wird somit zum Programm, um ein von Luckmann formuliertes Grundproblem der Wissenschaften vom Menschen zu lösen: "In der Sozialwissenschaft stehen nicht nur die Podukte theoretischer Leistungen in der Gefahr der Reifikation; aufgrund des vorherrschenden kosmologischen Paradigmas sind auch die Produzenten selber von der Vergegenständlichung bedroht" (Luckmann 1974, S. 31). Der Anspruch des Existentialismus als einer nicht verdinglichenden Protosoziologie ist es also vor allem, das

Individuum in seinem subjektiven Vermögen zu verstehen, "im gesellschaftlichen Feld, in seiner Klasse, inmitten der Kollektivgegenstände und anderer Einzelmenschen" (Sartre 1964, S. 107). Diese Konzeption des Individuums verweist einerseits auf den erlebenden Forscher selber und zum anderen auf die prinzipielle Distanz des Subjekts als kontingenter Autonomie zur Faktizität des Gegebenen (vgl. Sartre 1967, S. 54). Dialektik im existentialistischen Verstande ist somit zugleich Erkenntnismethode und Lebensvollzug, Theorie und Praxis, Deutung und Wirklichkeit. Denn die existenzielle Befindlichkeit, die Gestimmtheit, die sich der nur-rationalen Analyse entzieht, wohnt allem Dasein und aller Objektivation von Dasein inne und ist mithin verstehbar im Mitsein. Sie ist zu ent-decken. D.h., alle Illusionen je gewordener gesellschaftlicher Wirklichkeiten sind zu entlarven, der existenzielle Grundstock ist wiederzugewinnen. Das existenziale Verstehen kennt aber eben nicht das dem Erkenntnisprozeß enthobene, seiner existenziellen Verstrickungen entbundene, transzendentale ego (den reinen, distanzierten, 'außerweltlichen' Betrachter), sondern nur den notwendig (aufgrund der existenziellen Befindlichkeit 'notwendig') eingebundenen Teilnehmer, der (auch als skeptisch distanziert sich wähnender Wissenschaftler) selber sehr wohl in 'Illusionen' verstrickt sein kann. Folglich zielt alle 'Entzauberung' nicht nur auf den zu erkennenden Gegen-Stand, sondern auch auf das erkennende Subjekt selber. Darin liegt der skeptische Gehalt existenzialen Denkens.

Für das Selbstverständnis des Soziologen bedeutet dies zunächst ganz einfach, daß sich der unserem Berufsstand idealerweise eignende Skeptizismus (gegenüber gesellschaftlich konstruierten Wirklichkeiten) auch gegen die Soziologie selber zu wenden hat. Diese Maßnahme ruht logisch auf der Erkenntnis, daß sowohl soziale Wirklichkeit als auch Soziologie - als Reflexion dieser Wirklichkeit und als Teil dieser Wirklichkeit - Weisen der Verwirklichung von, der Existenz intrinsischen, menschlichen Vermöglichkeiten sind. Soziologie läßt sich so sinnvoll auffassen als ein geistiges Produkt von einschlägig 'beglaubigten' Spezialisten in bestimmten soziohistorischen Situationen, die einerseits den (Ideal-)Soziologen in vielfältiger Weise beeinflussen, und auf die andererseits der Soziologe durch seine wissenschaftliche Praxis Einfluß nimmt. Soziologie ist also unzweifelhaft eingebunden in die konkrete soziale Praxis der konkreten historischen Situation. Zugleich (und nur zugleich) aber ist sie auch eine aus der alltäglichen Un-Bedenklichkeit abgelöste Entgegensetzung von gewissenhafter

Befragung gegenüber fraglosen Gewißheiten - und damit (ob sie dieses 'kosmologische Ansinnen' nun zurückweist oder erträgt) eben auch von Vermöglichkeit gegenüber Wirklichkeit.

Existenziales Verstehen empfiehlt sich mithin als erste Aufgabe einer nicht-reduktionistischen Wissenschaft vom Menschen, die auf die Analyse der apriorischen Handlungskompetenz zielt, welche, in geschichtlicher Praxis sich objektivierend, den scheinbaren Sach-Zwängen alltäglichen Lebensvollzuges verfällt, sich also, obwohl faktisch stets vor-handen, nicht mehr praktisch zu-handen - realisiert. Verstehen heißt demnach zuvörderst "sich ändern, über sich hinausgehen." (Sartre 1964, S. 18). Als Forschungsperspektive betont Existenzialphänomenologie das soziale Subjekt als ein verkörpertes Bewußtsein, das sich in einer Hier-und-Jetzt-Situation befindet, die auch andere verkörperte Bewußtseine einschließt. Das Bewußtsein, das das Subjekt von der Situation hat, einschließlich seiner Reaktionen auf Elemente, die es als Teil der Situation definiert, ist sowohl intellektuell als auch durch Stimmungen und Gefühle strukturiert. Das verkörperte Bewußtsein der Subjektivität existiert in einem soziohistorischen Milieu, das unsere Erfahrung strukturiert, das ein konstitutiver Teil unseres Wahrnehmungshorizontes ist. Die sozialweltlichen Erfahrungen des Selbst, oder überhaupt die umweltlichen Erfahrungen, sind nicht die Erfahrungen einer isolierten Monade. Die Stimmungen, Gefühle und Kognitionen von Subjektivität sind auch Reflexionen der kollektiven Repräsentationen, Stimmungen und Aspirationen eines je gegebenen historischen Momentes oder einer Epoche, die geteilt werden von Gruppierungen von Zeitgenossen.

Existenzialphänomenologisch gesehen hebt sich so auch die Differenz von Biographie und Werk auf: Beide sind symbolische Formen, ja: symbolische Formulierungen existenzialen Fragens und Entwerfens. Denn die zu klärende Frage ist letztlich die nach der existenziellen Befindlichkeit, danach, was das jeweilige Phänomen der Erfahrung existenziell ausdrückt, darstellt. Diese Frage verweist zurück auf das notwendige Engagement, das Mit-Sein, das Mit-Thema-Sein des Forschers. Auf der anderen Seite aber steht die Frage nach der sozialen Verortung, danach, was das jeweilige Phänomen der Erfahrung an sozialen Rahmenbedingungen enthält. Diese Frage nötigt zur Distanz des Forschers von seinem Gegen-Stand, weil dieser hier erscheint als Verkörperung, als Repräsentant sozialer Wissensvorräte und somit von Ideologien und Vorurteilen. Diese beiden 'Bewegungen' des Erkenntnisprozesses zu vermitteln und ihre wechselseitige Ergänzungsbedürftigkeit und ihre epistemologische Angewiesenheit auf phänomenologische Deskriptionen zu erweisen wiederum ist die Absicht und das allgemeine Forschungsziel eines existenzialen Skeptizismus als erkenntnistheoretischer Grundhaltung einer sich als 'verstehend' verstehenden Soziologie.

4. Existenzialer Skeptizismus: Eine programmatische Perspektive

Forschungspraktisch realisiert sich die Orientierung am Programm eines existenzialen Skeptizismus als methodisches und methodologisches Grenzgängertum, als ständiges 'Hin-und-Her' zwischen Emotion und Kognition, zwischen Praxis und Reflexion. Damit wird die epistemologische Relevanz mundanphänomenologischer Beschreibungen keineswegs in Frage gestellt. Auch existenzial-skeptizistisches Verstehen erkennt die Notwendigkeit einer Abgrenzung zwischen universellen Grundstrukturen und historischen Varianten der Lebenswelt, weil sich daraus eine Basis für Differenzierungen zwischen genuiner und nur scheinbarer Apriorität sozialer Handlungszusammenhänge - und mithin eine Basis zur meta-ideologischen Kritik differenzierter subjektiver und teilgesellschaftlicher Formationen in diachroner und synchroner Hinsicht - ableiten läßt. Die Frage der Unterscheidbarkeit unveränderlicher Voraussetzungen (evolutionärer und ontologischer - bzw. kontingenter - Vorgaben menschlicher Praxis) und gewollter oder ungewollter (prinzipiell jedoch revidierbarer) Resultate geschichtlichen Handelns ist durchaus nicht scholastisch sondern von hoher forschungspraktischer Bedeutung.

Normativ scheint es also sinnvoll, an der aus dem Postulat der Werturteilsfreiheit abgeleiteten Abkehr des wissenschaftlichen Theoretikers von der notwendigen Interessengebundenheit seines alltäglichen Lebensvollzuges zugunsten einer perspektivischen Zuwendung zur Wirklichkeit, die gekennzeichnet ist durch Zurückhaltung, Objektivität und Disengagement, festzuhalten, die Schütz konstatiert und fordert: "Als wissenschaftliche Beobachter der sozialen Welt sind wir nicht praktisch sondern nur kognitiv an ihr interessiert." (Schütz 1972, S. 228). Die relative und temporäre Distanz ist ein analytisch probates, weil erkenntnisgenerierendes Mittel des Forschers, um sich gegen die fruchtlose Konfusion von Verstehensbereitschaft und Veränderungswillen zu wappnen. Trotzdem wird das 'Wertfreiheitspostulat' ein rationalistischer Idealtypus sozialwissenschaftlichen Verstehens und Erklärens, eine Bezugsgröße professioneller Sozialisationsmaßnahmen bleiben müssen. Denn praktisch ist auch der moralisch 'desinteressierte' Soziologe kein leidenschaftsloser (Super-)Visor des Weltgetriebes, sondern ein unumgänglich 'besorgter' Teilnehmer am gesellschaftlichen Prozeß der Wirklichkeitskonstruktion(en). Das 'Dilemma' des Sozialwissenschaftlers, zugleich Mitwirkender, Zuschauer und Berichterstatter des menschlichen 'Dramas' zu sein, läßt sich nicht einfach mit einem kognitivistischen Münchhausen-Trick lösen. Es verweist auf eine existenzielle Dimension unseres In-der-Welt-Seins überhaupt und verbleibt somit auch in der wissenschaftlichen Einstellung als permanente existenziale Spannung. Anders ausgedrückt: Die 'Sorge' des Wissenschaftlers (als einem Menschen) verbleibt dem Menschen (als einem Wissenschaftler) 'eigentlich' auch in der theoretischen Einstellung. Die hieraus resultierende Spannung, die von der Schütz-Tradition jedoch vernachlässigt wird, wird in der Perspektive des existenzialen Skeptizismus zur virulenten Problematik, deren Lösung Konsequenzen nach sich zieht für das Verhältnis zwischen Forscher und Gegenstand, der nunmehr, im Bereich des Sozialen, als <u>Gegen-Stand</u> erscheint, und mithin auch für die Existenz des Forschers selbst.

Die Perspektive eines existenzialen Skeptizismus hat ihren Ausgangspunkt nicht in der Negation der existenziellen Spannung des Forschers sondern in der Nutzung der aus ihr resultierenden Chancen paradigmatischer Bewußtwerdung menschlicher Praxis für sich selber, der dialektischen Intelligibilität des prinzipiell Möglichen im Verhältnis zum kontingent bzw. kausal erklärbar Faktischen. Der Gegen-Stand des Sozialwissenschaftlers ist nicht <u>nur</u> die Alltäglichkeit des Menschen (sie ist nur ein, möglicherweise prinzipiell uneigentlicher, Teil davon), ja nicht einmal 'nur' das In-der-Welt-Sein des Menschen überhaupt (weil auch der Wissenschaftler intrinsisch In-der-Welt ist). Der Gegen-Stand des Sozialwissenschaftlers ist vielmehr die Totalisierung des Menschsein-Könnens (die dem Wissenschaftler wie jeglicher Existenz mitgegeben ist) angesichts der Partialisierung des je faktischen Mensch-Seins. Und diesem Postulat widerspricht keineswegs die Notwendigkeit, zum Zwecke analytischer Klarheit Sachverhalte 'sine ira et studio' zu deskribieren, bzw. unter Abschattung kontingent-konkreter biographischer Situationen indexikale Ereignisse in transzendenten Sinnzusammenhängen zu verorten.

Ein solches Programm bezieht sich aber vor allem auf das Postulat der grundsätzlichen Verstehbarkeit menschlicher Praxis. Und die entscheidende, an das Subjekt dieser Praxis zu richtende Frage ist, ob ihm bewußt sei, "daß die gesellschaftliche Welt, wie auch immer objektiviert, von Menschen gemacht ist - und deshalb neu von ihnen gemacht werden kann." (Berger und Luckmann 1969, S. 95). Eine solch aufklärerische Grundeinstellung des Soziologen zu seinem Gegen-Stand hat jene erkenntnistheoretische Konsequenz, die sich in der bekannten Konstruktions-Dialektik verdichtet, und die von Konrad Thomas so formuliert worden ist: "Unabhängig davon, daß jedes Individuum in einem Kollektiv, einer Gruppe, einer Institution lebt, muß es als diesem Kollektiv gegenüber gedacht werden, um dann an der Tatsache festzuhalten, daß das 'In' und das 'Gegenüber' einander bedingen."[64] In diesem dialektischen Spannungsverhältnis aber muß sich auch der Soziologe erkennen: Bei uneingeschränkter Anerkennung des bekannten Weberschen Wertfreiheitspostulates verfehlen die Sozialwissenschaften die existenziale Problematik ebenso wie in der programmatischen Gegenposition, der normativen Einbindung soziologischer Forschungsarbeit in - notwendigerweise partikulare - Interessenzusammenhänge alltäglicher Praxis (vgl. hierzu das 'Kollegial-Modell' in Beck 1972, vgl. auch Beck 1974). Es geht also um die - nicht ganz neue - Frage, wie eine sinnverstehende Soziologie sinnvollerweise zu betreiben sei. Es geht um einen Beitrag zu einer bislang nur umrisshaft erkennbaren 'Soziologie des Verstehens'.[65] Wenn überhaupt, so läßt sich unter Soziologen, nach ihren Ambitionen befragt, noch am ehesten Einigkeit feststellen hinsichtlich der Notwendigkeit, je gesellschaftlich konstruierte Wirklichkeiten mit ihren eigenen Spiel-Regeln zu konfrontieren - und mithin das je innewohnende Maß an 'Beliebigkeit' zu ent-decken. Andererseits aber läßt sich eine gewisse institutionalisierte Gedankenlosigkeit soziologischer Praxis bezüglich der eigenen professionellen Spiel-Regeln, die die alltäglichen ja zu entzaubern trachten, nur schwerlich übersehen. Diese erkenntnistheoretische Unbefangenheit, die weite Teile unserer Zunft selbstredend mit anderen (den meisten anderen) Disziplinen teilen, ist selbst in hohem Maße reflexionswürdig und reflexionsbedürftig.[66]

Soziologie ist ja wohl unbestreitbar ein, wenn auch im Vergleich zu anderen Wissenschaften vielleicht (noch) verhältnismäßig 'unordentliches', System von gesellschaftlichem Sonderwissen, eine institutionalisierte Veranstaltung von Experten, die sich, ob sie es nun selber wahrhaben oder nicht, vor allem damit befassen, was Alfred Schütz 'Konstruktionen zweiten Grades' genannt hat[67]: Mit der Beschreibung, der Analyse und - gelegentlich - der Kritik gesellschaftlicher Wirklichkeitskonstruktionen ersten Grades. Die Ablösung dieser Re-Konstrukteure, dieser Expertengemeinschaft für Soziales, von der mehr oder minder schmutzigen Arbeit in den Werkelstätten alltäglicher Wirklichkeitsproduktion ist also ein höchstwahrscheinlich analytisch nicht zu umgehender, erkenntnisträchtiger Schritt. Hans-Georg Soeffner (1982b, S. 11) zufolge beruht nämlich "the routinization of common sense knowledge and action ... on the implicit presupposition that not everything has to be said or asked for." Solcher (alltäglicher) Routinisierung aber ist soziologisches Denken idealerweise geradezu entgegengesetzt. Im Normalbetrieb unserer Wissenschaft jedoch läßt sich eben oft unschwer auch eine soziologische Routinisierung erkennen, die sich unfähig zeigt, auch sich an ihren eigenen Leisten zu messen. Die Ablösung soziologischer Einsichtnahme von den Ein-Sichten ihres Gegen-Standes, als welchen sie sich auch selbst zu vergegenwärtigen hat, erfolgt also weder völlig noch überhaupt nicht, hat vielmehr stets vorübergehend und verhältnismäßig (nämlich relativ zum alltäglichen, pragmatischen Wirklichkeits-Verstehen) statt.

Dieser Prozeß von Ablösung und Eingliederung ist ein unbestimmtes Prinzip, das sich am Eigen-Sinn des Gegen-Standes orientiert. Jeder Versuch, ihn zu schematisieren, bedeutet einen Starr-Sinn der Soziologie. Die Erscheinungsweisen dieses grundsätzlichen Verhältnisses entsprechen den situativen Umständen - sie sind erhandelbar und zu erhandelnde: Sie sind, zuvörderst, Definitionsprobleme - mit höchst realen Folgen: eine Situation als Situation zu erfassen ist ein reflexiver Akt. Reflexion aber ist eine Bezugsgröße, eine gedankliche Verbindung nichtidentischer Phänomene. Soziologische Reflexion, die ob der dialektischen Einheit der Disziplin mit der allgemeinen sozialen Praxis stets (wenn auch gemeinhin in einem nicht-thetischen Sinne) Selbst-Reflexion ist, muß - will sie unbegründeten, ja unbedachten Gewißheitsannahmen, will sie also erkenntnistheoretischer Gedankenlosigkeit entgehen - vor (und, gleichsam als 'Zusatzschleife', auch während) der Analyse konkreter Thematik die grundstrukturellen Möglichkeiten und Grenzen von 'Gesellschaftlichkeit' überhaupt - und damit auch die diese Gesellschaftlichkeit logisch konstituierenden subjektiven Bewußtseinsleistungen - bedenken. Alltägliches Handeln muß notwendigerweise mit Gewißheiten operieren, muß Selbstverständlichkeiten voraussetzen, muß auf moralischen Urteilen aufruhen, muß Routinen beinhalten. Soziologie als <u>theoretische</u> 'Entzauberung' dagegen kann nur gelingen, wenn sie allen diesen Pragmatismen mit skeptischen bzw. skeptizistischen Vorbehalten begegnet. In diesem Sinne läßt sich so etwas wie ein allgemeiner Orientierungsrahmen soziologischen Denkens und Arbeitens formulieren: (1) Es gibt keine uninteressanten gesellschaftlichen Phänomene. (2) Gesellschaftliche Phänomene tragen stets einen (von Menschen gemachten) Sinn in sich. (3) Dieser Sinn kann prinzipiell rekonstruiert und interpretiert werden. (4) Um interpretieren und rekonstruieren zu können, braucht man Informationen, die über Methoden verschafft werden können. (5) Es gibt zwar keine schlechten Methoden, aber es gibt schlechte Anwendungen von Methoden. (6) Theoretische Reflexion kann helfen, Methoden besser, d.h. dem untersuchten Phänomen angemessener zu verwenden.

Soziologie ist also vor allem eine besondere theoretische Einstellung, die wir als methodischen, d.h. als beabsichtigten und systematisch eingesetzten Skeptizismus bezeichnen können. Dieser methodische Skeptizismus ist eine Art von 'künstlicher Dummheit', von absichtlicher Naivität, weil er, um Verhältnisse und Zusammenhänge besser durchschauen zu können, so tut, als ob ihm das, was man einfach weiß (und wissen muß, um mit den Anderen leben zu können), unbekannt sei. Dadurch kann - praktisch vor der Folie des künstlichen Nicht-Wissens - das alltägliche, in der Gesellschaft übliche Wissen, auf das sich das Interesse des Soziologen richtet, deutlicher zutage treten. Tatsächlich ist die Haltung des Skeptizismus natürlich nicht nur absichtliche Dummheit, sondern auch das vorübergehend ausgeklammerte, aber eben doch vorhandene Wissen. Der Skeptizismus ist im Kern also die Erfahrung, die aus der Spannung zwischen dem, was man weiß, und dem, was man erfährt, wenn man so tut, als ob man <u>nichts</u> weiß, herrührt.

Als entschiedener Verfechter dieser Attitüde dürfte Peter Berger allgemein bekannt sein: Seine 'Einladung zur Soziologie' ist vor allem ein geistreiches Plädoyer für den individualistischen Skeptizismus als einer Art 'Standesmoral': Für Berger ist der Idealsoziologe sowohl tolerant als auch potentiell subversiv. Er ist tolerant, weil er kraft seiner distanzierten Einsichtsfähigkeit den komödiantischen Charakter der Dramen menschlichen Miteinanders erkennt; und er ist subversiv, weil er die Relativität sozialer Gewißheiten durchschaut: Alles Mögliche ist möglich - aber auch das jeweilige Gegenteil ist nicht weniger möglich. Alles was ist, ist zweifelhaft - aber ebenso alles, was (noch) nicht ist. Solches soziologisches Selbst-Verständnis 'entzaubert' die Welt und nötigt damit gleichsam das selbstreflexive erkennende Subjekt zu einer gegenüber allem gesellschaftlich Gegebenen skeptizistischen Einstellung. Der Soziologe, so können wir Bergers berufsständisches Ethos paraphrasieren, der Soziologe sollte füglich an allem zweifeln - nur daran nicht, daß er an allem zweifeln sollte.[68] Und was für Berger eine eher willkürliche Grundhaltung darstellt, ist für Hans-Georg Soeffner eine erkenntnistheoretische Notwendigkeit vor der Frage nach der Möglichkeit von Sozialwissenschaften überhaupt, die ihn, folgerichtig, ebenfalls zu einem methodischen Skeptizismus führt: "Der soziale und vor allem humane Sinn dieser Haltung besteht in ihrer reinigenden Wirkung: Sie fungiert als eine Art Abführmittel gegen das Grundsätzliche."[69]

In diesem von mir gemeinten Verstande bewegt sich die als 'Skeptizismus' bezeichnete Attitüde natürlich nicht auf den Höhen, ja wohl kaum in den Niederungen der mehr als zweitausendjährigen Tradition philosophischen Zweifelns. Der hier angedeutete Skeptizismus ist vielmehr, ganz im Sinne Christoph Wilds (1980, S. 3), als eine gegenüber ihren eigenen aufweisbaren Schwierigkeiten unkritische skeptische Position zu verstehen, als, wenn schon nicht, wie Heiner Craemer (1974, S. 28) meinte, "metaphysische", so doch jedenfalls als soziale Bosheit. Als eine solche subversive Gesinnung, als unsystematische aber auch unermüdliche 'Nörgelei' scheint der Skeptizismus im übrigen nicht nur die Philosophiegeschichte verunsichert zu haben, sondern schon in archaischen Gesellschaften unangenehm aufgefallen zu sein (vgl. Radin 1927): Der Skeptiker - im universalhistorischen Verstande - durchschaut Wirklichkeit als je gesellschaftlich konstruierte und damit als dem individuellen Bewußtseinszugriff zwar empirisch aber nicht logisch vor-geordnete. Das heißt, er unterstellt einer jeglichen sozio-historisch verordneten Realität, daß sie, ontologisch jedenfalls, sinnlos sei. Dieser Generalzweifel enthebt ihn der kognitiven Identifikation mit seiner situativen Wirklichkeit und entbindet ihn zugleich von der Notwendigkeit eigener systematischer <u>Sinn-Setzung</u>. So wächst dem Skeptizismus ein spielerischer Charakter zu, eine Beliebigkeit hinsichtlich des Sich-Einlassens auf Regeln und Normen. Skeptizismus ist mithin die Manifestation der kognitiven Freiheit, sich zeitweilig und erkenntnisstrategisch einzulassen auf und wieder herauszutreten aus kulturellen Beziehungsgefügen.

Skeptizismus als soziologische Attitüde wollen wir also jene Haltung nennen, die mehr oder minder beharrlich mehr oder minder alle sozialen Tat-Sachen mehr oder minder in Frage stellt und damit beansprucht, die dem Alltagsverstand gemeinhin verborgenen Zusammenhänge der sozialen Praxis beschreiben und analysieren zu können. Gesellschaftliche Wirklichkeit wird dem Skeptiker gleichsam zum 'Text', zu einer ontologisch 'unwesentlichen' Verwirklichung menschlicher Bewußtseinsleistungen. Er tritt aus dem 'Buch der Geschichte' heraus und interpretiert aus methodologisch gesichert scheinender Entfernung das routinisierte Geschehen der indexikalisch eingerichteten Alltagswelt.[70] Es geht also, dies sei noch einmal festgehalten, nicht darum, den Gegenstand der Sozialwissenschaften neu zu bestimmen, sondern darum, den Eigen-Sinn des Gegen-Standes zu verstehen. Aber es geht eben _auch_ darum, das existenzielle Grenzgängertum des Soziologen als Teil des Verstehensprozesses beständig mitzureflektieren. Denn nur wenn wir Grenzgänger sind, nur wenn wir uns befähigen, auf dem Instrumentarium menschenmöglicher Interaktions- und Kommunikationsformen zu spielen, erlangen wir tatsächlich situative Kompetenz in einem mehr als nur alltags- oder nur wissenschafts-pragmatischen Sinne. Nur wenn wir die evidente Spannung zwischen skeptischer Distanz und existenziellem Engagement thematisieren, um sie in einer dialektischen Praxis 'aufzuheben', überschreiten wir das je Vor-Gegebene und entdecken im Wirklichen das Mögliche.[71]

Demnach wäre existenzialer Skeptizismus 'einfach' die Radikalisierung der soziologischen Attitüde. Diese Radikalisierung bedeutet zuvörderst eine Thematisierung des soziologischen Selbst-Zweifels, bedeutet die reflexive Relativierung einer jeglichen konkreten soziologischen Analyse als einer Interpretation gesellschaftlich konstruierter Wirklichkeit(en). Und dieser Skeptizismus auch gegenüber dem eigenen professionellen Zugriff auf Wirklichkeit(en) läßt sich methodologisch durch eine soziologische Selbst-Beschränkung auf die Rekonstruktion des subjektiv gemeinten Sinnes der je handelnden Individuen gewinnen. M.a.W.: Er sieht ab von soziologistischen Erklärungen der (gesellschaftlichen) 'Ursachen' von Handeln und Handlungen und setzt an bei der (existenziellen) Freiheit des Handelnden. Verhinderungen von Freiheit sind demnach nicht apriorisch in 'objektiven Strukturen' bzw. bei, den Bereich der alltäglichen Lebenswelt transzendierenden, sozialen Kollektiva zu verorten (vgl. Schütz/Luckmann 1984, S. 361), sondern von der subjektiven Wahl einer kulturellen Gewohnheit und der damit einhergehenden, mehr oder minder konsequenten, Übernahme einer spezifischen Weltanschauung bzw. von Elementen einer Weltanschauung her zu rekonstruieren. Betont wird damit - grosso modo - die Relevanz subjektiver Erfahrungen sozialer Situationen für eine begründete soziologische Theoriebildung. Denn, um es zu wiederholen: Die gesellschaftliche Konstruktion der Wirklichkeit beruht auf sinnkonstitutiven subjektiven Bewußtseinsleistungen, die sich durch Handeln vergegenständlichen und zu 'Tatsachen' verfestigen, die ihrerseits in Sozialisationsprozessen vermittelt werden und wiederum die hingenommenen oder verinnerlichten Bedingungen sinnkonstitutiver Akte der vergesellschafteten Einzelnen bilden. Rekonstruktive Soziologie in diesem Verstande beginnt deshalb notwendigerweise beim Problem des Verstehens. Verstehen, so haben wir gesehen, im Sinne von Selbst- wie von Fremdverstehen, ist eine ganz alltägliche, ganz selbstverständliche Bewußtseinsleistung. Gleichwohl oder gerade deshalb tun wir uns 'eigentlich' schwer damit, zu verstehen, was Verstehen 'typisch' sei, tun wir uns existenziell schwer damit, existenzial zu reflektieren, was uns mundan zuhanden ist.

Dem soziologischen Normalverständnis erscheint das Problem, wie objektive Tatsachen sich im subjektiven Bewußtsein niederschlagen können, sowohl von der Problemstellung her naheliegender als auch von der Problemlösung her prinzipiell plausibler als die Gegenfrage, wie es möglich ist, daß subjektiver Sinn objektive Tatsachen hervorbringt.[72] Daß es sich dabei aber lediglich um eine erkenntnistheoretisch ungesicherte professionspragmatische Vorabentscheidung in der soziologischen Disziplin handelt, das braucht wohl nicht besonders betont zu werden. Andererseits scheint uns ja der sogenannte gesunde Menschenverstand zu sagen, daß soziale Tatsachen nicht einfach damit stehen oder fallen, ob ihnen das Individuum Sinn zu- oder abspricht. Somit liegt es eben einerseits nahe, vor dem Betreiben von Soziologie zu fragen, wie sich Erfahrungsgegebenheiten konstituieren. Aufgabe der <u>Soziologie</u> andererseits hingegen ist vor allem die Analyse dessen, als was uns solche Phänomene gegeben sind, also die Analyse von sozialem, insbesondere von alltäglichem Wissen (vgl. auch Bühl 1984).

III. Annäherungen an den Kulturmenschen

1. Wissen aus zweiter Hand

Jenseits alltäglicher Selbstverständlichkeiten, Fraglosigkeiten und Routinen gehören auch die Strukturen des Wissens zu den möglichen menschlichen Erfahrungen. Nur bedarf es eben besonderer Motive, um sie subjektiv soweit relevant erscheinen zu lassen, daß eine Zuwendung zu diesem Thema erfolgt. Es bedarf einer besonderen Einstellung, in der das Subjekt - metaphorisch gesprochen - aus seinem Zentrum heraustritt, sich der Lebenswelt gleichsam ex-zentrisch zuwendet. Diese Einstellung ist, wie gesagt, die theoretische, die insbesondere der wissenschaftlichen (Sub-)<u>Sinnwelt</u> eignet. Jener (Sub-)Sinnwelt also, in der das pragmatische Interesse des Alltags (das diktiert wird stets von der Notwendigkeit, 'irgendwie' sein Leben zu fristen) abgelöst wird von einem rein kognitiven Interesse, von dem Interesse, einen Sachverhalt nicht praktisch zu bewältigen, sondern ihn zu analysieren. Die theoretische Einstellung ist die Einstellung, in der wir uninteressiert sind daran, uns den pragmatischen Notwendigkeiten des Alltags zuzuwenden, außer in dem Sinne eben, daß wir sie praktisch distanziert zur Kenntnis nehmen und darüber nachdenken: "Diese Lebenswelt aber wissenschaftlich betrachten wollen heißt, den methodischen Vorsatz fassen, nicht mehr sich selbst und seine Interessenlage als Zentrum dieser Welt anzusetzen, sondern ein anderes Nullglied für die Orientierung der Phänomene der Lebenswelt zu substituieren." (Schütz 1971b, S. 159). Das heißt, daß der Wissenschaftler sich niemals in einer sozialen Umwelt befindet, daß er es niemals mit konkreten lebenden anderen Menschen zu tun hat, sondern mit Homunculi in einer Modellwelt, die er aus den vorinterpretierten Daten von Vor-und Mitwelt sekundär konstruiert (vgl. Schütz 1971b, bes. S.47, 53f. 74).

In dem Maße also, in dem die Lebenswelt des Anderen zum Gegenstand des wissenschaftlichen Interesses wird, wird das Problem methodologisch virulent, inwieweit und wie es gelingen kann, die Welt mit den Augen des Anderen zu sehen, <u>seinen</u> subjektiv gemeinten Sinn <u>seiner</u> Erfahrungen zu rekonstruieren. Schütz vertraut dabei darauf, daß der Wissenschaftler "in offensichtlicher Übereinstimmung mit ganz bestimmten Strukturgesetzen die jeweils gemäßen, idealen personalen Typen, mit denen er den zum

Gegenstand seiner wissenschaftlichen Untersuchung ausgewählten Sektor der Sozialwelt bevölkert" konstruieren kann.[73] Und in diesem Verstande der theoretischen Einstellung ist auch die Soziologie als eine besondere Sinnwelt, als eine spezielle Perspektive der Welterfahrung zu bestimmen: Wenn soziologisches Denken vor allem eine Erscheinungsform der theoretischen Wirklichkeit ist (was nicht etwa heißt, daß der praktische Vollzug von Soziologie als einem Wissenschaftsbetrieb nicht auch zum Alltag gehören würde), wenn also soziologisches Denken vor allem eine solche außeralltägliche Art und Weise bezeichnen soll, die Dinge zu sehen, was kennzeichnet dann die soziologische Perspektive?

Nun, wenn wir Soziologen uns mit Wissen und Handeln befassen, dann interessieren wir uns normalerweise nicht für unser eigenes Wissen und Handeln, sondern für das der Anderen. Von diesem allerdings können wir grundsätzlich weder unmittelbar noch vollständig, sondern nur näherungsweise und typisch Kenntnis erlangen. Aber auch um diese typische und näherungsweise Kenntnis zu erlangen, müssen wir uns irgendwie informieren. Als Informationsvermittler für soziale Sachverhalte und Ereignisse, die eben in Form von Wissen präsent und präsentierbar sind, benutzen wir zumeist andere Menschen. Diese informationsvermittelnden Anderen lassen sich, nach Schütz (1972, S. 98 f.), in vier ideale Typen differenzieren: In Augenzeugen (die selbsterlebte Ereignisse mitteilen), in Insiders (die Sachverhaltskenntnisse mitteilen), in Analytiker (die Deutungen aufgrund eines dem meinen ähnlichen Relevanzsystems mitteilen) und in Kommentatoren (die Deutungen aufgrund eines von dem meinen abweichenden Relevanzsystems mitteilen). Jede der dabei thematisierten Informationsarten, die uns faktisch fast immer in Mischformen begegnen, kann sowohl direkt (also in face-to-face-Kommunikation) als auch indirekt (in Aufzeichnungen) erfaßt werden. Zum Datenmaterial für den Soziologen werden sie immer durch Vertextung im weiteren Sinne (vgl. Gross 1979 und 1981a, Soeffner 1979, Bergmann 1985). Soziologen befassen sich also damit, was Leute so tun (oder lassen). Und weil unser absichtsvolles Tun und Lassen zwar nicht nur Wissen, aber vor allem und zunächst Wissen ist, befassen sich Soziologen im Grunde vor allem mit dem, was Leute wissen, wie sie es wissen und warum sie es wissen. Soziologie selber ist ein System von gesellschaftlichem Sonderwissen, das sich eben mehr oder weniger gut dazu eignet, gesellschaftliche Konstruktionen ihren Prinzipien, ihren Regelmäßigkeiten und Regeln nach zu re-konstruieren. Vielleicht läßt sich die ideale soziologische Einstellung tatsächlich pointieren: Als Soziologe sollte man an allem zweifeln - nur daran nicht, daß man an allem zweifeln sollte.

Ein wichtiger Unterschied zwischen Alltagswissen und soziologischem - wie überhaupt wissenschaftlichem - Wissen besteht sicherlich darin, daß die Soziologie die Auswahl ihrer Gegenstände nach expliziten Kriterien des Erkenntniswertes trifft und daß sie sie systematisch klassifiziert. Ein anderer Unterschied besteht darin, daß die Soziologie die für sie relevante Wirklichkeit streng empirisch definiert, während wir im Alltagsverstand durchaus nicht immer und schon gar nicht klar zwischen empirisch überprüfbaren und empirisch nicht überprüfbaren Aussagen unterscheiden. Soziologische Aussagen bilden auch, anders als Alltagsansichten, ein logisches System. D.h. von einzelnen Aussagen werden allgemeine Sätze induziert, und von allgemeinen Sätzen werden einzelne Aussagen deduziert. Jedoch ist logische Folgerichtigkeit zwar eine notwendige aber keine hinreichende Bedingung für eine soziologische Aussage. Letztes Kriterium für Aussagen ist vielmehr die empirische Beobachtung. Ziel von Wissenschaft ist es, empirische Phänomene systematisch, verallgemeinernd und theoretisch zu erklären. Der eigentliche Grund für soziologische Erklärungen der gesellschaftlich konstruierten Wirklichkeit aber ist es, Sinn und Bedeutung des alltäglichen sozialen Handelns von Menschen zu verstehen.

Soziologisches Alltags-Bewußtsein (im Gegensatz zum Alltags-Wissen) zu entwickeln, heißt also, aus der alltäglichen Erfahrung, mit Blick auf den alltäglichen Vollzug und - vor allem - angewandt in der alltäglichen Praxis eine andere Sicht gegenüber schlicht Gegebenem, Quasi-Natürlichem, Gewohntem zu gewinnen. Es bedeutet Distanzierung von dem, "was 'jedermann' in seinem alltäglichen, nicht- oder vortheoretischen Leben weiß". (Berger/Luckmann 1969, S. 16). Es bedeutet zu reflektieren, "daß ein Bruch in unserem Vertrautsein mit der Welt notwendig ist, soll die Welt erblickt und ihr Paradox erfaßt werden können." (Merleau-Ponty 1966, S. 11). Es geht soziologisch also darum, Wissen zu rekonstruieren und zu analysieren und in Beziehung zu setzen zu Handlungen, Handlungszusammenhängen und Handlungssedimentierungen. In diesem Sinne dürfte es unschwer einleuchten, daß die Welt, in der wir leben, vor allem aus dem Wissen über diese Welt besteht: Was immer wir tun oder lassen, es beruht auf Wissen. (Fast) nichts geschieht zwar allein durchs Wissen, aber nichts, was wir absichtsvoll tun oder lassen, geschieht ohne Wissen. Wissen ist gleichsam die allgemeine Form, in der wir alltäglich und außeralltäglich Wirklichkeit(en) 'haben'. Wir wissen Tatsachen, denn wir wissen um den typischen subjektiven Sinn und die intersubjektiven Bedeutungen von Tatsachen: Als Wissen verknüpfen sich subjektive Bewußtseinsleistungen und soziale Interaktions- und Kommunikationsprozesse. Als Wissen werden soziale Interaktions- und Kommunikationsprozesse typisch reproduziert und vermittelt. Als Wissen werden typische Interaktions-und Kommunikationsprozesse verbindlich für nachfolgende Teilnehmer; d.h. sie werden eben soziale Tatsachen. Als Wissen haben soziale Tatsachen Bedeutungen, die subjektiv in dem Maße gelten, wie der Einzelne Teilnehmer am sozialen Geschehen ist. Vereinfacht ausgedrückt: Wissen transformiert subjektiven Sinn in soziale Tatsachen, und Wissen transformiert soziale Tatsachen in subjektiven Sinn.

Von grundlegenderer Bedeutung als irgendwelche politischen, philosophischen, religiösen, mythologischen Wissenssysteme ist das sozial verteilte Alltagswissen für die gesellschaftliche Konstruktion von Wirklichkeit(en), weil alle 'Ideen' aufruhen, aufbauen, auf alltäglichen, selbstverständlichen Sinn- und Bedeutungsstrukturen. Und das meiste, was Menschen wissen, ist nicht von ihnen alleine entdeckt, gefunden oder erfunden worden, sondern wurde bereits vorher und gleichzeitig auch von Anderen gewußt. Unser Wissen (vom völlig selbstverständlichen bis hin zum ausdrücklich außergewöhnlichen) beruht vor allem darauf, daß wir es direkt oder indirekt von Anderen erfahren haben. Erleiden und Bewirken, das kennzeichnet also üblicherweise den Alltag bzw. die Alltagserfahrung der Menschen. Ja man könnte sagen, der Alltagsverstand sei eine bestimmte Einstellung, die Einstellung nämlich, die davon ausgeht, und normalerweise ziemlich selbstverständlich davon ausgeht, daß man manches tun und manches lassen kann, daß es stets Wichtiges, weniger Wichtiges und relativ Unwichtiges gibt und daß dies machmal Dies und manchmal Jenes sein kann; daß manche Dinge einfach passieren, daß andere nur passieren, wenn man etwas tut oder etwas läßt, daß es Unterschiede gibt zwischen oben und unten, zwischen richtig und falsch, zwischen gut und schlecht; daß andere Leute die Dinge ungefähr so sehen wie ich - oder, zu ihrem Schaden, eben auch nicht. Kurz: Der Alltagsverstand ist eine pragmatische Einstellung, in der wir unser praktisches Leben vollziehen und die wir offensichtlich mit anderen Menschen irgendwie teilen.

Der Alltagsverstand ist jene Geisteshaltung, in der wir annehmen, daß andere normale, hellwache, erwachsene Menschen im großen und ganzen Menschen 'wie wir' sind, daß sie, wären sie an unserer Stelle, die Dinge ungefähr so sehen würden, wie wir sie sehen. Und das Alltagswissen, das wesentlich unseren Alltagsverstand prägt, ist vor allem eine sozial verteilte Ansammlung von Gewißheiten darüber, daß Dieses und Jenes so und so und nicht anders ist, daß es besser ist, so und so, statt eben anders zu handeln unter diesen und jenen Umständen und um diese oder jene Probleme zu bewältigen. Wir wissen alltäglich mehr oder minder genau, wie man die Dinge zu handhaben, das Verhalten der Anderen zu verstehen und wie man mit ihnen umzugehen hat. Ohne bewährtes Alltagswissen könnten wir wohl kaum überleben und schon gar nicht zusammenleben. Über Alltagswissen müssen wir nicht nur selber verfügen. Wir müssen es grosso modo auch den Anderen unterstellen, damit soziale Interaktion normalerweise gelingt. Offensichtlich zwar sind wir prinzipiell sehr wohl in der Lage, Alltagswirklichkeit zu bezweifeln. Um aber das Leben praktisch bewältigen zu können, müssen diese Zweifelsmöglichkeiten zumindest vorübergehend und immer wieder suspendiert, ausgeschaltet, ausgeklammert werden. Und eben jene Einstellung, in der der mögliche Zweifel an der Realität ausgeschlossen bleibt, nennen wir die alltägliche.

Auf der Basis des Alltagswissens treffen wir alltäglich Entscheidungen in vertrauten und weniger vertrauten Situationen. Der Alltagsverstand ist eine relativ unsystematische Einstellung zur Wirklichkeit. Er operiert mit durchaus nicht immer aufeinander abgestimmten Deutungen, Erklärungen und Folgerungen. Der Alltagsverstand ist perspektivisch eingeschränkt. D.h., er operiert im großen und ganzen mit der Vorstellung, daß unsere Sicht der Dinge wenn schon nicht die einzige, so doch zumindest die richtige Sicht der Dinge ist. Der Alltagsverstand ist an Traditionen gebunden. D.h., er operiert oft relativ unbedacht und auch unbedenklich mit überkommenen Techniken und Praktiken. Der Alltagsverstand ist relativ kurzsichtig. Er interessiert sich für Zusammenhänge im wesentlichen nur, soweit es für die praktische Lebensführung notwendig ist; er gibt sich normalerweise mit einfachen Erklärungen und Deutungen zufrieden. Der Alltagsverstand ist orientiert daran, was für uns jeweils nützlich ist. Deutungen und Erklärungen in der alltäglichen Einstellung dienen unseren persönlichen Interessen, bzw. den Interessen der Gruppierung oder der Gesellschaft, der wir angehören. Der Alltagsverstand ist die einfachste Form der Legitimation. Er operiert mit sozial überkommenen Stereotypen für eine relativ fraglose Bewertung der Dinge.

Der Alltagsmensch setzt fraglos voraus, daß die Welt von den Mitmenschen genauso erfahren wird, wie von ihm selbst (vgl. Schütz 1971b, S. 250 ff), daß jede Selbstauslegung auf den Anderen projizierbar sei, daß also mithin die Perspektiven reziprok und die 'Vertauschbarkeit der Standpunkte' selbstverständlich sei. Zwangsläufig divergierende lebensgeschichtliche Erfahrungen sind folglich vernachlässigbar, die jeweiligen Relevanzsysteme der Handelnden sind im wesentlichen kongruent. Für jede alltägliche Situation hat der Handelnde ein Vor-Urteil parat: Er setzt voraus, daß Handlungsmuster, die sich schon einmal oder mehrmals bewährt haben, auch jetzt und künftig erfolgreich angewandt werden können. Die typische Glaubwürdigkeit gilt aber nicht nur für Sedimente eigener Erfahrungen, sondern, analog zum Alltagswissen im allgemeinen, auch für sozial vermittelte Wissenselemente, also solche, von denen der Handelnde qua Sozialisation schlicht glaubt, daß sie sich bewährt haben. Diese Deutungsschemata, diese Typisierungen, werden situationsspezifisch lediglich modifiziert - und zwar normalerweise so wenig wie möglich. Alltägliche Problembewältigung heißt also prinzipiell: Reduktion von Neuem, Unbekanntem auf Bekanntes, Typisches (vgl. Schütz 1974, S. 113). Erst die Gewißheit, daß die Standpunkte vertauschbar und die Relevanzsysteme kongruent sind, ermöglicht den erfolgreichen Vollzug des Alltagslebens: Dadurch, daß die reziproken Erwartungshaltungen standardisiert sind, wird Kommunikation und Interaktion eigentlich erst möglich, wird gesellschaftliche Wirklichkeit 'wirklich' (vgl. Berger/Luckmann 1969, S. 63). Oder, mit Heidegger (1972, S. 126) gesprochen: "Das Dasein steht als alltägliches Miteinander in der Botmäßigkeit der Anderen." Das Dasein erkennt sich über den Umweg der Teilhabe am intersubjektiven Wissensvorrat als Bezeichnetes: Es ist 'Man' in einer spezifischen Kombination, Brennpunkt von Allgemeinem - auch in der Selbst-Erfahrung. Die Anderen lassen sich nicht ausmachen als Der-und-Der, Die-und-Die, lassen sich nicht differenzieren in Diese oder Jene, lassen sich auch nicht aus-und abgrenzen. Die Anderen sind aber auch nicht etwa alle, die Anderen sind aber auch nicht etwa nur meine 'inneren Stimmen'. Die Anderen sind das sozial schlechthin Vorhandene, immer schon Gegenwärtige, sind die General-Rolle, in die prinzipiell jedermann schlüpfen kann. Die Anderen sind einfach 'Man': konturlos, unbestimmt, unfaßbar - die un-eigentliche, weil sozial vorgeformte Seinsweise des Daseins: "Das Selbst des alltäglichen Daseins ist das Man-selbst, das wir von dem eigentlichen, das heißt eigens ergriffenen Selbst unterscheiden." (Heidegger 1972, S. 129).

Das heißt nun jedoch nicht etwa, daß das alltägliche 'Man' ontisch defizitär sei, vielmehr ist diese Uneigentlichkeit eine wesenhafte Seinsmöglichkeit des Daseins: "In-Sein ist ... der formale existenziale Ausdruck des Seins des Daseins, das die wesenhafte Verfassung des In-der-Welt-seins hat." (Heidegger 1972, S. 54). Besorgen und Fürsorge, oder, etwas vereinfachend ausgedrückt: Arbeit und Interaktion, sind seine Modalitäten. Alltäglichkeit ist somit eine Weise des In-der-Welt-Seins als Seinsverfassung des Daseins, in der dieses der Welt (durch das Besorgen) und dem Mit-Sein der Anderen (durch die Fürsorge) verfällt, hiervon also völlig benommen ist und sich an diese Befindlichkeiten klammert. Weniger pathetisch sondern wissenssoziologisch ausgedrückt: Nicht was der Einzelne denkt, fühlt und tut, bestimmt die je vorfindliche alltägliche Wirklichkeit, sondern eben das, was als Mentalität den Gesellschaftsmitgliedern eignet. Das also, worin sich die Ansichten Vieler treffen, definiert, was 'wirklich' und damit auch für den Einzelnen Verbindlichkeit beanspruchend, in seinen Konsequenzen real ist. Die kollektive Mentalität hat Ding-Charakter, und der Einzelne ist ihr, wenn schon nicht ausgeliefert, so doch zumindest nachhaltig ausgesetzt. Die kollektiven Vorstellungen stehen dem Individuum nicht nur als unabhängige, sondern auch als eigenmächtige Phänomene gegenüber (vgl. Durkheim 1970, S. 98, 114, 203).

Der soziale Wissensvorrat stellt ein Gebilde dar, das nicht mit der Summe der subjektiven Wissensvorräte übereinstimmt. Ein sozialer Wissensvorrat ist relativ unabhängig von individuellem Wissen und Wollen vorhanden und dem in Gesellschaft lebenden Einzelnen in vielerlei Hinsicht auferlegt. Daß ein solcher sozialer Wissensvorrat die Mentalität einer Gemeinschaft oder Gesellschaft wesentlich und in typischer Weise prägt, leuchtet ein.[74)] Daß der soziale Wissensvorrat auch gesellschaftliche Institutionen produziert, ist vielleicht auf den ersten Blick nicht ganz so plausibel. Nichtsdestoweniger können wir, radikal formuliert, sogar sagen, daß gesellschaftliche Institutionen - wie überhaupt soziale Tatsachen schlechthin - aus nichts anderem bestehen, als eben aus dem gesellschaftlich verteilten und allgemein geteilten, also aus dem kollektiv als verbindlich definierten und - wie auch immer - dauerhaft installierten Wissen über sie bzw. über die ihnen gemäßen Handlungsmuster. Kurz geschlossen: Die ganze menschliche Wirklichkeit ist konstruiert aus dem sozial über sie vorrätigen Wissen (vgl. Durkheim 1970, S. 100).

Auf dieser Ebene der Betrachtung führt eine sehr direkte theoretische Linie von Emile Durkheims Dogma des kollektiven Bewußtseins und dessen Manifestationen in sozialen Tatsachen hin zu zentralen Auffassungen von Peter Berger und Thomas Luckmann (1969). Was in der neueren Wissenssoziologie allerdings 'abhanden' gekommen ist, das ist Durkheims nachgerade unbeirrbarer Glaube an die Möglichkeit und die Notwendigkeit einer objektiven, funktionalen Erklärung sozialer Sachverhalte unter Absehung von der Perspektive der handelnden Individuen, unter Absehung vom je subjektiv gemeinten Sinn des Handelns: Durkheim wollte die kollektiven Vorstellungen und die sich aus ihnen manifestierenden sozialen Tatsachen <u>soziologisch erklären</u>: "Die Gesellschaft ist eine Wirklichkeit sui generis." (Durkheim 1981, S. 36 f). Die individuelle Psyche ist ihm zufolge lediglich eine passive Potenz, eine unerschlossene Möglichkeit, die aus sich selber und für sich allein nichts bewirken kann. Nur im Kontakt mit Anderen, nur in der Beziehung zwischen den Individuen entstehen kollektive Vorstellungen, entstehen soziale Tatsachen, entsteht Wirklichkeit. Die Grundlage der Wirklichkeit, die eben gesellschaftlich konstruiert ist, bilden natürlich Menschen (d.h. Organismen, die dazu disponiert sind, zu interagieren, zu kommunizieren, zu denken). Die Wirklichkeit selber aber transzendiert diese Grundlage. Sie bildet sich in und aus den Relationen dieser Menschen (vgl. Durkheim 1970, S. 187 f). Arten, Formen und Inhalte von Institutionen stehen in einem wechselseitigen Ursache-Wirkungs-Verhältnis zu je spezifischen Konstellationen der kollektiven Mentalität, und beide sind wiederum geprägt durch und auch prägend für bestimmte zwischenmenschliche Beziehungen. Zur Analyse dieses sozialen Korrelationsgeflechtes jedoch vermögen individualpsychologische Deutungen und Erklärungen nichts beizutragen, was dem Verständnis der mannigfaltigen soziohistorischen Gesellungs-und Wissensformen dienen könnte.

Während aber, Durkheim zufolge, individuelles Wollen sich nicht unmittelbar in den kollektiven Vorstellungen niederschlagen kann, vermag sich die soziale Mentalität sehr wohl ganz direkt in individuellem Handeln auszudrücken. Tatsächlich sind die meisten scheinbar individuellen Motive, Absichten, Handlungen lediglich Adaptionen und Applikationen sozial bereitgestellter Muster. Konsequenterweise behauptet die Durkheim-Schule gelegentlich apodiktisch eine totale Abhängigkeit des individuellen Bewußtseins vom vorgängigen sozialen Wissensvorrat. (Verkürzt skizziert: Das individuelle Bewußtsein entsteht durch zunehmende Verinnerlichung von Elementen des gesellschaftlich bereitstehenden Wissens). Durkheim selbst neigt ebenfalls dazu, das Individuum umfassend aus seiner Gesellschaftlichkeit und das individuelle Denken aus der allgemeinen sozialen Mentalität abzuleiten. Jener dialektische Zirkel, den Berger und Luckmann (1969, S. 65) formal schließen, bleibt im Denken Durkheims also offen, unvollständig: Ihm zufolge ist Gesellschaft eine objektive Wirklichkeit, und der Mensch ist grosso modo ein Produkt dieser Wirklichkeit; die Gesellschaft jedoch sei durchaus nicht erklärbar als Produkt menschlicher Individuen. Anders ausgedrückt: Das soziale Leben bestimme die individuelle Psyche. Die individuelle Psyche aber sei nicht Ursache des kollektiven Bewußtseins und der gesellschaftlichen Tatsachen.

In dem wissenssoziologisch wichtigen Aufsatz 'Über einige primitive Formen von Klassifikation', den Emile Durkheim zusammen mit Marcel Mauss veröffentlicht hat[75], konstatieren die Autoren, daß das symbolische Denken (die Klassifizierung) die soziale Organisation, die soziale Wirklichkeit abbildet, ideell repräsentiert. Später hat Durkheim dann - vor allem in den 1912 erstmals erschienenen 'Elementaren Formen des religiösen Lebens' - diese antipsychologische Perspektive exemplarisch präzisiert.[76] Stark vereinfacht ist der darin enthaltene wissenssoziologische Gedankengang etwa folgender: Die Weltdeutungsschemata, also die kosmologischen Interpretationssysteme, primitiver Gesellschaften sind Ausdruck einer jeweils basalen sozialen Organisation. Phänomene der natürlichen Wirklichkeit werden bestimmten sozialen Gruppierungen und Teilgruppierungen zugeordnet und mit diesen gleichsam 'identifiziert' (Tiere, Pflanzen, Berge, Flüsse, aber auch Jahreszeiten, Himmelsrichtungen usw.). Die Gemeinschaft besteht im primitiven Denken also nicht nur aus den hierin vereinten Menschen, sondern aus dem gesamten - eben nach den Kriterien der Gemeinschaftsorganisation geordneten - Universum. D.h., ursprünglich war die logische Organisation identisch mit der von Durkheim als grundlegend verstandenen sozialen Organisation. Die soziale Differenzierung fundiert die logische."[77] Das bedeutet vor allem, daß Wissen als relationales (zwischen Menschen entstandenes) und relatives (von soziohistorischen Kontingenzen der gesellschaftlichen Organisation abhängiges)

Phänomen zu erklären ist (vgl. Durkheim 1981, S. 35). Daraus folgt u.a., daß es also keine natürliche Wirklichkeit gibt, keinen 'wahren Sachverhalt an sich', der dann sozial überformt würde, sondern daß Menschen auch Natur prinzipiell nur durch die 'Brille' der Kultur erfahren können, daß also tatsächlich die Wirklichkeit insgesamt ein gesellschaftliches Sinn-Konstrukt darstellt.

Aus der Perspektive eines existenzialen Skeptizismus, als soziologischem Orientierungsrahmen, aber geht es nun vor allem darum, die sozial konstruierte Wirklichkeit perspektivisch zu re-konstruieren, beim Primat des subjektiven Faktors gegenüber der sozial-materialen Welt anzusetzen, ohne dabei jedoch die Dialektik von Individuum und Tatsachen-Wirklichkeit zu unterschlagen. Daran zu erinnern ist mithin (immer wieder), daß menschliche Existenz keine passive Angelegenheit, sondern ein selbstkonstitutives Movens dieses Wechselverhältnisses darstellt, und daß sie insofern das je Gegebene zugleich erhält und überschreitet.

2. Unterwegs im Alltag

Menschliches Handeln ist unlösbar gebunden an materiale Rahmenbedingungen und an Notwendigkeiten (wobei 'Notwendigkeit' hier die Eigenschaft erhandelter sozialer Tat-Sachen bezeichnen soll). Zwischen Freiheit (des individuellen Handelns) und Notwendigkeit (der sozialen Faktizität) besteht eine dialektische Beziehung, und der sozial-materiale Rahmen des Handelns absorbiert einen Großteil wirklicher menschlicher Möglichkeiten. Dieser Rahmen ist geprägt durch den Mangel, durch die kontingente Knappheit an Ressourcen und Chancen, die den Anderen prinzipiell zum Konkurrenten und Kontrahenten bei der Formung und Gestaltung der eigenen konkreten Lebenswelt macht (vgl. Sartre 1962 und 1967).

Aber nicht nur mit dem Anderen steht der Mensch in Auseinandersetzung, sondern auch mit den Produkten seiner eigenen Praxis, mit seinen Objektivationen, die ihm zumeist fetischisiert gegenübertreten. Weil das Produkt außer Kontrolle des Produzenten gerät, scheint es Eigen-Sinn und Eigen-Macht zu entwickeln und somit das aktuelle und das zukünftig mögliche Handeln des Individuums zu begrenzen. Was als bewußtes Handeln beginnt, kann zu gänzlich unbeabsichtigten Ergebnissen, zu gleichsam kontraproduktiven Konsequenzen führen und damit die Praxis nicht nur faktisch, sondern schon imaginativ einschränken. Die Umstände, die menschliche Arbeit (im Sinne einer intendierten Veränderung von Welt - vgl. Schütz und Luckmann 1984) binden, bringen quasi-automatisch Eigen-Willigkeiten hervor, die losgelöst, unabhängig von jedweden individuellen Absichten und Motiven dem Produzenten gegenüberzutreten scheinen.

Das prinzipielle dialektische Dilemma kulturellen Handelns erweist sich darin, daß es <u>logisch</u> die intersubjektiv zugängliche Welt erschafft und <u>empirisch</u> in der intersubjektiv zugänglichen Welt sich vollzieht (vgl. Berger und Luckmann 1969). Formal verläuft dieser Konstruktionsprozeß etwa folgendermaßen: Handlungen, die wiederholt werden, tendieren dazu, sich modellartig zu verfestigen, zu habitualisieren. Durch Vermittlungsprozesse erlangen Habitualisierungen intersubjektive Geltung, werden typisiert. Typisierte Handlungsmuster, die nicht nur schlicht verwendet, sondern sinnhaft in andere Handlungsmuster eingebettet und somit wertträchtiges Allgemeingut werden, sind institutionalisiert. Institutionalisierte Handlungsschemata wiederum werden sedimentiert und tradiert, also vermittels Sozialisationsmechanismen über den ursprünglichen Entstehungszusammenhang hinaus weitergegeben, im sozialen Wissensvorrat abgelagert, werden zu mehr oder minder festen Bestandteilen der jeweiligen Kultur. Institutionalisiertes Handeln und insbesondere das zu einer institutionalen <u>Ordnung</u> verfestigte Handeln bedarf der Legitimation, der Stabilisierung durch sekundäre Sinn-Objektivationen. Legitimationen erklären und rechtfertigen den Sinn, die Bedeutung und den normativen Charakter von Handlungsmustern. Legitimationen reichen so ungefähr von einfachen 'Gewißheiten' im Alltagsleben ('so macht man das eben') über kompliziertere, schon mehr auf Sinnkonsistenz abzielende kommunikative Gattungen (z.B. Sprichwörter, Lebensweisheiten, Legenden und Volksmärchen) bis zu außerordentlich 'anspruchsvollen' Absicherungen von Wirklichkeitsdeutungen (vermittels symbolischer Sinnwelten), die darauf angelegt sind, möglichst alle Ereignisse der Welt in ein umfassendes Erklärungssystem zu integrieren (z.B. Hoch-Religionen). Ganz allgemein könnten wir vielleicht sagen, daß Legitimation darin besteht, das, was ist, als das zu bezeichnen, was sein sollte. Nicht so generell, aber analytisch wertvoller ist es vielleicht, Legitimation als das zu bezeichnen, was der Macht Sinn verleiht (vgl. Luckmann 1983b). Macht kann Sinn haben für die Mächtigen, für die, die der Macht unterworfen sind - oder für beide. Jedenfalls: Auch alltägliche Gewißheiten und Routinen sind überlicherweise 'bis auf weiteres' irgendwie legitimatorisch gesichert.

Die Frage, was 'legitim' und was 'illegitim' ist, stellt sich aus soziologischer Sicht also notwendigerweise möglichst werturteilsenthaltsam, nämlich als Frage danach, was Menschen aufgrund ihres Wissens für wirklich, für wahr <u>halten</u>. Deshalb ist es der skeptischen Einsicht in das Zusammenleben von Menschen förderlich, alle Arten von Legitimationen (positive wie negative) grundsätzlich als Propagandaproblem zu begreifen. Aus soziologischer Sicht lassen sich Legitimationen durchaus nicht auf ihren Wahrheitsgehalt oder auf ihren ethischen Gehalt hin analysieren. In der soziologischen Perspektive befragen wir Legitimationsmaßnahmen vielmehr hinsichtlich ihres Vermögens, jedes Ding - und jeden Menschen - auf seinen 'richtigen' Platz zu rücken. Und wie bereits angedeutet gilt auch hier zumeist die pragmatische Einsicht: "Wer den derberen Stock hat, hat die besseren Chancen, seine Wirklichkeitsbestimmung durchzusetzen." (Berger und Luckmann 1969, S. 117).

So verstanden ist Kultur also jedem individuellen Lebensvollzug vorgegeben als sozialer Wissensvorrat, insbesondere über soziale Tatbestände im Sinne Durkheims. Kultur vermittelt sich den in ihr Handelnden als 'System' objektiver Gewißheiten und Zwänge. Die Mittel sozialen Handelns, die interaktiven Zeichen und Symbole, markieren typischerweise die faktischen Grenzen des praktisch Möglichen. Kulturell tradierte Gewohnheiten dienen dem Einzelnen dazu, sich in dieser vor-geordneten, pragmatisch begrenzten Wirklichkeit mehr oder minder problemlos zurechtzufinden. Kultur steckt die Konturen des Selbstverständlichen ab. Ohne also zu vergessen, daß sie ein menschliches Konstrukt, eine Manifestation letztlich subjektiver Sinnhaftigkeit darstellt, erscheint Kultur generell doch vor allem als kollektive Verbindlichkeit und ist deshalb - zunächst - <u>auch</u> vom sozialen Wissensvorrat einer Gemeinschaft her zu erfassen. Typischerweise bestimmt eben nicht das, was der Einzelne denkt, fühlt und tut, die kulturell gültige Wirklichkeit, sondern das, worin sich die individuellen Ansichten treffen. Denn Menschen werden hineingeboren und vor allem hineinerzogen in die je soziohistorisch konkretisierte Kultur der sie umfangenden Gemeinschaft. Ihr soziales - und vielleicht auch ihr individuelles - Überleben sichern sie durch Reduktion der Komplexität prinzipieller Handlungsmöglichkeiten, durch sinnliche Entlastung, durch Übernahme gesellschaftlicher Konventionen.[78] Diese Konventionen erscheinen dem wohlsozialisierten Einzelnen mehr oder minder als selbstverständliche Orientierungswerte und Handlungsanweisungen. 'Seine' Kultur ist dem Menschen in ihrer Gesamtheit normalerweise durchaus <u>keine</u> fragwürdige Angelegenheit. Wirklich ist für ihn zumeist, was konventionell als 'wirklich' gilt. Handlungsmöglichkeiten jenseits der kulturell definierten Wirklichkeit sind entweder sozial verfemt (und damit ex negativo doch in dieser Wirklichkeit vor-handen), oder sie tauchen allenfalls schemenhaft und unbenennbar am Bewußtseinshorizont auf. D.h., Kultur existiert nicht per se, sondern dadurch, daß sie von den Individuen als soziale Tatsache anerkannt wird. M.a.W.: Wenn auch der Mensch empirisch immer schon in eine je bestimmte Kultur 'geworfen' ist, so ist logisch Kultur überhaupt die - höchst verwickelte - Sedimentierung individueller <u>Sinngebungen</u> und ihrer beabsichtigten und unbeabsichtigten Aus- und Nebenwirkungen. In sehr beschränktem Maße schafft jeder Mensch im Wechselspiel von Privatheit und Öffentlichkeit auch seine individuelle Kultur, die die sozial vermittelte Kultur prinzipiell, wenn auch zumeist minimal transzendiert.[79] Die Analyse der Kultur beginnt daher 'logisch' mit der formalen Beschreibung der konstitutiven Leistungen des Bewußtseins als dem typisch Unzugänglichen (Privaten) und all seinen prinzipiell wahrnehmbaren (öffentlichen) Objektivationen:

Jeder normale, hellwache Erwachsene weiß im allgemeinen, ob die Situation, in der er sich aktuell befindet, in der er sich befunden hat und - hypothetisch - sogar, ceteris paribus, in der er sich befinden wird, (eher) eine öffentliche oder (eher) eine private ist. Vor der Notwendigkeit aber, dieses mehr oder minder selbstverständliche Wissen strukturell zu reflektieren, zeigt sich, daß die Differenzierung zwischen privat und öffentlich höchst unklare Grenzen und fließende Übergänge aufweist. Zwar scheint die Unterscheidbarkeit zusammenzuhängen damit, wie eine Situation - subjektiv 'willkürlich' oder intersubjektiv verbindlich - definiert ist, also etwa, wie umfassend die (vermeintliche) Kompetenz zur Situationsbewältigung, wie beschränkt oder unbeschränkt die (vermeintliche) Dominanz gegenüber der Situation ist. Aber diese Bestimmungen beruhen eher auf alltagspragmatisch 'bis auf weiteres' hinreichenden Differenzierungskriterien, denn auf analytisch fixierbaren Erfahrungsinhalten. Auf der Ebene alltäglicher Erfahrung lassen sich offenbar Privatheit und Öffentlichkeit nicht scharf gegeneinander abgrenzen. Es scheint vielmehr, als lebten wir in einem Kontinuum zwischen zwei Extremen, deren Sphären sich alternierend ausdehnen und schrumpfen, pulsierend gleichsam von Situation zu Situation. Und selbst gleichartige Situationen erfahren wir von der einen Seite her als eher privat, von der anderen Seite her als eher öffentlich (vgl. Kruse 1980, bes. S. 28 ff).

Dies hängt damit zusammen, daß unsere Orientierung in der Welt unter Verwendung dessen stattfand, was Edward Tiryakian (1973) 'hypothetische Bezugsrahmen' (assumptive frames of reference) genannt hat: Unter hypothetischen Bezugsrahmen sind die allgemeinen Erfahrungsstrukturen zu verstehen, in denen Situationen gegeben sind, bzw. die Bedingungen, unter denen Situationen definiert werden. Hypothetische Bezugsrahmen, die normalerweise nicht selber intentional erfaßt werden, sind Konglomerate aus verbalisierbaren Ideen und Repräsentationen, aber auch aus nicht-verbalisierbaren Gefühlen und Empfindungen. Sie konstituieren unsere Erfahrung als Wechselspiel von Wahrnehmung und Vorstellung. Diese hypothetischen Bezugsrahmen sind z.B. bereits wesentlich für unsere temporale Orientierung in der Welt: Menschen verleihen ja 'wichtigen' Erfahrungen, Wahrnehmungen und Vorstellungen Sinn, insbesondere eben, indem sie ihnen kommunikativ konstruierte Bedeutungen zuweisen. Und Zeit erscheint in diesem Verstande vor allem und zunächst als ein 'wichtiges' Erfahrungsphänomen. (Aufgrund welcher Merkmale und unter welchen Bedingungen ist sie das?) Menschen gehen 'irgendwie' mit der Zeit um. (Welche natürlichen Ereignisse und welche sozialen Vorstellungen liegen dem zugrunde?) Menschen konstituieren Zeit. (Was heißt das, und wie geschieht das?) – Nun: Die Nutzung von Zeit, wozu auch immer, impliziert so etwas wie eine meßbare bzw. eine gemessene Zeit. (Man könnte das auch etwas ethnozentrisch als 'physikalische' Zeit bezeichnen.) Diese setzt aber unabdingbar eine benannte bzw. zumindest eine benennbare Zeit voraus, also eine kommunikative Konstruktion von Zeit. (Man könnte hier auch von 'sozialer' Zeit reden – vgl. dazu bereits Nilsson 1920). Diese nun wiederum basiert auf Bewußtseinsabläufen und konstitutiven Akten, also auf subjektiv erlebter und erfahrener Zeit. (Man könnte hier auch den Begriff 'vorprädikative' Zeit verwenden.)

Offenkundig wirken erlebte, benannte und gemessene Zeit empirisch 'irgendwie' aufeinander ein. Aber apriori erscheint Zeit als ein im Bewußtsein Entstehendes, als ein vom Bewußtsein zu Leistendes.[80] Das heißt zunächst nichts anderes, als daß unser Erleben als 'Dauer' geschieht, als ein kontinuierliches Verfließen von Impressionen, das die gerade gehabten Impressionen in Retentionen verwandelt und die nachfolgenden Impressionen als Protentionen im Bewußtseinshorizont erscheinen läßt. Dieses ständige Verfließen des Jetzt im Gerade-Noch und Jetzt-Gleich ist so etwas wie die zeitliche Grundstruktur menschlichen Erlebens. Nach diesem Prinzip bauen sich alle menschlichen Erfahrungen auf: als polythetische Akte. Diese erlebte Zeit ist keineswegs in gleichmäßige Intervalle unterteilt, sondern sie wird sozusagen in rhythmischen Spannungsbögen aufgebaut.[81] Sozialwissenschaftlich wichtig ist diese an sich 'triviale' Einsicht deshalb, weil sie die Notwendigkeit der Konstruktion von sozialer, von benannter Zeit plausibel macht: Die Rhythmen erlebter Zeit können nicht gemessen und damit auch nicht unmittelbar aufeinander abgestimmt werden. Zwar synchronisieren alltägliche face-to-face-Situationen das je subjektive Zeiterleben der Teilnehmer für die Dauer der Situation sozusagen selbstverständlich miteinander, wenn diese hellwach und thematisch zentriert interagieren. Aber sobald schon das Zustandekommen von face-to-face-Situationen mehr als zufällig sich ereignen soll, müssen je subjektiv erlebte Zeiten koordiniert werden. Und das heißt: es bedarf zunächst sozial gültiger Kategorien, die als Benennungen der erlebten Zeit übergestülpt werden. Sie werden durch Sozialisation vermittelt und erworben. Damit werden im einfachsten Falle Verabredungen möglich, darauf bauen alle komplizierteren Zeitvereinbarungen auf. Anders ausgedrückt: Kommunikatives Handeln ist trivialerweise die Voraussetzung dafür, daß man sich über 'Zeit' verständigen, daß man Zeit koordinieren kann.[82]

Soziale Zeitkategorien beanspruchen intersubjektive Gültigkeit unter Rekurs "auf ein zwar individuell erworbenes, aber immer schon als kollektiv verfügbar und wirksam unterstelltes implizites Wissen über das, was 'man' wann, wo, mit wem tut, reden und verabreden kann oder nicht kann". (Soeffner, 1986a, S. 76). Je nachdem also, mit welchem hypothetischen Bezugsrahmen wir eine Situation erfassen, gewärtigen wir sie als (eher) privat oder als (eher) öffentlich. Das heißt vor allem, daß eine solche Differenzierung lebensweltlich nicht substantiell und nicht aufgrund objektiver Merkmale erfolgt. Wenn sich eine aktuelle Situation für mich also gegen eine vergangene, zukünftige oder auch nur imaginierte Situation abhebt, die weniger privat erscheint, dann werde ich sie typischerweise als (eher) privat erfassen. Wenn sie sich vor dem Hintergrund einer privateren Situation konstituiert, dann werde ich sie typischerweise als (eher) öffentlich erfahren.[83] Wie situativ variabel und inhaltlich unbestimmbar die Abgrenzung zwischen privat und öffentlich aber auch immer erscheint, die Tatsache, daß sie überhaupt erfolgt, verweist doch auf zugrundeliegende, rekonstruierbare Prinzipien, auf eine wenigstens strukturelle Dualität der Erfahrung, auf der erst die angedeutete Dialektik sich lebensweltlich zu entfalten vermag: Privatheit und Öffentlichkeit haben, vor allen konkreten Bestimmungen und Füllungen, ihre formale Entsprechung in den Prinzipien der Unzugänglichkeit und der Zugänglichkeit.[84] Das Prinzip der Unzugänglichkeit konstituiert sich idealtypisch in individuellen Bewußtseinsleistungen, das Prinzip der Zugänglichkeit konstituiert sich idealtypisch im unmittelbaren Zusammensein, in der face-to-face-Situation. Damit ist weder behauptet, individuelles Bewußtsein sei axiomatisch per se 'privat', noch ist behauptet, unmittelbares Zusammensein sei uneingeschränkt 'öffentlich'. Behauptet wird lediglich, daß es subjektiv nichts Privateres als individuelle Bewußtseinsleistungen und nichts Öffentlicheres als das unmittelbare Zusammensein gibt.[85]

Privatheit hat die semantische Bedeutung der Absonderung, des Abgesondert-Seins (vgl. Gehlen 1978). Für den Alltagsverstand ist der Privatbereich ja auch durchaus jene Sphäre, in der wir unseren Absonderlichkeiten frönen mögen: Wir alle tun 'ganz privat' wohl Dinge, die absonderlich erscheinen würden, und die damit problematisch wären, würden sie veröffentlicht. Offenbar läßt sich auch in diesem Falle jedoch nicht generell bestimmen, wo denn nun unsere Privatsphäre anfängt bzw. endet. Trotzdem können wir begründet vermuten, daß jeder Mensch, wenn er sich alleine wähnt, Dinge tut, die er eben nur dann tut, wenn er sich alleine wähnt. (Was keineswegs ausschließt, daß manche Menschen manches auch dann nicht tun, wenn sie sich allein wähnen - vielleicht, weil der 'öffentliche Blick' sie niemals gänzlich zu entlassen scheint.) Jedenfalls: Manch einer bohrt nur in der Nase, wenn er sich unbeobachtet weiß, mancher defäkiert nur, wenn er ganz alleine ist, mancher onaniert nur 'im Geheimen'.[86] (In Ausnahmesituationen läßt sich das alles möglicherweise - aber nur möglicherweise - relativieren). Mancher spricht auch nur ganz privat mit seinem Herrgott, mit seinem Dämon, mit seiner Katze. Mancher mag beim Essen jede Gesellschaft fliehen, mancher beim Trinken, mancher beim Tragen besonderer Kleidungsstücke. Mit Sicherheit gibt es dergestalt nicht nur individuelle Eigenheiten, sondern auch ganze lebensstilspezifische Muster entlang der verschiedenen Grenzen sozialer Ungleichheit. Vor allem aber variieren die kollektiven Vorstellungen darüber, was privat, intim, geheim, absonderlich sei oder zu sein habe, von Kultur zu Kultur, von Epoche zu Epoche.[87] So mannigfaltig aber die 'ganz privaten' Äußerungs- und Entäußerungsformen auch sind, nichts ist subjektiv privater als das, was wir denken. (Wobei zum Denken hier alles zählen soll, was unser Bewußtsein ausmacht: also spontane Emotionalität ebenso wie reflexive Rationalität.) Damit aber wird wiederum nicht behauptet, Denken sei per se und in jedem Fall privat. Wenn ich etwa weiß, daß meinem Gott mein Innerstes ein 'offenes Buch' ist, dann kann ich mich folgerichtig mit meinen Gedanken zwar von meinen Mitmenschen, aber nicht von dieser - moralisch wahrscheinlich verbindlichen - Instanz absondern. Und wenn ich weiß, daß nicht ich denke, sondern daß 'Es' durch mich hindurch denkt, dann mag es für mich wohl auch Experten geben, die besser wissen als ich, was ich denke bzw. was 'Es' eben denkt.

Um es noch einmal zu betonen: Denken umfaßt Emotionen ebenso wie Kognitionen. Das heißt vor allem, daß meine Emotionen nicht etwa eine noch privatere Angelegenheit sind als meine Reflexionen. Was ich fühle, das ist nicht geheimnisvoller oder auch nur intimer als das, was sonst mein Bewußtsein leistet. Nur die 'Partitur' der Emotionen ist vielleicht komplexer als die der Kognitionen; vielleicht ist sie aber auch nur nicht so gut erforscht.[88] Jedenfalls verweist, in der existenzial-phänomenologischen Rekonstruktion, das Prinzip der Absonderung und der Distanznahme auf das kontingente subjekte Bewußtsein, das stets das transzendiert, dessen es gewahr wird: Bewußtsein ist das Nichtkommunikative schlechthin, ist vielmehr Intentionalität, die Kommunikation erst konstituiert. Und Modi der Intentionalität sind eben auch Gefühle: Gefühle sind bewußt, und Gefühle sind sinnhaft, wenngleich sie nichtreflexiv, wenngleich sie spontan sind. Gefühle sind nicht mehr und nicht weniger 'authentisch' als Kognitionen. Sie sind einfach eine andere Art und Weise des Weltverstehens. Sie sind, wie jene, in höchstem Maße vor-kommunikativ, privat (vgl. Sartre 1982). Aber Gefühle sind auch Reaktionen auf die Erfahrung meiner Veröffentlichung, die sich in der Begegnung mit dem Anderen konstituiert. Der Andere ist ja nicht, wie ein Ding, Objekt meiner (privaten) Welt, sondern in seinem spezifischen Sein als Anderer, als alter ego, transzendiert er meine Erfahrung von ihm. Er ist nicht Gegenstand, sondern Gegen-Stand meines Bewußtseins von ihm. Der Andere ist mir gegeben zugleich als Objekt meiner Zuschreibung und als Subjekt, dem ich als Objekt seiner Zuschreibung gegeben bin. Ich erfahre mich, indem ich dem Anderen begegne, als Träger von Eigenschaften, als Identität. Auf diese Erfahrung des Ausgeliefertseins, der Ohnmacht, eben reagiere ich spontan mit Gefühlen, also gleichsam 'magisch': Gefühle sind in diesem Kontext zu verstehen als Bewußtseinsakte, die darauf zielen, dieses 'außer Kontrolle'-Geraten meiner Privatheit, dieses Öffentlich-Werden, Erkannt-Werden zu entwirklichen. In der Begegnung mit dem Anderen verliere ich die Omnipotenz, Wirklichkeit zu definieren, und auf diesen Verlust antworte ich spontan damit, daß ich versuche, die Definitions-Kompetenz des Anderen zu entwirklichen.

Öffentlichkeit nun ist zu verstehen - in idealtypischer Entsprechung zur Privatheit - mit der Bedeutung des Offenbaren, des Einbezüglichen (vgl. Gehlen 1978). Die Feststellung, daß dieses Prinzip von der subjektiven Erfahrung her auf das unmittelbare Zusammensein, auf die face-to-face-Situation verweist, schließt ein, daß sich Öffentlichkeit sinnhaft nicht quantitativ, sondern nur qualitativ bestimmen läßt: Öffentlichkeit meint die Erfahrung weniger des wechselseitigen Wahrnehmens als die des wechselseitigen Wahrgenommen-Werdens. Grundvoraussetzung dieser Erfahrung ist die körperliche Anwesenheit Anderer zusammen mit mir; vorzugsweise eben anderer Menschen zusammen mit mir.[89] Die gemeinsame körperliche Anwesenheit hat bereits 'kommunikativen' Gehalt, veröffentlicht uns bereits. Das heißt, selbst wenn wir uns in einer Situation unmittelbaren Zusammenseins <u>nicht</u> miteinander in Beziehung bzw. auseinandersetzen wollen, kommen wir doch nicht umhin, uns wechselseitig zu offenbaren, uns in dem Maße zu offenbaren, wie wir für den je Anderen überhaupt zugänglich sind (und ihm eben nicht - im Sinne mittlerer Transzendenz - prinzipiell unerfahrbar bleiben).[90] Wenn wir dem Anderen face-to-face begegnen, ent-äußern wir uns auf ihn hin - und zwar unumgänglich.

In der direkten Wahrnehmung durch den Anderen, in der sich für die subjektive Erfahrung Öffentlichkeit schlechthin konstituiert, verkehrt sich die Subjekthaftigkeit meines Erlebens in das Erleben meiner selbst als einem prinzipiell öffentlichen Objekt. Ich, als Leib, erscheine als Körper, werde 'obszön', un-verschämt[91], und zwar als Konsequenz der dialektischen Erfahrung meiner Leiblichkeit: Meine Leiblichkeit nämlich ist - im Gegensatz zur Welt der Objekte - für mich nicht unmittelbar erfahrbar, sondern nur über eine Analogiebildung: Was ich 'objektiv' über meinen Leib weiß, beschränkt sich auf seine Körperhaftigkeit. Ich weiß Typisches, weiß, was er ist, in dem Sinne, wie er Körper ist wie andere Körper. Mein Wissen ist ein Wissen vom Standpunkt außerhalb meines Körpers, vom Standpunkt des Anderen aus. Mein Wissen von meinem Körper beschränkt sich auf das Benennbare, das Objektive, zumindest das intersubjektiv Vermittelbare und Vermittelte. Andererseits aber ist meine Leiblichkeit ja die notwendige Voraussetzung zu dieser vermittelten Erfahrung meines Körpers. Meine Leiblichkeit ist dieser Erfahrung immer schon mitgegeben, intrinsisch. Meine Leiblichkeit ist reines Erleben und in diesem Verstande eben 'privat' (ich bin mein Leib), während meine Körperhaftigkeit auf dem Umweg über den Anderen mich objektiviert, mich 'öffentlich' macht (ich habe meinen Körper - vgl. Plessner 1970). Deshalb bin ich, indem ich als Körper erscheine, vor den Augen bzw. im Blick des Anderen, für ihn eben un-verschämt. Und gerade diese Un-Verschämtheit, diese Enthüllung, dieses Ausgesetztsein anerkenne wiederum ich in dem spontanen Versuch, mich zu entziehen, also in meiner Scham.[92)]

Unsere leibhaftige Körperlichkeit ist, ob wir es wollen oder nicht, ein - von uns nur beschränkt kontrollierbares - Anzeichenfeld für den im Gegenüber fokussierten öffentlichen 'Blick'.[93)] Auch all die Aktivitäten, die nicht kommunikativ intendiert sind, geben Auskunft über uns, 'enthüllen' oft mehr, als kommunikativ gemeinte Gesten. Die Öffentlichkeit der face-to-face-Situation erweist sich als ein Insgesamt von unwillkürlicher Ausdruckshaftigkeit und motivierten Maßnahmen zur Verständigung.[94)] Eine Ausdrucksbewegung, also irgendein körperliches Anzeichen einer Stimmung, ist unwillkürlich, nicht primär kommunikativ, auch wenn die Stimmung durch Andere ausgelöst ist (vgl. Plessner 1970). Freude und Zorn, Angst und Mut, Trauer und Schrecken, Ausgelassenheit und Trägheit drücken sich z.B. unmittelbar mimisch und pantomimisch aus. Ausdrucksbewegungen appräsentieren psychische Zustände und Abläufe. Aber soziale Kulturgewohnheiten überformen, unterdrücken, verändern, steigern und stilisieren diese elementaren Ausdrucksfähigkeiten: Die natürlichen organischen Gegebenheiten werden den Menschen zum Material ihrer Gebärdensprachen, ihrer Gestiken. Wir können also sagen: Im körperlichen Ausdruck äußert sich eine Stimmung, aber mit der Geste, mit der kulturellen Be- und Verarbeitung des Ausdrucks verständigen sich Menschen. Gesten sind sinnvoll und bedeutsam.

Ganz vereinfacht können wir wohl konstatieren, daß wir unseren Körper dann als Medium, als Mittel der Verständigung verwenden, wenn wir etwas mit ihm tun, was wir unterlassen würden, wenn wir alleine wären. Aber außerdem <u>ist</u> unser Körper eben auch ein unwillkürliches Medium, ein Anzeichenfeld für Andere, lange bevor wir ihn als Medium <u>verwenden</u>. Auch Aktivitäten, die normalerweise nicht primär kommunikative Funktion haben, geben Anderen Auskunft über uns, über unsere Stimmung(en), evtl. auch über unsere Bedürfnisse, vielleicht sogar über unseren Charakter. Manchmal wenden wir uns diesen Aktivitäten attentional zu. D.h., wir beobachten sie gleichsam 'von außen', problematisieren sie, versuchen möglicherweise, sie zu manipulieren, zu steuern. Normalerweise aber sind wir 'anderweitig beschäftigt' und achten nicht oder allenfalls partiell auf das Medium unseres Körpers, übermitteln ganz selbstverständlich und generell an Andere unsere Botschaften.

Viele spontane Anzeichen des Körpers können sowohl als Ausdrucksbewegungen als auch als Gesten auftreten. Nur aufgrund von Zusatzinformationen können wir entscheiden, ob es sich um unwillkürliche oder um willkürliche Äußerungen handelt, wenn wir z.B. Nicken, Erbleichen, Erröten, Lächeln, Lachen, Weinen, Schmollen oder Schulterzucken wahrnehmen. Solche körperlichen Ausdrucksformen zeigen die Menschen überall auf der Welt. Sie stellen so etwas wie elementare Bestandteile menschlicher Körperkommunikation dar (vgl. Morris 1978): Alle Menschen haben normalerweise komplexe Gesichtsmuskeln, die dazu dienen, verschiedene Gesichtsausdrücke zu erzeugen. Alle Menschen stehen normalerweise auf zwei Füßen und haben deshalb die Hände frei zur Gestikulation. Alle Menschen haben normalerweise keinen Schwanz, mit dem sich wedeln ließe, und allenfalls noch Rudimente eines Felles, das sich sträuben könnte. Solche und andere organische Rahmenbedingungen schaffen eine geschlechtsübergreifende, vorkulturell gemeinsame - aber eben kulturell bearbeitbare - physische Basis des Menschseins. Primär <u>kommunikative</u> Gesten hingegen funktionieren, d.h. ermöglichen Verständigung, aufgrund kultureller Konventionen: Wer nicht Mitglied einer Kommunikationsgemeinschaft ist, versteht diese Gesten falsch oder gar nicht. Am ehesten noch auch interkulturell verständlich sind mimische Gesten, die alltagspragmatisch 'reale' Dinge und Handlungen imitieren. Weit problematischer sind schematische Gesten, die oft nicht nur kulturell, sondern regional oder lokal oder subkulturell begrenzt sind. Noch mehr Probleme wirft das Verstehen von symbolischen Gesten auf, die nicht mehr reale Dinge imitieren, sondern abstrakte Eigenschaften.

Bei symbolischen Gesten kann also sowohl eine Bedeutung durch verschiedene Handlungen als auch können mehrere Bedeutungen kulturvariabel durch die gleiche Handlung angezeigt werden. Aber auch solche explizit kommunikativen Gesten sind eingebettet in eine Fülle von unbeabsichtigten, von ungewollten Botschaften, die wir im Medium unseres Körpers aussenden (vgl. Argyle 1979). Bereits die allgemeine Körperhaltung gibt Hinweise (wenn auch nicht sehr verläßliche) über unsere psychische Verfassung: In ihr drückt sich oft schon Verkrampftheit oder Gelassenheit, Wachsamkeit oder Vertrauensseligkeit aus. Am besten unter Kontrolle haben wir normalerweise unser Gesicht (deshalb können wir damit auch am besten 'lügen'). Weniger gut können wir bereits Handhaltungen und Handbewegungen kontrollieren, während Beine und Füße wohl normalerweise zu unseren 'verräterischsten', zu den am wenigsten kontrollierten Körperpartien zählen. Allerdings muß man unter Menschen stets damit rechnen, auf große Virtuosen in der Kunst der Körperbeherrschung und der Kontrolle scheinbar unwillkürlicher Ausdrucksbewegungen zu treffen - und zwar nicht nur bei Berufsschauspielern oder ähnlich dramaturgischen Berufen wie Politikern, Diplomaten, Rechtsanwälten, Gebrauchtwagenhändlern und Immobilienmaklern, sondern auch bei Amateuren des Alltags (diese allerdings haben zumeist einige 'Schwachstellen' in ihrer Körperinszenierung - vgl. Fast 1979).

Erving Goffman (1971, 1974, 1981a) hat festgestellt, daß wir uns ganz alltäglich maskieren, daß wir unserer sozialen Umwelt normalerweise ein auf deren Erträglichkeitskriterien abgestimmtes Gesicht zeigen, daß wir aber auch mitten im Alltag sozusagen Oasen der vorübergehenden Demaskierung haben, in denen wir unsere 'Fassung' ein wenig lässiger handhaben können, in denen Zustände wie Erschöpfung oder Erbitterung unbekümmerter zutage treten. Maskierung beschränkt sich keineswegs auf unser Gesicht sondern bezieht den ganzen Körper mehr oder weniger nachhaltig mit ein: Viele körperliche Maskierungen sind ganz selbstverständliches Kulturgut, andere müssen explizit, manchmal mühsam gelernt werden. Die Arten der Maskierung sind kulturell hochvariabel, die Tatsache, daß überhaupt maskiert wird, hingegen ist universal in der Menschheit verbreitet. Maskierung in diesem Sinne ist im übrigen nichts anderes als die Konventionalisierung des Mediums Körper. Der Begriff der Maske bedeutet nicht, daß 'dahinter' irgendwelche natürlichen Verhaltensweisen zum Vorschein kommen könnten, sondern einfach andere, fremde, befremdliche (zum Teil auch wohl 'spontanere' - die wir aber trotzdem nicht als 'natürlichere' bezeichnen können). Maskierung meint hier nichts anderes als das körperliche Sich-Vermitteln und Sich-Verständigen zwischen Menschen. Körperkommunikation wird also einerseits im Rahmen sozialer Ordnungen konventionalisiert, andererseits aber hat Körperkommunikation - wie alle Kommunikation - auch die Funktion, soziale Ordnung mitzukonstruieren.

Treffen z.B. zwei Menschen aufeinander, dann zeigt schon ihr körperliches Verhalten, ob sie gleichberechtigt sind, oder ob der Eine hierarchisch höher steht als der Andere, ob also Jener mehr Macht hat als Dieser. Nancy Henley (1977) hat dieses Phänomen beschrieben: Körperpolitik dient dazu, Statusunterschiede deutlich zu machen, Distanz herzustellen, und im weiteren Sinne eben auch dazu, gesellschaftliche Strukturen zu erzeugen und zu verfestigen. Die Art und Weise etwa, wie wir vom Raum Besitz ergreifen, deutet unseren relativen Status an. Jeder Mensch besitzt einen persönlichen Raum, eine Art von unsichtbarer Grenze um den Körper herum, die gleichsam die Person erweitert. Dieser Schutzraum ist ein sensibler Bereich, der normalerweise gegen unerwünschte Eindringlinge verteidigt wird. Und körperliche Berührung ist prinzipiell die extremste Form, diesen persönlichen Raum zu verletzen: Körperliche Berührung kann sowohl positive als auch negative Gefühle ausdrücken, übermitteln und auslösen. Nichterwiderung körperlicher Berührung signalisiert normalerweise Unterordnung. Gleichberechtigte soziale Beziehungen werden auch durch Symmetrie des Körperverhaltens angezeigt. Asymmetrie im Körperverhalten, Dominanzgebaren hingegen demonstriert Macht-und Statusansprüche. Solcherart Körperpolitik wird derzeit, wie bei Henley, vor allem im Verhältnis der Geschlechter zueinander untersucht. Auch Goffman (1981b) hat das Männer-Frauen-Verhältnis analysiert, und zwar vor allem anhand von Reklamefotos, wobei er aufmerksam wurde auf solche Macht signalisierenden Phänomene wie relative Größe, Berührung, Rangordnung durch Funktionshierarchie, Familienordnungen, Unterordnungsrituale, Ausweichgesten, Positionsverhältnisse usw. Frauen werden signifikant öfter als Männer als unfähig, inaktiv, hilflos und schwach dargestellt, denen man(n) unter die Arme greifen muß - und /oder so attraktiv ins Bild gesetzt, daß man(n) es tun möchte. Frauen berühren seltener fremde Männer als umgekehrt. Frauen starren Männer auch seltener an als umgekehrt, und Männer lächeln weniger oft als Frauen. Solche Asymmetrien sind viel weniger im biologischen Sinne geschlechtsspezifisch angelegt als vielmehr kulturell erhandelt.

Ein markantes körperpolitisches Medium ist auch der Blick. Mit ihm können wir, neben vielem anderen, ebenfalls Raumansprüche markieren; und zwar so selbstverständlich, daß der Andere es z.B. als außerordentlich problematisch empfinden kann, zwischen mir und einem Objekt, das ich dezidiert betrachte, hindurchzugehen. Jemanden einfach anzuschauen, kann von diesem bereits als Einbruch in seine Privatsphäre aufgefaßt werden. Eine Begegnung beginnt oft damit, daß jemand mit jemandem Augenkontakt aufzunehmen versucht. Wenn der Andere das Angebot nicht akzeptiert, dann kann der Initiator so tun, als habe er gar nicht die Absicht gehabt, eine Begegnung einzuleiten. Ist der Andere hingegen zugänglich, signalisiert er dies etwa im Medium der Stimme, der Haltung und/oder einfach durch Zurückblicken. Wenn eine Begegnung, insbesondere ein Gespräch, in Gang gekommen ist, entwickelt sich wiederum typischerweise eine Art von 'Teamwork', eine stillschweigende Technik des Übereinkommens, die es jedem Teilnehmer ermöglicht, die Rolle zu spielen, die er offensichtlich gewählt hat. Wenn jemand anfängt, von der mit der von ihm 'vorgeschlagenen' bzw. beanspruchten Rolle erwartbar verknüpften Darstellung abzuweichen, dann geben ihm zumeist die Anderen Hinweise, die ihn warnen. Goffman (1969) hat festgestellt, daß wir normalerweise dazu neigen, den Anderen <u>nicht</u> bloßzustellen, sondern ihm möglichst lange Gelegenheit bieten, die beanspruchte Rolle weiterzuspielen, sich nicht zu blamieren, sein 'Gesicht nicht zu verlieren'.

In der face-to-face-Situation vermitteln wir uns also wechselseitig, mehr oder minder gelingend, mehr oder minder routinisiert oder überraschend durch Symbole, Signale und Gesten, durch sprachliche, parasprachliche, mimische und pantomimische Zeichen. Die markanteste, die offensichtlichste Form der Kommunikation zwischen Menschen findet vorwiegend vermittels jenes Zeichen- und Symbolsystems statt, das wir Sprache nennen (vgl. z.B. Luckmann 1979a, 1984c, d und e). Die Grundlage von Sprache ist <u>natürlich:</u> die dem menschlichen Organismus innewohnende Fähigkeit zum differenzierten lautlichen Ausdruck. Aber erst wenn dieser Lautausdruck ablösbar wird von der konkreten subjektiven Befindlichkeit, also wenn reguliertere Lautlichkeit als Knurren, Heulen, Zischen und Grunzen möglich ist, können wir im eigentlichen Sinne von Sprache sprechen. Im normalen Alltag leben wir nahezu selbstverständlich mit der Sprache und vermittels der Sprache. Anders ausgedrückt: Sprache ist normalerweise das fragloseste Medium zur Verständigung zwischen Menschen. Sprache beginnt logisch in der face-to-face-Situation, kann aber leicht von dieser abgelöst werden, und zwar sowohl technisch als auch prinzipiell. D.h., Sprache kann Sinn und Bedeutung aufbewahren, konservieren. Das können andere Zeichensysteme zwar auch, aber bei weitem nicht so differenziert wie Sprache. Sprache ist ein nachgerade idealer 'Speicher' für Information.

Ferdinand de Saussure (1931) zufolge ist Sprache (la langue) eine soziale Einrichtung, eine Institution. Sprache existiert per se, nachdem sie einmal erzeugt ist, in potentieller Form, in Form von Möglichkeiten. Sie ist ein System von Zeichen, das wir subjektiv in unserem Gedächtnis, intersubjektiv vermittels etwelcher Notationssysteme speichern und mehr oder weniger jederzeit aktualisieren, in Laute, in Rede (la parole) umsetzen können. Sprache besteht, genau betrachtet, also nicht aus Lauten im physikalischen Sinne, sondern aus Lauteindrücken, die von realisierten Lauten zurückgeblieben sind; und zwar von Lauten, die wir entweder selber gesprochen oder von Anderen gehört haben. Diese Lauteindrücke setzen sich zusammen aus akustischen und motorischen Elementen. D.h., wir bewahren in unserem Gedächtnis einerseits die Erinnerung an den Laut selber, an seine akustische Beschaffenheit, auf und andererseits die Artikulationsbewegungen, mittels derer er hervorgebracht werden kann (also gleichsam seine motorische Gestalt). Aber auch die anderen Elemente des Sprachvermögens (le langage) - wie Wörter, grammatische Formen, Satzkonstruktionen usw. - sind als Eindrücke, Muster und Dispositionen (auch als Klischees) im Gedächtnis gespeichert. Rede nun ist die Aktualisierung der als Potential gegebenen Sprache. Rede ist der Sprachgebrauch eines Einzelnen in einer bestimmten Situation. Sie wird individuell vollzogen. Sprache hingegen transzendiert den Einzelnen. Sprache ist im Besitz der ganzen Sprachgemeinschaft. Sprache kann nur dann als Medium, als Verständigungsmittel dienen, wenn sie für alle Sprecher grundsätzlich gleich ist (was die Rede ja ganz offensichtlich nicht zu sein braucht). Ein weiterer wichtiger Unterschied betrifft die Haltung des einzelnen Sprechers zur Sprache und zur Rede. Der Sprecher verfügt 'souverän' über seine Rede.

D.h., er allein hat zu bestimmen, was er sagt, wie er es sagt, und ob er es überhaupt sagt. Der Sprecher kann nach Belieben vom allgemeinen Sprachgebrauch abweichen und sich sogar eine 'Privatsprache' zulegen. (Allerdings läuft der Sprecher, wenn er die Privatsprache im Beisein Anderer verwendet, Gefahr, unverständlich zu sein, sich also zumindest lächerlich zu machen.) So souverän mithin der Einzelne über die Rede verfügt, so passiv verhält er sich in bezug auf die Sprache. Die Sprache eignen wir uns relativ früh an (zumindest die Muttersprache) und vermögen dann nur noch sehr wenig, fast gar nichts mehr daran zu ändern, während wir uns durchaus diese oder jene Redeweise angewöhnen können.

Die Existenzform der Sprache ist die Summe von Eindrücken, die im Gedächtnis jedes Mitglieds einer Sprachgemeinschaft 'begrifflich' deponiert ist (vgl. Ullmann 1973). Die Sprache existiert zwar im Individuum, aber sie ist kein individueller Bestand. Die Rede wird in jedem Augenblick geschaffen unter dem determinierenden Einfluß der Sprache. Aber, wie wir bereits festgestellt haben: die Sprache selber wächst keineswegs aus dem Nichts. Zwar ist sie einerseits das Medium, vermittels dessen gesprochen wird, andererseits aber wird sie auch produziert im und durch das Sprechen. Sprache ist entstanden und funktioniert auf einer breiten Basis nichtverbaler Kommunikation. Kommunikation ist also nicht nur 'allgemeiner' sondern auch phylo- und ontogenetisch 'älter' als die <u>sprachliche Variante</u> von Kommunikation. Aber Sprache macht in sehr viel differenzierterem Maße als andere kommunikative Formen auch das Nicht-Hier und Nicht-Jetzt verfügbar. Sprache ermöglicht ein Heraustreten aus dem faktischen Ereignisablauf: ein Ereignis kann im Medium der Sprache nicht nur beschrieben, sondern auch gewünscht, geplant, erinnert und erzählt werden. Sprache schafft eine die Reihe der konkreten Ereignisse übergreifende Ordnung und stellt jedes einzelne dieser Ereignisse in den Geltungsbereich einer klassifikatorischen Regel, erfaßt es als einen Fall von etwas. Dieses 'etwas' ist selbst nicht konkret gegeben, es existiert als Wissensbestand, den wir erzeugen in der Sprache, oder den wir, als durch unsere Kultur bereitgestellten, in der Sprache und durch die Sprache ergreifen und transportieren (zwischen Menschen, zwischen Generationen, zwischen Kollektiven). Die Sprache ermöglicht es uns, aus der Vielfalt und Flüchtigkeit der von uns unentwegt erlebten Erscheinungen das auszusondern und zu fixieren, was als Gemeinsames (und damit als Wesentliches) den individuellen Erscheinungen anhaftet. D.h., die sprachliche Extraktion des

Wesentlichen ermöglicht es, Erfahrung in Form von Wissen zu sammeln und zu speichern und somit letztlich das zu reproduzieren, was wir als 'Kultur' bezeichnen.

Eine Sprache besteht aus Vokabular und Syntax. Die Elemente der Sprache sind Wörter mit festgelegten Bedeutungen. Aus diesen Wörtern lassen sich, der Syntax entsprechend, zusammengesetzte Symbole mit daraus resultierenden neuen Bedeutungen konstruieren. Es gibt Wörter, die ganzen Kombinationen aus anderen Wörtern entsprechen, so daß die meisten Bedeutungen auf mehrfach verschiedene Weise ausgedrückt werden können. Die Ausstattung von Lauteinheiten, von Wörtern mit Be-Deutungen, bzw. die Encodierung von Bedeutung in Wörtern, erfolgt normalerweise als reine Konvention, ist arbiträr, eine kulturelle Übereinkunft. So können wir Sachverhalte in Sprache fassen. Wir können sie sprachlich verdichten soweit, daß sie gleichsam 'auf einen Blick' (monothetisch) vor unserem Bewußtsein erscheinen.

Musik hingegen, ein anderes kommunikatives Zeichensystem, können wir nur in der Zeit ausgebreitet, eben polythetisch, erfassen: Wenn wir Musik 'erinnern', brauchen wir genausoviel Zeit, wie wenn wir sie aktuell hören. Sonst erinnern wir eben nicht <u>diese</u> Musik. (Musik läßt sich nicht verkürzen oder verlängern). Musikalische Elemente können nicht durch andere ersetzt werden - wie etwa sprachliche Elemente durch andere ersetzt werden können und doch dasselbe bedeuten. Musik unterscheidet sich von Sprache vor allem dadurch, daß sie nicht an ein Begriffsschema gebunden ist. Das heißt keineswegs, daß Musik 'sinnlos' wäre. Aber es bedeutet, daß die Sinnstruktur, die der Musik eignet, nicht einfach in Sprache ausgedrückt werden kann, daß die Form von Kommunikation, die im Medium der Musik stattfindet, eben kein <u>semantisches</u> System ist. Musikalische Notation dient dazu, dem Musiker mitzuteilen, was zu tun ist, um ein Musikstück 'ordentlich', das heißt so, wie es eben als Musik gemeint ist, zu reproduzieren. Musikalische Notation ist aber nicht identisch mit der musikalischen Sprache. Während das geschriebene Wort der Sprache sich auf die Lautfolge des gesprochenen Wortes bezieht, und das Wort seiner Bedeutung nach einen Sachverhalt 'begreift', 'begreift' Musik eben keinen Sachverhalt, auf den sie sich bezöge. Die musikalische Notation ist lediglich eine mehr oder minder präzise Anweisung zur Reproduktion von Musik. Musikalische Notation beläßt stets einen Interpretationsspielraum.

Das Medium der Musik ist nichts anderes als eine sinnvolle Ton-Folge. Das heißt, daß das, was aktuell zu vernehmen ist, in Beziehung zu dem gehört wird, was als folgend bereits vorweggenommen wird, und das, was soeben noch zu vernehmen war, in Beziehung zu dem gehört worden ist, was seit Beginn der Musik (des Musikstückes) gehört worden war. Musik existiert also dadurch, daß sie vernommen wird (im Extremfall nur im 'inneren Ohr'), und zwar - und dadurch unterscheidet sie sich von akustischen Abläufen anderer Art (wie z.B. Lärm) - sowohl vom ersten bis zum letzten Ton als auch gleichzeitig in der umgekehrten Richtung vom letzten bis zum ersten Ton. Der Sinn von Musik ist also genau der ihrer polythetischen Struktur, ihrer geordneten Zeitlichkeit (vgl. hierzu Schütz 1972, S. 229 ff und 1981, S. 279 ff).

Wie wir festgestellt haben, benutzen wir also ganz selbstverständlich eine Vielzahl von Medien, um etwas auszudrücken, um bei Anderen einen Eindruck zu hinterlassen. Zumeist vermögen wir auch durchaus, uns in unserem normalen Alltag einigermaßen verständlich zu machen. Und zumeist vermögen auch die einigermaßen normalen Anderen, uns wenigstens soweit zu begreifen, daß ein gemeinsames Leben (was nicht heißt: ein konfliktfreies Leben) recht und schlecht gelingt. Und wie wir ebenfalls bereits festgestellt haben, ist die face-to-face-Situation gemeinhin die optimale Möglichkeit, die komplexen Botschaften, die der Andere über verschiedene Medien aussendet, zu empfangen, und so auch zur Identität des Anderen einen Zugang zu erlangen. Menschliche Kommunikation hat unter diesem kulturellen Aspekt denn auch sehr viel mit 'Dramaturgie' zu tun, mit der Vermittlung des richtigen Eindrucks mehr als mit der Vermittlung von Wahrheit. Wenn wir kommunizieren, auch wenn wir ganz intim kommunizieren, spielen wir vor allem Rollen vor einem Publikum. Wir spielen Publikum und Rollenspieler, und wir spielen Publikum und Rollenspieler wiederum vor Publikum usw.. Goffman (1969) insbesondere hat versucht, die kommunikative Kultur menschlichen Zusammenlebens dramatologisch zu fassen, sie unter Verwendung der Schauspiel-Metapher zu beschreiben: Menschen bauen, wie Schauspieler vor einer Theaterkulisse, eine Schein-Normalität auf, d.h., sie stellen unter Rückgriff sowohl auf subjektive Techniken als auch auf objektive Zuschreibungen in ganz alltäglichen Situationen die sozialen Aspekte ihrer Persönlichkeit dar. Sie bewegen sich im sozialen Spielraum gleichsam als gemeinsames Produkt ihrer darstellerischen Leistungen und der Bestätigung durch das Publikum.

Das Selbst also ist Goffman zufolge jenes Bild, das sich zusammenfügt aus den Vorstellungen, die wir von uns selber haben, und den Vorstellungen, die wir den Anderen geben und die sie wiederum von uns haben. Goffman zeigt augenfällig auf, daß Menschen auf verschiedene Weisen ihre Rollen ausfüllen, und zwar auf der Spannbreite zwischen völliger Identifikation mit der Rolle und völliger Distanzierung von ihr. Zwischen diesen beiden Extremen liegt der weite Bereich des faktischen Rollenverhaltens bzw. Rollenhandelns, das damit auch als so etwas wie eine Ausdrucksmöglichkeit des persönlichen Stils des Einzelnen betrachtet werden kann. Im Maße der Abweichung von einer sozial erwarteten Rollen-Normalität dokumentiert der Einzelne seine Individualität, seine Gelöstheit von gesellschaftlichen Festschreibungen, seine Distanzierungsfähigkeit. Indem ein Mensch Rollendistanz ausübt, zeigt er, daß seine Identität über diese Rolle hinausweist, daß er 'mehr' ist als das, was er in einer Rolle darstellt. Er deutet in der Distanzierung von einer Rolle an, daß er auch andere Rollen zu übernehmen vermag, und daß es einen jenseits der Rollen gelegenen 'Fokus' gibt. Rollendistanz hält damit dem Individuum einen Spielraum von Freiheit und Manövrierfähigkeit auf, wobei jedoch nicht vergessen werden darf, daß eine Rolle zuerst einigermaßen beherrscht werden muß, daß die Spielregeln gekannt und ein Mindestmaß an Routine vorhanden sein muß, ehe ein Mensch in Distanz zu einer Rolle gehen kann (vgl. auch Goffman 1973, Goffman 1977, S. 581-584, Luckmann 1979b).

Somit läßt sich begründet vermuten, daß das Spielen von sozial verständlichen - was nicht etwa gleichzusetzen ist mit sozial approbierten - Rollen vor allem entsteht als Maßnahme der symbolischen Verhüllung unserer grundsätzlichen Entblößung in Situationen unmittelbaren Zusammenseins, als Maßnahme, unsere Obszönität zu kaschieren und uns in unserer (im Extremfall eben nicht nur metaphorischen) un-verschämten Nacktheit dem Anderen schlechthin erträglich zu machen, uns also zu bedecken, unsere Privatheit auch und gerade im Zustand totaler Öffentlichkeit wiederzugewinnen. Das Doppelgängertum des Menschen (vgl. Plessner 1982, S. 399 ff und 1985, S. 227 ff) fokussiert demnach in der sozialen Rolle: Indem wir sie übernehmen, machen wir uns nicht nur zugänglich, sondern zugleich auch unzugänglich. Nicht nur machen wir uns öffentlich erträglich, wir machen zugleich auch unsere Öffentlichkeit für uns selber erträglich.[95] So spielen wir also aus gutem Grund unsere Rollen vor und in den Augen der Anderen: Manche spielen gut, manche schlecht, manche fallen auch (gelegentlich oder permanent) aus ihren Rollen. Manche spielen das Spiel, nicht zu spielen, manche spielen Sonderrollen, manche spielen wohl auch Rollen, die kaum eine Rolle spielen. Und wenige, ganz wenige, spielen manchmal, und nur manchmal, Rollen, die im kulturellen Spielplan gar nicht vorgesehen sind. Aber wir alle spielen eben Rollen. Der Mensch ist ein Doppelgänger: er ist zugleich öffentlicher Rollenspieler und privates, individuelles Bewußtsein (vgl. auch Simmel 1968b, S. 79).

So können wir Privatheit und Öffentlichkeit verstehen als zwei sich dialektisch entsprechende Modi der Selbst-Erfahrung, die immer auch Welt-Wahrnehmung impliziert (bedingt durch die dem Menschen eignende 'exzentrische Positionalität'). Und persönliche Identität ist folglich weder nur privat (als Selbst-Bewußtsein) noch nur öffentlich (als Etikettierung), sondern persönliche Identität ist diese Doppelstruktur; sie geht weder auf in der sozialen noch in der individuellen Dimension, sondern sie ist ein 'Hin-und-Her' zwischen Zugänglichkeit und Unzugänglichkeit.[96] Persönliche Identität ist in einem: Bedingung für und Substrat von Kultur. D.h., Kultur und persönliche Identität, als ihre subjektive Dimension, entstehen in der Wechselbeziehung von individuellen und kollektiv bereitgestellten Bewußtseins-Inhalten. Diese Bewußtseins-Inhalte sind spontane, aktuelle Erfahrungen zum einen, die notwendig im Modus der Gestimmtheit, der Emotionen gegeben sind. (Emotionen sind, wie erwähnt, ebenso wie Kognitionen, intentionale Akte. Das heißt, Emotionen sind bewußt, wenn auch nicht-reflexiv. Sie sind sinnhaft, sind Modi der Welt-Interpretation, Formen der Intentionalität des Bewußtseins.) Diese Bewußtseins-Inhalte sind aber zum anderen vor allem auch Sedimente intentionaler Akte jenseits der unmittelbaren Erfahrung. Das heißt, Bewußtseinsinhalte sind zum größten Teil typische Ablagerungen individueller und insbesondere gesellschaftlicher Wissenselemente in Form von sozial konventionalisierten Zeichen und Symbolen.

Ernst Cassirer definiert den Menschen anthropologisch funktional (anstatt substantial) als 'animal symbolicum', d.h., er versteht die Sinnlichkeit des Menschen insgesamt als eine symbolisch überformte Praxis, er versteht Symbole als die eigentlichen Bausteine von Kultur.[97] Schütz und Luckmann präzisieren die klassische Symbol-Theorie insofern, als sie anders und plausibler als es Cassirer tut, differenzieren zwischen Zeichen, die kommunikativ intendiert und auf wechselseitige Verständigung hin angelegt - und somit per se 'öffentlich' - sind, und Symbolen, die zwar kommunikativ verwendet werden können, vor allem aber als Repräsentationen von die alltägliche Erfahrung transzendierenden Sinnwelten zu verstehen sind.[98] Symbole können also durchaus 'private' Konstrukte sein. Gemeinsam aber ist Zeichen und Symbolen, daß sie über jedes Hier-und-Jetzt hinausverweisen, einerseits indem sie 'anderes' in die aktuelle Erfahrung 'einholen', andererseits indem sie aktuelle Erfahrung konservieren und ihren je typischen Sinngehalt über die reine Gegenwart hinaus transportieren. Zeichen und Symbole sind von Zeit, Raum und konkreter Dingwelt relativ unabhängige Synthesen verschiedener und verschiedenartiger Erfahrungen zu neuen Sinn- und Bedeutungseinheiten. Kultur ist demnach strukturell zu verstehen als ein System von Bezeichnungen und Symbolisierungen, von Objektivationen und von Sedimentierungen der Objektivationen von Bewußtseinsleistungen[99]. Zum einen ermöglicht Kultur prinzipiell den individuellen Lebensvollzug des Menschen als einem sozialen Wesen, zum anderen schränkt sie ihn faktisch zugleich ein.

3. Auf Umwegen und Abwegen

Laut Edward Shils (1983) kann eine Macht, von der wesentliche Entscheidungen ausgehen, als zentral bezeichnet werden. So gesehen stellt das Lachen eine zentrale Macht kultureller Wirklichkeit(en) dar, dient es doch nicht zuletzt der Sicherung symbolischer Sinnsysteme: Lachen ist unter sozialen Gesichtspunkten eine (relativ gemäßigte) Sanktionierung (potentiell) abweichenden Verhaltens und damit eine Form der Krisenbewältigung. Was 'zum Lachen' ist, ist in gesellschaftlichen Wissensvorräten typisch abgelagert. Die (Sub-)Kultur des Lachens ist eine Enklave in der Kultur und zugleich eine Strategie des Schutzes von Kultur. Lachen bedarf nicht besonderer Themen, sondern der besonderen Interpretation von Themen. Diese besondere Interpretation, diese spezifische Bewußtseinshaltung ist die des Humors, der prinzipiell jedem Phänomen einen komischen bzw. lächerlichen Aspekt abzugewinnen vermag. Wir wollen also das Komische oder Lächerliche nicht als 'Substanz', sondern als Funktion eines Erfahrungsstils (des Humors) verstehen. Wir lachen demnach, weil wir Humor (die Fähigkeit, ein Phänomen als komisch bzw. lächerlich zu erfahren) haben, und wir lachen, um die Erfahrung des Komischen bzw. Lächerlichen zu bewältigen. Lachen hellt in der Tat das Bewußtsein in dem Sinne auf, daß es eine Möglichkeit der Wirklichkeitserfahrung ausdrückt. Lachen appräsentiert Humor. Humor konstituiert das Komische und Lächerliche. Das Komische und Lächerliche motiviert das Lachen. Wenn wir das Lachen als motiviert betrachten, so ist Lachen Handeln. Als Handeln ist es ein Wirken, als soziales Handeln sogar Arbeiten (im Sinne von Schütz/Luckmann 1984): abzielend auf eine bestimmte Veränderung der Welt, nämlich auf die, die 'gewohnte' Ordnung wiederherzustellen. Deshalb ist auch vor allem danach zu fragen, was Lachen wie motiviert. Aufgrund welcher Merkmale macht uns ein intentionales Phänomen lachen, bzw. besser: Aufgrund welcher Bewußtseinsdisposition(en) erfahren wir Wirklichkeit so, daß wir darauf mit Lachen 'antworten'?

Quer durch die Literatur, die mit Lachen, Humor und Komischem befaßt ist, zieht sich der Diskurs um die Bestimmung und wechselseitige Abgrenzung dieser Begriffe und der Phänomene, die sie bezeichnen. Den Einen gilt das Lachen als die Einstellung selber, den Anderen ist Lachen eine Erfahrung, die gemacht wird (so bei Bollnow 1974). Humor wird verhandelt als etwas, wofür man einen 'Sinn' haben kann oder auch nicht (vgl. z.B. Lipps 1898); Humor erscheint aber auch als Ausdrucksform (etwa bei Zijderveld 1976). Das Komische wird gelegentlich als 'Oberbegriff' gesetzt (z.B. bei Jünger 1948), gelegentlich als Erfahrungsstil und Reaktionsweise (so bei Jolles 1982). Um dagegen die hier relevante Auffassung nochmals deutlich zu skizzieren: Humor soll eine spezifische Bewußtseinsspannung bezeichnen, eine affektiv-kognitive Erfahrungsmodalität, eine Form der Intentionalität und Attentionalität. In der (Sub-)Sinnwelt des Humors erscheinen wahrgenommene und vorgestellte Phänomene komisch bzw. lächerlich. Der Erfahrungsstil des Humors also verleiht den Noemata-Qualitäten, die wir unter 'komisch' subsumieren. Eine expressive Form der Reaktion auf Komisches ist Lachen. Motiv des Lachens ist das Komische als Sinn einer Erfahrung. Rekurrierend auf die ursprüngliche lateinische Bedeutung des Wortes könnten wir vielleicht ganz allgemein sagen: Humor ist ein besonderer Saft, besser noch: ein absonderlicher. Humor ist eine spezielle Gestimmtheit, eine Laune, die Fähigkeit, einen Anlaß zum Lachen zu finden. Jean Paul (1963) zufolge hat Humor die Qualitäten einer Weltanschauung: Humor ist die Poiesis des Komischen; Humor ist eine Einstellung, eine Grundhaltung zur Welt, die auf Ausgleich hin angelegt ist; Humor macht Großes klein und Kleines groß. Aber diese Verkehrung seriöser Wirklichkeit zielt nur auf die Negation der seriösen Perspektive, nicht etwa auf die Negation der Wirklichkeit; diese wird durch Humor vielmehr stabilisiert.[100]

Humor wollen wir also jenen Erfahrungsstil nennen, innerhalb dessen zwar nicht die <u>Realität</u>, aber die <u>Seriosität</u> jedwelcher Realitätsinterpretation als trügerisch, illusionär, pathetisch erscheint, und die jenseits dieser Scheinhaftigkeit die 'Wahrheit' der Wirklichkeit erkennt. Humor als Attitüde ist das Gegenteil von Ernsthaftigkeit unter Bezugnahme auf eine Wahrheit 'jenseits von Gut und Böse'. Humor ist eine Art von Spiel mit Werten, eine spezielle Modulation (im Sinne Goffmans 1977), der nichtseriöse Rahmen realer Phänomene. Humor ist kein intentionales 'Gegenmodell' zur Seriosität, sondern die prinzipiell destruktive Haltung in bezug hierauf. In der (Sub-)Sinnwelt des Humors erfahren wir, daß nichts so verstanden werden muß, wie es je verstanden wird, daß aber auch jedwedes andere Verständnis kein Wahrheitsprivileg besitze - außer jenem eben, daß es so sei.[101]

Humor, der sich auf ein (beliebiges) Objekt richtet, konstituiert das Komische bzw. Lächerliche.[102] D.h., das, was wir, in der Bewußtseinsspannung des Humors lebend, als Eigenschaft eines Phänomens erfahren, ist komisch bzw. lächerlich. Das Komische ist also weniger eine kommunikative Gattung denn eine bestimmte noematische Qualität (vgl. Plessner 1982, S. 201 ff). Zum Bedeutungsfeld des Komischen gehört das Ungewöhnliche und Unerwartete, das Überraschende und das Verwunderliche, das Widersprüchliche und Inkongruente, das Verkehrte und Unordentliche. Die Destruktion von (scheinhafter) Seriosität ist komisch, wenn und weil das Ungewöhnliche und Unerwartete, das eintritt, das Überraschende und Verwunderliche, das geschieht, das Widersprüchliche und Inkongruente, das auffällt, und das Verkehrte und Unordentliche, das offenbar wird, Alternativen aufzeigt, die selber keine seriöse Geltung beanspruchen (können). Komisch wirkt ein Phänomen, wenn und weil es bezogen auf irgendeine Norm unzulänglich erscheint, und weil die Bewußtseinshaltung des Humors die (moralische) Legitimation dieser Unzulänglichkeit ausklammert. Komisch wirkt das Seriöse, wenn seine Scheinhaftigkeit zutage tritt, ohne daß dabei eine andere Seriosität gültig wird. D.h., das Attribut des Komischen kann sich mit Phänomenen nur dann verknüpfen, wenn das Subjekt der Erfahrung sich von seiner existenziellen Betroffenheit distanziert: "Es darf mich nicht bewegen, das ist die einzige wirklich notwendige Bedingung ..." (Bergson 1972, S. 97). Deshalb und weil das Komische eine Funktion des Humors (als einer spezifischen Einstellung), ein intentionales Korrelat darstellt, aber keine ontische Gegebenheit, deshalb sind auch alle 'Rezepte' zur Erzeugung oder Komposition komischer Sachverhalte stets nur soziohistorisch variable und in der Tat auch sich entsprechend dem persönlichen oder dem Geschmack 'der Zeit' wandelnde Applikationen eines letztlich völlig abstrakten Prinzips, das wir mit Günter Anders (1982, S. 293) vielleicht so formulieren können: "Komisch ist alles, was, ohne katastrophal zu sein, ist, obwohl es eigentlich nicht sein kann."

Trotzdem wollen wir mit Bergson (1972) einige Erscheinungsweisen des Komischen auflisten, ohne jedoch zu vergessen, daß es sich dabei nur um - allenfalls strukturerhellende - Illustrationen handelt. Komisch wirken können Formen (wie z.B. Verunstaltungen und Gesichtsausdrücke), Gebärden und Bewegungen (wie z.B. mechanische, repetitive, synchrone - aber ebenso auch gerade nichtsynchrone - Situationen, wie z.B. Spannung und Entspannung, Außenlenkung, Arrangement und Diskrepanz von Ursachen und Wirkungen, ebenso aber auch Wiederholung, Umkehrung, Verwechslung), Kommunikationen (wie z.B. bei Zerstreutheit, Trägheit, Witzigkeit) und Charaktereigenschaften (wie z.B. Fixierung, Übertreibung, Eitelkeit, Tölpelhaftigkeit und Dünkel). Diese Beispiele expliziert Bergson bei dem Versuch, nachzuweisen, daß das Mechanische identisch sei mit dem Komischen bzw. Lächerlichen, weil es dem Prinzip des Lebendigen widerspreche, welches wiederum vom gesellschaftlichen 'Organismus' verteidigt wird: durch Gelächter über bzw. hier besser: gegen alles Inflexible. Daß diese lebensphilosophisch orientierte Verkürzung des Phänomens selber ebenfalls komische Züge aufweist, wenn wir es mit 'Humor' betrachten, scheint evident. Trotzdem legt Bergson eine Spur durch das Komische und Lächerliche, die der abstrakten Bestimmung, die wir zuvor vorgeschlagen haben, nicht nur nicht widerspricht, sondern ihr auch einige wesentliche Impulse vermittelt hat: unter anderem die Idee, daß es wohl nichts gibt, was durch die Bewußtseinsspannung des Humors nicht ins Komische bzw. Lächerliche transformiert werden könnte.

Schon in der ursprünglichen griechischen Bedeutung (adjektivisch abgeleitet von 'komos', dem dionysischen Festzug) ist das Komische das, was erheitert, was Lachen 'macht'. Lachen ist eine expressive, normalerweise spontane Reaktion auf einen als komisch erfahrenen Sachverhalt, und zwar eine Reaktion, welche laut Plessner dann erfolgt, wenn wir die Situation nicht mehr anders zu bewältigen vermögen, und welche Loslösung und Durchblick anzeigt.[103] Für unsere Interessen jedoch ist die anthropologische Rekonstruktion des Lachens weniger bedeutsam als die Frage nach seiner sozialen Funktion. Lachen <u>definiert</u> eine Situation: Wer lacht, zeigt an, daß der Sinn der Erfahrung, auf die er mit Lachen reagiert, komisch war, bzw. daß er diese Erfahrung in der Bewußtseinspannung des Humors gehabt hat. Diese Bestimmung gilt auch für den Sachverhalt des 'durch Lachen zum Lachen Angestecktseins', dem einerseits eine gemeinsame Erfahrung zugrundeliegen kann, andererseits aber auch lediglich die Erfahrung des Lachens des Anderen. So oder so ist Lachen als Handeln ein 'Lachen über', über das Um-Kippen vom Seriösen ins Nicht-Seriöse, über die reine Negation des Scheins[104], über das sich sofort in sein Gegenteil Verkehrende, über den sich unmittelbar hervortuenden Widerspruch. Lachen zeigt an, daß sich das Subjekt der (Sub-)Sinnwelt des Humors zugewandt hat, daß es Wirklichkeit im 'Rahmen' von Humor erfährt, und Lachen zeigt an, daß das Objekt mit dem Attribut des Komischen ausgezeichnet ist. Lachen hat stets symbolische und als soziales Handeln auch zeichenhafte Funktion. Lachen appräsentiert einen 'anderen' Bewußtseinszustand, und Lachen teilt mit, daß ein Sachverhalt als nichtseriös gilt. Diese Mitteilung kann sowohl an einen Dritten als auch an das Objekt des Lachens selber gerichtet sein, und zwar dann, wenn das Objekt ein Mitglied der Sozialwelt des erfahrenden Subjektes ist (was, wie wir bereits vermerkt haben, durchaus nicht unbedingt heißen muß, daß es menschlich ist, ebenso wenig wie alles, was menschlich ist, per se etwa Mitgliedsstatus hätte). Lachen etikettiert, diskriminiert, korrigiert, sanktioniert und degradiert. Kurzum: Lachen bestätigt Ordnung dadurch, daß es das problematische Phänomen als nicht-seriös kennzeichnet. Dies gilt auch für das 'Lachen über sich selber'.

In der Skizzierung von Humor, Komischem und Lachen sollte nunmehr die triangulative Beziehung dieser drei Phänomene deutlich geworden sein. In diesem Sinne eines besonderen Symbol- und Bedeutungsgeflechtes wollen wir hier auch das Phänomen der 'Lachkultur' verstehen: als strukturell invariantes wiewohl selbstverständlich in Form und Inhalt soziohistorisch überaus variables 'Weltempfinden' (so Bachtin 1969), als universalhistorisch vorfindliches 'Aushaken'.[105] Diese 'Lachkultur', dieses Zusammenspiel von Lachen, Komischem und Humor, ist ausgestattet mit mannigfaltigen Techniken, vermittels derer die Mängel in der Struktur der Seriosität enthüllt und zugleich auch wieder abgedeckt werden. Lachen schweißt zusammen: Nicht nur die Lachgemeinschaft, sondern auch Menschen mit ihrer kulturellen Wahrheit (im Extremfall den einen Menschen mit seiner individuellen Wahrheit): "Indem man lacht, macht man sich zum Nicht-Lächerlichen, beweist man, daß man würdig ist zu Lachen." (Sartre 1977, S. 183; vgl. auch Powell 1977).

Ein Verfahren, mit der Seriosität zu spielen, ist die Ironie. Im normalen Sprachgebrauch wird von Ironie dann gesprochen, wenn das Gegenteil dessen gemeint ist, was geäußert wurde. Ironie ist die Konstitution scheinhafter Seriosität, die auf die Erkennbarkeit des Scheins hin angelegt ist. Ironie zielt auf eine komische Erfahrung durch Übertreibung ab. Ironie ist Distanzierung von einem Gegebenen, von Selbstverständlichem, das in der Bewußtseinsspannung des Humors als Unvollkommenes, als Kontingentes erfahren wird. Ironie verweist auf ein Jenseits geltender Werte und Normen (auf die zumindest subjektive Gültigkeit beanspruchende 'Wahrheit' des Ironikers): "Ironie plädiert für die Erweiterung des subjektiven Horizonts, ohne gleichzeitig Aktionen zu fordern. (... Sie) soll für gewöhnlich falsche Autoritäten oder erstarrte Identitäten durchschaubar machen, die ihren Geltungsanspruch, ihre Selbstverständlichkeit verloren haben (und deswegen lächerlich wirken)." (Schelly 1982, S. 74 und 73; vgl. auch Wellershoff 1976a). Ironie ist also ein Mittel der komischen Auflockerung von Konventionen. Sie beansprucht, Seriosität zu transzendieren und sich zugleich spielerisch auf sie und mit ihr einzulassen. Der Ironiker ist, idealtypisch gesprochen, 'frei' von sozialen Bindungen. Wenn er sie doch akzeptiert, so geschieht dies in einem rein voluntativen, ja dezisionistischen Akt. Ironische Zustimmung ist eine Form der getarnten Verneinung, ironische Verneinung ist vice versa getarnte Zustimmung. Ironie ist ein unernstes Spiel mit den Formen der Wirklichkeit(en), mit Identifizierungen und Distanzierungen. Ironie ist ein Modus, mit der Ent-Täuschung über die Scheinhaftigkeit der Welt humorvoll umzugehen.[106]

Im Gegensatz zur Ironie, die selbstgenügsam nur auf vorübergehende Irritation des Seriösen angelegt ist, konfrontiert die Satire eine unvollkommene Wirklichkeit mit einer zumindest als weniger unvollkommen hypostasierten Möglichkeit. Trotzdem ist Satire eine Form humorvoller Weltbetrachtung, ein Verfahren der Erzeugung komischer Erfahrungen, denn

Satire spiegelt die unvollkommene Wirklichkeit nicht einfach wider sondern entstellt sie, verzerrt sie so, daß der Schock über die Darstellung der Unvollkommenheit im Lachen aufgefangen werden kann. So unvollkommen ist das, was ist, denn doch nicht, und mithin ist auch die Alternative so ernst wohl nicht zu nehmen. Während die Ironie in der Schwebe bleibt, agiert die Satire vom Sollenszustand aus, macht aber zugleich transparent, daß dieser Sollenszustand nicht wirklich seriös gemeint ist. Satire ist ein Modus, am seriösen Schein des Faktischen humorvoll Kritik zu üben.[107)

Ein drittes Verfahren schließlich, um Seriosität komisch bzw. lächerlich erscheinen zu lassen, ist das Blödeln, das Dieter Wellershoff als eine anarchische Form von Humor einführt. Blödeln ist artifizieller Infantilismus, ist gespielter Schwachsinn und beabsichtige Tölpelhaftigkeit. Blödeln ist eine komische Verweigerung kultureller Konventionen. Seriosität wird dabei durch gezielte Geschmacklosigkeit und gewollte Unvernunft so erschüttert, daß dabei zugleich luzide wird, wie das gültige Realitätsprinzip außer Kraft gesetzt wird: eben ohne daß damit der Anspruch auf eine seriöse Alternative erhoben wird. Blödeln ist weniger die Darstellung einer eben doch möglichen 'Unmöglichkeit' als vielmehr die einer 'realistischerweise' eben unmöglichen Möglichkeit. Blödeln appräsentiert die schiere Lust am - unter welcher Perspektive auch immer - Unsinnigen und hat mithin Ventilfunktion gegenüber der gelegentlich erdrückenden Erfahrung von Sinnhaftigkeit und Bedeutsamkeit. Blödeln ist ein Modus, der Übermacht des Konventionellen humorvoll zu begegnen.[108)

Die komprimierteste Form, in der die Techniken zur Herstellung komischer Erfahrungen Anwendung und Ausdruck finden, ist die kleine kommunikative Gattung des Witzes oder Scherzes. Der Witz ist prinzipiell überall, wo Menschen interagieren. Der Witz ereignet sich, gewollt und ungewollt, im Medium der Sprache, des Bildes, des Verhaltens und sogar der situativen Konstellation. Sein thematisches Feld ist unbegrenzt - nur wird durchaus nicht allenthalben über jeden Witz gelacht. Der Witz, um als Witz verstanden zu werden, braucht ein kulturelles Koordinatensystem, vor dessen seriösem Hintergrund er, selber ein Konstrukt des Humors, den Sprung in die (Sub-)Sinnwelt des Humors evozieren kann.[109) Aber unabhängig von ihrer jeweiligen Thematik scheinen Witze bestimmte invariante Strukturen aufzuweisen, die den Witz erst als Witz verstehbar machen, als Gattung jener komischen Spiele mit der Seriosität, als vielgestaltige Quelle der Heiterkeit: Witze enthalten Überraschendes, Unerwartetes, Ungewöhnliches; und sie enthalten Hinweise darauf, wie solche problematischen Sachverhalte erklärt oder (auf)gelöst werden können. D.h., der Witz vereinigt zwei unabhängige Ereignis- oder Gedankenketten zu einer Situation. Diese Fokussierung muß außergewöhnlich, also erstaunlich oder verblüffend sein, sie muß Routine, Gewißheiten, Konventionen erschüttern und zugleich diese Erschütterung als nicht-seriös markieren.[110]

Wenn diese Merkmale verstanden werden, dann erfahren wir den im Witz vermittelten Sachverhalt als komisch bzw. lächerlich - und dann reagieren wir typischerweise auch mit Lachen. Somit zeigt sich das Prinzip der Paradoxie als Grundform des Witzes: Zwei Bedeutungen stellen sich wechselweise in Frage und damit Bedeutung überhaupt zur Disposition. Das Erschrecken darüber aber hebt sich auf in der Restitution von Bedeutung überhaupt. Denn: Jenseits der Bedeutung ist nichts, also auch kein Grund zum Erschrecken. Die Erfahrung 'Das ist nochmal gutgegangen' wird im Wissensvorrat abgelagert und verdichtet sich zusammen mit anderen, ähnlichen Erfahrungen allmählich zu der Gewißheit, daß eben Erfahrungen, die nach den oben genannten Merkmalen der Kategorie 'Witze' angehören bzw. aufgrund des Auftretens jener Merkmale dieser Kategorie zugerechnet werden können, grundsätzlich existenziell unproblematisch sind und mithin (bis auf weiteres) lediglich Anlässe zur Heiterkeit (aus Erleichterung darüber, daß höchstwahrscheinlich doch alles so ist, wie es ist).[111]
So können wir, ebenso wie wir die komischen Verfahren und Techniken als Spiele mit der Seriosität betrachtet haben, auch die ganze Lachkultur als ein <u>Spiel</u> betrachten. Als ein Spiel zwischen Normalität und Abnormalität; als ein Spiel, das 'man' eben zeitweilig (mit-)spielt: "Seriöse Menschen amüsieren sich einen Augenblick und gewinnen dann wieder ihre Ernsthaftigkeit zurück." (Sartre 1977, S. 187).

Das Spiel ist ein Medium, ein Vermittler zwischen der besonderen <u>Sinnwelt</u>, der besonderen Erfahrungsweise, die wir als 'Spielen' bezeichnen können, und dem, was aus der der Alltagsperspektive tatsächlich geschieht, was man tut. Kurz: Das Spiel vermittelt zwischen der subjektiven Phantasie und dem intersubjektiv wahrnehmbaren Verhalten. Gerade am Spiel erkennen wir deutlich, daß behavioristische Auffassungen der menschlichen Praxis keineswegs gerecht werden können, weil das 'absurde', das sinnlose Verhalten spielender Menschen erst und genau dann Sinn bekommt, wenn der darin sich äußernde objektiv gemeinte Sinn <u>verstanden</u> wird, wenn man das Verhalten beziehen kann auf einen dahinterliegenden Plan, auf Regeln und Verhaltensvorschriften.

Die Sinnwelt bzw. der Erfahrungsstil des Spielens unterscheidet sich von dem der alltäglichen Erfahrung: Spielen können wir ganz allgemein als jene Einstellung bezeichnen, in der wir uns freimachen von den pragmatischen Motiven des Alltagslebens, in der wir heraustreten aus dem sozialen Raum und aus der sozialen Zeit, aus dem Gefüge alltäglicher Konsequenzen, und als die Einstellung, in der wir uns stattdessen zu irgendeinem Zweck eine gewisse Zeit lang freiwillig auf bestimmte Regeln einlassen (wobei diese Regeln im Extremfall von uns selber spontan geschaffen werden können, oder auch ganz langfristig und völlig verbindlich festgelegt sein können - vgl. v. Alemann 1981, u. a. S. 291 ff). Das Spiel als Medium, in dem gespielt wird, setzt voraus, daß in irgendeiner Weise <u>markiert</u> werden kann, 'Dies ist ein Spiel'. Das Spiel, an dem mehrere Individuen beteiligt sind, setzt voraus, daß sich die Individuen darüber <u>verständigen</u> können, 'Dies ist ein Spiel'. Das Spiel ist ein 'Tun anstatt oder als ob'; d. h., die im Medium des Spiels übermittelten Botschaften sind in gewissem Sinne unwahr oder nicht so gemeint, bzw. das, worüber sie etwas mitteilen, existiert 'eigentlich' (im Alltag) nicht oder zumindest <u>so</u> nicht (vgl. Bateson 1983, S. 248, vgl. auch Goffman 1977). Die Regeln des Spiels (eines jeden Spiels), so könnten wir sagen, sind metakommunikativ. D.h., sie stehen selber nicht zur spielerischen Disposition, sie sind selber nicht Teil des Spiels, sondern gleichsam der 'Rahmen', in dem gespielt wird. (Man kann natürlich auch ein Spiel spielen, das heißt, 'Mit Spielregeln spielen'. Aber dann sind eben die Regeln, nach denen mit Spielregeln gespielt wird, selber nicht Teil der Regeln, <u>mit</u> denen gespielt wird, sondern die Regeln, <u>nach</u> denen bzw. innerhalb derer gespielt wird.)

Einen wesentlichen Einschnitt in der Diskussion um das Spiel, ums Spielen und dessen naturgeschichtliche und kulturelle Bedeutung, stellt das 1938 erstmals erschienene Buch 'Homo ludens' des holländischen Kulturphilosophen Johan Huizinga dar. Huizinga (1956) behauptet, daß der Mensch vor allem und 'seinem Wesen nach' ein spielerisches Wesen sei, ein Wesen, das spielen könne und spielen wolle. Er subsummiert unter dem Begriff des Spiels solche Aktivitäten, die freiwillig und zum Spaß unternommen werden, die kein über die Spielsituation hinausreichendes Interesse verfolgen und keine Grundbedürfnisse zu befriedigen suchen. Spiele finden laut Huizinga in besonderen, in be- bzw. ausgegrenzten Zeiten und manchmal auch Räumen statt, und zwar nach speziellen, innerhalb des jeweiligen Spiels geltenden Spielregeln. Das Spiel ist abgesondert vom Ernst des Alltagslebens - was aber nicht etwa bedeutet, daß dem Spiel kein Ernst eignen könne, nur: es handelt sich dabei eben um den 'Ernst des Spiels'. Derartige Aktivitäten sind nun laut Huizinga verantwortlich für die meisten Aspekte von Kultur, von kultureller Entwicklung, denn die Prinzipien des Spiels und des Spielens entdeckt er eben auch in solchen Bereichen menschlicher Praxis wie Riten und Rituale, Philosophie, Kunst, Wissenschaft usw. Er konstatiert einen geschichtlichen Verfall des Spielens: Während früher nachgerade alle Lebensbereiche wenigstens teilweise Spielcharakter zeigten, sind, so Huizinga, in modernen Gesellschaften mehr und mehr die spielerischen Aspekte durch technische Anforderungen, 'realistische' Einschätzungen, zweckrationale Abläufe ersetzt worden. Und Huizinga war nicht zuletzt deshalb ideengeschichtlich so bedeutsam, weil er den Anstoß gegeben hat zu einer Flut von - vor allem wissenssoziologisch interessanten - kulturnörglerischen Räsonements, die bis heute anhalten (exemplarisch: Eschmann 1983). Deren Lamento besagt im wesentlichen, daß eine diffuse 'Feindschaft' gegen den spielerischen Menschen bestehe, daß aber der Homo Faber, der technische, der arbeitende Mensch, durch sein Tun zu hohe 'Unkosten' erzeuge, daß er zerstörerisch, also destruktiv statt konstruktiv wirke. Dagegen eben wird nun wieder der Homo Ludens als Überlebensform thematisiert.

Fruchtbarer zumindest als solche Appell-Philosophie scheint zunächst jene Fragerichtung zu sein, die auf die Verortung des Spielelements im Evolutionsgeschehen abzielt. Danach läßt sich das Phänomen des Spielens nicht auf menschliches Handeln einschränken. Vielmehr weisen zumindest Säugetiere Verhaltenselemente auf, die sich vorerst sinnvoll nur als Spielen definieren lassen. Spielen wird in der Verhaltensbiologie derzeit im großen und ganzen als "naturgegebenes Aktionsprogramm zum Sammeln von Erfahrungen über die Umwelt, zum Entwickeln und Erhalten der motorischen Kraft und Geschicklichkeit und zum Aneignen von Fähigkeiten älterer Artgenossen" betrachtet (Hassenstein 1983, S. 25, vgl. auch Hassenstein 1980). Unter einer ganz allgemeinen evolutionstheoretischen Perspektive läßt sich somit feststellen, daß Spielen den generellen Zuwachs an Informationen, das Kennenlernen der Umgebung und das Einüben treffsichereren Agierens, Reagierens und schließlich auch Interagierens fördert.[112]

Insbesondere Brian Sutton-Smith (1978) hat aber kritisiert, daß durch solche funktionalen bzw. evolutionstheoretischen Spiel-Analysen, die ihr Interesse mehr oder minder ausschließlich auf die Leistungen des Spiels für die Erkenntnis von Realität beschränken, die schöpferische Erlebnisdimension des Spielens vernachlässigt werde. Sutton-Smith versteht Spielen als ein Sich-Einlassen auf Überraschendes, Ungelöstes, Aufreizendes: Spielen setzt Können voraus und stellt es zugleich permanent in Frage. Der Erfahrungsstil des Spielens ist dadurch gekennzeichnet, daß der Spieler zwar bewußt, normalerweise aber nicht selbstbewußt handelt, daß die Aufmerksamkeit fokussiert wird auf begrenzte, anregende Themen, daß das Spieler-Ego im Bewußtseinsfeld verschwimmt, daß diese Situation vom Spieler selber gewollt und selbst gewählt ist. Sutton-Smith interpretiert Spielen als eine spezielle Art von explorativem, von erforschendem Verhalten, das in besonders hohem Maße willkürlich kontrolliert werden kann. Denn während Explorationen von den Gelegenheiten abhängen, die die Umwelt eben anbietet, ist das Spiel davon weitgehend unabhängig. Spiel simuliert Spannungen.

Spielen läßt sich also verstehen als eigenständige und in gewisser Weise auch eigen-sinnige Wirklichkeit, als eine besondere Sinnwelt, deren Grenzen zu anderen Wirklichkeiten aber durchlässig sind und eben z.B. im Medium des Spiels überschritten werden. (Der Sieger eines Spiels etwa kann dadurch seine Reputation auch im Alltagsleben steigern.) Spielen als Erfahrung wird normalerweise zerstört, das Spiel als regelgeleitetes Verhalten wird zumindest gestört, wenn Eingriffe von außerhalb des Spiel-Rahmens geschehen. Jedes Spiel ist ein Wagnis: es beinhaltet stets alternative Möglichkeiten des Ausgangs (dadurch z.B. unterscheidet es sich vom Ritual - vgl. Luckmann 1985; und es unterscheidet sich auch in seinen blutigsten Formen, wie z.B. den Gladiatorenkämpfen, von einer Hinrichtung). Kurz: Spiele folgen Regeln, die frei gesetzt und dann streng befolgt werden. Und ein soziales Spiel liegt dann vor, wenn eine Anzahl von Personen ausdrücklich übereinkommt, ihr Handeln innerhalb eines begrenzten Zeitraums freiwillig bestimmten vereinbarten Regeln zu unterwerfen (vgl. Ballstaedt 1983). Diese Regeln bestehen nicht nur in den eigentlichen Spiel-Regeln, also den Muß-, Soll- und Kannvorschriften, die die Eröffnung und das Ende des Spiels festlegen und angeben, mit welchen Handlungen oder Spielzügen das Spielziel angestrebt werden darf. Diese Regeln umfassen auch die Irrelevanzregeln, also jene, die festlegen, was für die Dauer des Spiels für die Spielsituation unwichtig ist. Diese Irrelevanzregeln werden meist beachtet, ohne daß sie ausdrücklich vereinbart worden wären (z.B. Ausschluß von sozialen Unterschieden, Ausschluß von Alltagsrollen usw.). Hinzu kommen noch die konstitutiven Regeln, die festlegen, welche Dinge und Aspekte in die Spielsituation einbezogen werden und mit welchen Bedeutungen sie versehen sind. (Dinge werden umdefiniert, Spielmaterialien sind nur im Spiel bedeutungsvoll, z.B. Spielbrett und Figuren - vgl. auch Goffmann 1973, S. 17-92).

Das Spiel ist also eine besondere Situation, die als Medium zwischen der spielerischen und der alltäglichen Einstellung eingeschaltet ist. Spiele transportieren unsere spielerische Phantasie in unseren Alltag, aber oft transportieren sie auch unsere alltägliche Situation in unsere Phantasie. Das Spiel vermittelt zwischen unserer Vorstellungskraft und unserer alltäglichen Wirklichkeit. Das Spiel ist, eben weil es an Regeln gebunden ist, beispielhaft für das, was wir eine offene, eine nicht schon von vorneherein vorentschiedene Situation nennen. Die 'Hierarchie' steht mit jedem Spielbeginn neu zur Disposition. Das Spiel hat deshalb auch einen utopischen Aspekt: Nämlich den einer freiwilligen und geregelten Verwirklichung individueller Lebensentwürfe innerhalb des mit anderen Individuen geteilten Spiel-Raums menschlicher Gemeinschaft. Die quasi-natürliche Einstellung des Menschen im Alltag beinhaltet normalerweise nämlich <u>kein</u> Bewußtsein ihrer Konstruiertheit: Das, was ist, ist eine Selbstverständlichkeit. Für diese Normal-Perspektive zeigt sich das Spiel als Ausgegliedertes, als ein Geschehen ohne wirkliche Relevanz für die Bestimmung des Realen. Im Heraustreten aus den Routinegewißheiten der Gesellschaft und bezogen auf die Frage nach der conditio humana aber wird gelegentlich dies Reale selbst zum Spiel, mitunter gar zum Spiel-Zeug: Dem Spieler, der die Wirklichkeit als Spiel-Raum sieht, wird das, "was andere als Schicksal hinnehmen, ... eine Reihe von Fakten, mit denen er operieren muß." (Berger 1973, S. 150) Für diese Perspektive zeigt sich aller Sinn der Welt als Spiel - und Spiel als eigentlicher Sinn.

Exkurs in den Anarchismus

Prototypisch für eine solche Auffassung ist wohl das Menschenbild, das sich aus der Ideologie des Anarchismus ableiten läßt: Der Mensch ist 'eigentlich' Mensch als Spieler, der einen freien und individuellen Lebensentwurf verwirklicht innerhalb des mit Anderen gemeinsam erhandelten Spiel-Raums menschlicher Gemeinschaft. Das Spielerische des Anarchismus steht immer "für den Geist der Revolte, ... gegen alles, was der Entwicklung des Menschen hinderlich ist." (Goldmann 1981, S. 21). Und hier zeigt sich die Korrespondenz auch des anarchistischen (Ideal-)Menschen mit dem 'Menschen in der Revolte', wie ihn Albert Camus (1969) gesehen hat: als der sich bewußt werdende Mensch, der, der individuelle Leiden als kollektives Leiden erkennt, dem die Revolte nicht einfach Verneinung, sondern Wertung, Verweigerung des Vor-Gegebenen ist. Aufrührerisch, prometheisch, steht der ewige Rebell nicht 'in der Gnade' (auch und gerade nicht in der der Geschichte), sondern muß aus sich selber aktiv sein, ohne die Zuversicht, irgend ein metaphysisches, natürliches oder historisches Gesetz auf seiner Seite zu haben. Geschichte ist ihm nicht (wie etwa dem dogmatischen Marxisten) Schicksal, sondern mehr oder minder zufällige Vorgabe und Randbedingung seiner Praxis - die mithin durchaus nicht erfolgreich sein muß, sondern sehr wohl scheitern kann.

Negativ gesprochen bedeutet die Grund-Idee des Anarchismus permanente, tätige und tätliche Revolte wider eine jegliche Erstarrung (konkret und insbesondere der Fixierung institutioneller Ordnungen), im Bewußtsein des Paradoxons, daß diese oppositionelle Praxis, wäre sie je erfolgreich, konsequenterweise selber wieder zum Gegenstand der Empörung werden müßte. Positiv ausgedrückt ist der Kerngehalt des anarchistischen Denkens die Alternative 'Wirklichkeit als Spiel-Raum', das voluntative Sich-Einlassen auf arbiträre Gemeinschafts-Regeln zwischen gleichen und gleich 'guten' Spielern, ist er die Aufhebung von alltäglicher Entfremdung durch (Wieder-)Gewinnung des individuellen und kollektiven Bewußtseins für die ontologische 'Beliebigkeit' gesellschaftlich konstruierter Wirklichkeiten, ist er die allgemeine und auch praktisch wirksame Entdeckung, "daß die gesellschaftliche Welt, wie auch immer objektiviert, von Menschen gemacht ist - und deshalb neu von ihnen gemacht werden kann." (Berger und Luckmann 1969, S. 95). Daraus folgt, grosso modo, daß dem anarchistischen Denken weniger die Fiktion des <u>guten</u> Menschen, wie etwa die 'romantische' Interpretation Carl Schmitts (1934 und 1968), oder die des <u>hoffnungsvollen</u> Menschen, wie die 'chiliastische' Interpretation Karl Mannheims (1969) unterstellt, zugrunde liegt, als vielmehr der <u>absurde</u> (nicht in einen apriorischen Sinnzusammenhang gebettete) und <u>spielerische</u> (der neugierige, kreative) Mensch, der als zoon politicon sich gegen alle Zwänge seine Lebens-Räume erhandelt. Somit liegt das ideelle Potential einer so verstandenen anarchistischen Konzeption darin, daß - durchaus divergente - individuelle Vorstellungen eines 'freien' Lebens sich prinzipiell zu einer symbolischen Gegen-Wirklichkeit 'verdichten' lassen: Über das Innewerden, das Ins-Bewußtsein-Treten der alltags-oppositionellen Grund-Idee, wird das affirmative Realitätsmonopol ernstlich mit einer alternativen Wirklichkeitsbestimmung konfrontiert, und "das Auftauchen einer alternativen symbolischen Sinnwelt ist eine Gefahr, weil ihr bloßes Vorhandensein empirisch demonstriert, daß die eigene Sinnwelt nicht wirklich zwingend ist." (Berger und Luckmann 1969, S. 116). Und darin, daß die Fiktion der 'totalen Transformation' eben spielerische Möglichkeiten menschlichen Da-Seins entdeckt, liegt - jenseits aller politischen 'Narreteien' - die tragische Würde der anarchistischen Idee.[113] Aber nichtsdestotrotz: Auch aus dieser Perspektive erweist sich Spielen als nicht-alltägliche Erfahrung (was ihm, wie wir festgestellt haben, durchaus nichts von seiner Ernsthaftigkeit nimmt).

Spielen ist, wie gesagt, eine 'andere Wirklichkeit', und das Spiel ist gleichsam die 'Pforte' zu diesem Modus von Wahrnehmung. Beim Spielen befinden wir uns in einem Erregungs- und Spannungszustand, der bisweilen nachgerade ekstatische Züge annehmen kann. Im Spiel halten wir Regeln ein, obwohl uns niemand dazu zwingt; im Spiel tun wir Dinge, die im Sinne alltäglicher Pragmatik durchaus nicht naheliegen; im Spiel gebrauchen wir Dinge in einer Art und Weise, die nicht funktional vorgegeben ist; im Spiel strengen wir uns an, auch wenn wir im alltäglichen Sinne nichts oder allenfalls wenig 'davon haben'. Kurz: Im Spiel verbinden wir unser alltägliches Leben und unsere alltäglichen Wichtigkeiten mit einem anderen Sinn, mit anderen Relevanzen, mit einer anderen Erfahrung.

Die (Sub-)Sinnwelten des Humors und des Spielens sind damit zu verstehen als spezifische Formen des Wirklichkeitsbereiches, den wir 'Phantasie' nennen (vgl. Schütz 1971 b, S. 269 ff). Generell gesprochen trägt das Phantasieren im übrigen nicht unwesentlich dazu bei, den gewohnten Alltag eben gerade _so_ zu vollziehen, wie wir es gewohnt sind. Wann immer wir nicht 'gefesselt' sind von unserem tatsächlichen Tun - und dies kann bei der Arbeit sein oder im Bus, beim Gottesdienst, beim Essen, bei der Morgentoilette und sogar beim routinemäßig vollzogenen Sexualakt - phantasieren wir, unwillkürlich oder auch ganz beabsichtigt, über Kleinigkeiten. Oder wir phantasieren über großartige private 'Märchen'. Ob Phantasien sich auf Vergangenes oder auf Zukünftiges, auf Wünschenswertes oder zu Befürchtendes, auf Banales oder Grandioses richten, immer schaffen sie eine Distanz zwischen unserem alltäglichen Tun und unserem Bewußtsein, immer tragen sie so ihr Scherflein dazu bei, daß wir eben das Gewohnte wie gewohnt vollziehen (vgl. Cohen/Taylor 1977, S. 80 ff). Manche Phantasien helfen uns dabei, etwas zu beginnen. (Z.B. helfen sexuelle Phantasien dabei, sexuell aktiv zu werden - im Sinne einsamer Selbstbefriedigung ebenso wie im Sinne eines Tuns gemeinsam mit einem oder auch mehreren Anderen.) Manche Phantasien helfen uns dabei, etwas zu verzögern oder abzubrechen. (Um beim Thema Sex zu bleiben: z.B. helfen Phantasien über die Steuererklärung ganz vorzüglich, Orgasmen hinauszuzögern oder sich - aus welchem Grund auch immer - eben einer unweigerlichen körperlichen Stimulanz _nicht_ hinzugeben. Prostituierte z.B. verwenden derartige Phantasietechniken, um bei Kunden 'kühl' zu bleiben.) Schließlich gibt es auch Phantasien - und das sind die meisten Tagträumereien -, die uns helfen, eine an sich nicht befriedigende Situation aus- und durchzuhalten. (Z.B. vermag wohl das Phantasieren eines Wunschpartners über den realen Vollzug mit einem nicht oder nicht mehr als begehrenswert empfundenen Paarungs-Kontrahenten hinwegzuhelfen, bzw. das tri-ste Ereignis doch noch in eine Sensation, in einen Sinnenkitzel zu verwandeln.)

Manchmal betreten wir die _Phantasiewelten_ durch Langeweile (und 'verlieren' uns dann in Tagträumereien), und manchmal betreten wir sie eben auch durch dezidierte Aufforderungen zum Mit-Spielen. Wir können uns aber ebenso durch Konsum ohne viel eigene Anstrengung in Phantasiewelten befördern lassen: Durch Lesen, aber auch durch Radio-, Schallplatten-, Tonbandhören, durch Fernsehen oder - weniger häuslich - durch den

Besuch von Kinos, von Spielhallen, von Nachtclubs, gelegentlich auch von Kunstausstellungen, Sportveranstaltungen, Modeschauen und dergleichen. All das kann dazu dienen (und dient auch zumeist dazu), Phantasielandschaften bestimmter Ausprägungen zu konstruieren - in denen wir uns dann wieder ganz individuell bewegen. Manche von uns benutzen auch andere 'Vehikel' für die Reisen in ihre Phantasiewelten: Die 'Vehikel' legalisierter und (noch) nicht legalisierter Drogen. Ein ähnliches Resultat versprechen schließlich auch die meisten der in unserer Kultur verbreiteten Psycho-Therapie-Formen: Sie deklarieren sich mehr oder minder marktgerecht (dem derzeitigen Markt des Bedürfnisses nach 'Selbst'-Erfahrung gerecht) als die 'wahren' Wege zu anderen, zu ganz anderen oder auch erst zu den 'eigentlichen' Bewußtseinszuständen. Psycho-Therapien sind sozial - mehr oder weniger - approbierte Weltdeutungssysteme und damit Erscheinungsweisen von Religion. Religion aber ist die Kodifizierung einer offenbar universalen menschlichen Erfahrungsdimension (vgl. Luckmann 1967): Wahrscheinlich ist der Mensch nicht 'religiös veranlagt'. Sicher hat er keinen 'religiösen Instinkt' oder spezifisch religiöse Gefühle. D.h., es sind wohl nicht besondere Gefühle, die 'Religiosität' substanziell kennzeichnen würden, vielmehr ist eine besondere Art der Verarbeitung von Gefühlen überhaupt 'religiös' zu nennen. So gesehen, wäre 'Religiosität' tatsächlich eine Art Fetischisierung, nämlich die Hypostasierung einer spezifischen Art der Welterfahrung als einer nicht subjektiv intendierten aber subjektiv erlittenen. Das Numinose erscheint mithin als hypostasiertes 'extra me', das als eigenmächtig und eigen-sinnig, also intentional gerichtet (aber nicht notwendig 'auf mich' gerichtet) vorgestellt wird.

Positiv formuliert sind Erinnerungen, Erwartungen, Vorstellungen, Hoffnungen, Träume usw. Spezifikationen einer genuin menschlichen Möglichkeit: der, die alltäglich auferlegten Strukturen unserer Lebenswelt wenigstens im Geiste nicht nur zu überschreiten, sondern sie vielmehr tatsächlich aufzulösen - und damit uns selber als Fremdes zu erscheinen. Somit hat die Rückkehr der eigenen Handlungen in fremder Gestalt nicht nur den (längst ideologiekritisch entlarvten) Aspekt der Entwürdigung, der Selbst-Erniedrigung, sondern - damit dialektisch verschränkt - eben auch den der Freisetzung, des Zweifels, des Sich-selbst-zur-Frage-Werdens: Die kognitive Bearbeitung emotionaler Erfahrung ist die Basis der Hypostasierung eines übermächtigen Anderen, das in dem Sinne 'wie ich' gilt, wie ihm Intentionalität und Handlungsvermögen unterstellt wird. Religiosität läßt sich mithin verstehen als Orientierung am höheren Gefühlsaufwand beanspruchenden 'Ganz-Anderen', reduziert auf kognitiv plausibler Verarbeitbares und somit affektiv entlastend Vertrauteres.

Gefühl ist der Rückbezug von Erfahrung auf das erfahrende Subjekt, ist eine Art und Weise des Umgangs mit der Erfahrung. Gefühl ist mithin wesentlich verknüpft mit persönlicher Identität (vgl. Luckmann 1972 und 1984a) mit der Fähigkeit also (die auch eine Unumgänglichkeit scheint), die diachron und synchron letztlich absolut heterogenen Erfahrungen als zu einer Einheit gehörend zu betrachten; sie aufeinander zu beziehen, also Vergangenes für die Projektion, die Bewältigung des Gegenwärtigen und Zukünftigen zu nutzen und somit Ereignisse vorzuentwerfen und handelnd zu bewältigen. Menschen suchen nach neuen Erfahrungen, neuen Maßstäben, neuen Dimensionen in Raum und Zeit; die Horizonte ihrer Wirklichkeit(en) fesseln sie ebenso wie Dinge und Ereignisse in unmittelbarer Reichweite, in vertrauter Umgebung - jedenfalls dann, wenn die nötigsten Überlebens-Ressourcen bereitgestellt sind. Anders ausgedrückt: Menschen sind biologisch dafür ausgestattet, sich <u>auch</u> dem Abstrakten und nicht <u>nur</u> dem Konkreten zu widmen.[114] Dieses Vermögen, das sich in Konstruktionen, in Ideen, Taten und Werken niederschlägt, und dessen Bewußtseinsmodalität auf Gefühlen basiert, transformiert sich in die religiöse Erfahrung: Die <u>Transzendenz</u> des Hier-und-Jetzt-und-wie-gewohnt macht ursprünglich Menschen zu Menschen. Die Fähigkeit, konkretes Erleben auf eine situativ jenseitige Erfahrung zu beziehen, ist die grundlegende Form menschlicher Weltwahrnehmung. Die kognitive Verarbeitung emotionaler Erfahrungen kann in Form von Extrapolationen subjektiver Intentionalität erfolgen und ist dann 'religiös' zu nennen.

Durch all diese Pforten also versuchen wir, aus dem Alltag in unsere Phantasiewelten zu entschlüpfen, wobei dieses Entschlüpfen von uns zumeist wirklich nur als 'phantastischer' Ausflug gedacht ist, als imaginärer Spaziergang, der eben praktisch durchaus dabei hilft, auch weiterhin den gewohnten Alltag so zu leben, wie zu leben wir ihn gewohnt sind. Gerade weil wir bei Bedarf zumeist Ausflüge in unsere Phantasiewelten unternehmen können, passen wir uns auch an nicht so angenehme, aber eben als mehr oder weniger notwendig empfundene Situationen des alltäglichen Lebens so an, daß sie für uns erträglich werden - und so, daß wir für die

Anderen, mit denen wir diese Situationen jeweils teilen, auch erträglich bleiben.

Fassen wir also zusammen: Kultur ist ein menschliches Konstrukt, in das der Einzelne sich projiziert und in dem er sich widerspiegelt. Kultur erst erlaubt es dem Menschen, sich eine Vorstellung seiner selbst zu machen.[115] Kultur beinhaltet aber vor allem auch die Verfahrensregeln und Rezepte, vermittels derer die Mannigfaltigkeit der Welt reduziert und typisch bewältigt werden kann. Vereinfacht ausgedrückt: <u>Kultur</u> ist das approbierte Wissen darüber, was wie zu sein oder zu geschehen hat, bzw. was wie zu geschehen hat, wenn etwas <u>nicht</u> so ist oder geschieht, wie es sollte. Dabei ist es "gänzlich irrelevant, ob das sozial abgeleitete und approbierte Wissen in der Tat wahres Wissen ist. Alle Elemente dieses Wissens, einschließlich appräsentativer Verweise welcher Art immer, sind, solange sie für wahr gehalten werden, reale Bestimmungsstücke für die Definition der Situation".[116] Die meisten scheinbar individuellen Motive, Absichten, Handlungen usw. sind lediglich Übernahmen von sozial bereitgestellten 'Mustern' situativ spezifizierter Elemente des sozialen Wissensvorrats. Die als Kultur objektivierte kollektive Mentalität ist im wesentlichen die, eine Gemeinschaft oder Gesellschaft kennzeichnende, komplexe geistige Disposition im Umgang mit Wirklichkeit(en). Kultur, das System der <u>Sinnwelten</u>, transzendiert den praktischen Lebensvollzug. Sie ist aber soziologisch als 'objektive Gegebenheit' <u>auch</u> von der ihr je zugrundeliegenden Sozialstruktur her zu betrachten. Deshalb scheint es nützlich, nunmehr auf eine, mehr typologisch denn historisch gemeinte, einfache Differenzierung zwischen archaischen, traditionalen und modernen Gesellschaften zu rekurrieren (vgl. exemplarisch Luckmann 1972).

IV. Streifzüge durchs Leben

1. Fremde Menschen

In den Weltdeutungsschemata archaischer Gesellschaften verlaufen die Grenzen der Sozialwelt offensichtlich anders als in modernen Gesellschaften. Manche Phänomene, die nach den Kriterien moderner Wirklichkeitsauffassung der Naturwelt angehören, werden in archaischen Klassifikationssystemen sozialen Erscheinungen zugeordnet. Die Sozialwelt besteht im archaischen Denken durchaus nicht nur aus Menschen sondern, grosso modo, aus dem gesamten, laut Durkheim eben nach den Kriterien der Gemeinschaftsorganisation geordneten, Universum (vgl. hierzu wieder Luckmann 1980a, S. 56ff). Komparative Soziologie kann also nicht vom modernen Denken aus die hier vertraute Trennung zwischen Natur und Kultur als anthropologische Gegebenheit setzen, sondern muß eben diese Scheidung selber als kulturell variable Konstruktion berücksichtigen. Nicht nur der moderne Mensch sondern der Mensch als Kulturwesen schlechthin lebt in einer Wirklichkeit, die insgesamt gesellschaftlich konstruiert ist. D.h., es gibt für den Menschen nicht irgendeine natürliche Wirklichkeit, die dann etwa sozial überformt würde. Vielmehr ist das, was in irgendeiner Kultur als 'Natur' angesehen wird, eine klassifikatorische Bestimmung. So leben archaische Menschen durchaus nicht etwa 'in der Natur', sondern in kulturellen Bedeutungszusammenhängen. Deshalb sind Mythen, sind narrative Interpretations- und Legitimationsverfahren, die die tatsächliche Sozialordnung symbolisch repräsentieren, keine additiven Artefakte zu einem irgendwie vorgängigen archaischen Pragmatismus. Mythen sind vielmehr ursprüngliche symbolische Formen, in denen Menschen Wirklichkeit reflexiv erfahren (vgl. Cassirer 1978; Lévi-Strauss 1980).

Mythen sind Vergegenwärtigungen der Traumzeit. Und diese Zeit ist nicht anders zu bestimmen denn als 'Nicht-Jetzt'. Mithin erfordert die Teilhabe an dieser Zeit einen außergewöhnlichen Bewußtseinszustand, nämlich das 'Träumen' in einem sehr weiten, unser übliches Traum-Verständnis übersteigenden Sinne. In Kulturen, in denen es 'Traumzeit' gibt, gibt es auch Experten dafür. Und der Verdacht liegt durchaus nahe, daß das 'Nicht-Jetzt' als eine soziale Zeitkategorie (also nicht im Sinne des vorprädikativen Zeiterlebens) eine, fast möchte man sagen: geniale legitimatorische

'Erfindung' eben solcher Experten darstellt. Als Spezialist in diesem Verstande fungiert insbesondere der Schamane.

Exkurs in den Schamanismus

Ein Schamane, dies ist die augenfälligste Folgerung, die wir aus der Sichtung der einschlägigen Literatur zu ziehen vermögen, ist nicht dasselbe wie ein Medizinmann, ein Zauberer oder ein Priester. Er übt jedoch - fast ausschließlich innerhalb archaischer Gesellschaften - teilweise ähnliche religiös-medizinische Funktionen aus. Zwischen 'Schamane sein' und ein anderer 'religiöser Experte sein' besteht ein nicht nur gradueller sondern ein prinzipieller Unterschied, der sich vor allem auf die spezifische Bewußtseinsdisposition des Schamanen bezieht.[117] Er hat sowohl gegenüber seinen normalen Mitmenschen als auch gegenüber anderen Spezialisten ein radikal anderes Selbst-Bewußtsein, als dessen mittelbare Konsequenz wir 'Schamane sein' nicht nur als soziale Rolle oder Generalrolle, sondern fast als persönliche Identität verstehen können: Nach einem biographischen Bruch, nach einer fundamentalen Identitätskrise stabilisiert das Individuum die Erfahrung eines 'begeisterten'[118] Körper-Ichs durch institutionelle Spezialisierung und in der damit korrelierenden Identität als Schamane. 'Schamane sein' heißt, eine stark rollenbestimmte persönliche Identität haben in einer sozialen Welt, die aufgeteilt ist in "Mitmenschen, denen man in alltäglichen Erfahrungen begegnet, und Wesen einer anderen Sphäre, die mit außergewöhnlichen Eigenschaften oder Kräften ausgestattet sind, und denen man nur in besonderen, ritualisierten Beziehungen begegnen kann."[119]

Der Begriff 'Schamane' geht, der Medizin-Anthropologin Joan Halifax zufolge, auf die Sanskrit-Wurzel 'śram' zurück, was ungefähr 'sich ereifern oder sich kasteien' bedeutet.[120] Die Wurzeln des Schamanismus aber reichen weit über den Veda hinaus in die menschliche Vorgeschichte hinab. Andreas Lommel (1980, S. 217) etwa nimmt an, daß sie im sogenannten alpinen Paläolithikum, also in der Zeit vor etwa 30.000 bis 50.000 Jahren zu suchen seien, und auch Halifax nennt als Entstehungs-Epoche die Jung-Altsteinzeit, also die Zeit vor etwa 10.000 bis 60.000 Jahren, schließt aber nicht aus, daß es auch schon bei den Neanderthalern Schamanen gegeben haben könnte. Die ersten ausführlichen Berichte über Schamanen hat wohl Knud Rasmussen nach seinen Polarexpeditionen am Anfang dieses Jahrhunderts vorgelegt: Erzählungen von Eskimo-Angakoks.[121] Am bekanntesten dürfte jedoch der sibirische Schamanismus sein, der als beherrschende Weltanschauung der nord- und zentralasiatischen Jägerkulturen gilt. Bei den nordamerikanischen Indianern finden wir Schamanen vorwiegend neben anderen religiösen und medizinischen Experten und inspirierten Laien, sowie - etwa bei den Irokesen - 'schamanisierende Geheimbünde'. Eigenes Material über Schamanen bei den australischen Ureinwohnern hat, vor allem in den dreißiger Jahren, Lommel gesammelt. - Da sich in der Literatur außerdem Hinweise auf Schamanismus in Südamerika, Mittelamerika, Afrika (insbesondere Südafrika) und Südostasien (insbesondere südpazifische Inselwelt) finden[122], können wir wohl, mit Mircea Eliade, von einer globalen Verbreitung des Phänomens in archaischen Gesellschaften ausgehen.[123]

Der Einfachheit halber von dem Schamanen zu reden, heißt nicht, daß etwa nur Männer zum Schamanen 'berufen' werden. Schon Rasmussen hat auch von weiblichen Schamanen berichtet. Zwischen männlichen und weiblichen Schamanen eindeutig zu unterscheiden, kann ohnehin zum diffizilen Problem werden: Wenn auch die Adepten vor der Initiation meistens noch relativ sicher einer der beiden sexuellen Hauptkategorien zugeordnet werden können, so scheinen doch nach der 'Begeisterung' oft auch die geschlechtlichen Grenzen (zusammen mit den äußeren Attributen) zu verfließen. Das schamanische Selbst-Bewußtsein erfaßt sich nicht selten als personelle Einheit der sexuellen Gegensätze. Nicht alle, aber viele Schamanen neigen zur - wenigstens emotional-kognitiven - Umwandlung in das dem 'prämortalen' entgegengesetzte Geschlecht: "His spirits are guiding and teaching him in the woman's way. His mode of speech changes as well as his behavior, and on certain occassions, so does his body." (Halifax 1980, S.23). Schamanen, die vor der Berufung Männer waren, heiraten manchmal Männer, Schamanen, die vor der Berufung Frauen waren, heiraten manchmal Frauen.

Für Eliade (1975) ist der Schamane in seiner sozialen Funktion ein Experte für das Außergewöhnliche, der vor allem durch seine nur ihm möglichen 'Jenseitsreisen' Kraft und Autorität zur Bewältigung spezifischer kollektiver und individueller Grenzsituationen gewinnt. Er verkörpert (im wörtlichen Sinne) das Außergewöhnliche, er ist eine Enklave des Außerordentlichen im Alltag, während normale Medizinmänner, Zauberer und Priester zum Außergewöhnlichen lediglich in einer rituellen Beziehung stehen, also außerhalb ihrer selbst liegende Kräfte freisetzen, Geister und Dämonen nur beschwören können. Der Schamane ist wirklich inspiriert, weniger visionär als besessen: Ein Körper im Besitz eines Geistes, ein 'begeisterter' Körper, der sich sozial als Mystiker, Magier, Priester, Arzt, Mythologe, Dichter, Tänzer, Künstler und - nicht zuletzt - als Politiker betätigt.

Dominik Schröder allerdings kritisiert Eliades Ekstase-Theorie als zu eng. Für ihn ist Ekstase keine schamanistische Technik sondern eine allgemein-menschliche Erfahrungsdimension, die der Schamane lediglich 'beruflich nutzt'. Konstitutiv für Ekstase als Universal-Phänomen sind laut Schröder Diesseitsferne und Leibesdistanzierung des Bewußtseins in aktiven und passiven Varianten, die intersubjektiv als 'Besessenheit' oder als 'Trance' wahrgenommen werden. Spezifisch an der Ekstase des Schamanen ist die Nutzung eines Schutzgeistes, der sich als 'aktive Komponente der Schamanenperson' äußert. Durch die Symbiose zwischen menschlicher Psycho-Physis und außermenschlicher Wirkkraft wird der Schamane sozial-funktionell "eine institutionelle und formgebundene ekstatische Verbindung des Menschen mit dem Jenseits im Dienste der Gemeinschaft", ein Vermittler zwischen der alltäglichen und der außeralltäglichen Wirklichkeit.[124] Diese Funktion wächst dem Schamanen zu infolge seiner, aus seiner eigenen 'Begeisterung' resultierenden, empathischen Kompetenz gegenüber all den Geistern, die sich in der Welt herumtreiben, die Menschen ängstigen, ihnen nachschleichen, auflauern, ihnen Besuche abstatten, sie heimsuchen. Die 'Begeisterung', die sich in Ekstase, Trance, Traum manifestiert, reicht also sehr viel weiter als professionelles Sonderwissen, ist etwas anderes als nur quantitatives Mehr-Wissen. Sie ist eine neue Qualität der Erfahrung, eine ontologische Verrückung der Erkenntnis- und Wahrnehmungsfähigkeit, die Erschließung einer alternativen Wirklichkeit mit einem ihr eigentümlichen absoluten Realitätsanspruch. Der Schamane verfügt über außergewöhnliche Sensibilität und Kreativität, über magisches und politisches Charisma, über mystische Begabung und hohe soziale Autorität.

Auch Andreas Lommel (1980) hebt die sozial integrative Funktion des Schamanen hervor, die er auf die, durch die spezielle Bewußtseinsdisposition bewirkten, charismatischen Eigenschaften des 'Begeisterten' zurückführt. - Die persönliche Involviertheit in seine Aktivitäten und seine ekstatische Kreativität scheinen Hans Findeisen (1957) ebenfalls die charakteristischsten Wesenszüge des Schamanen zu sein. - Ähnlich argumentiert auch Matthias Hermanns (1970), der neben dem besonderen Habitus insbesondere auf die durch den Initiationsritus freigesetzte Bewußtseinsdisposition zur Selbstvergessenheit und zur intensiven Ekstase und die daraus resultierende magische Potenz rekurriert, um den Schamanen von anderen religiösen und vor allem von anderen magischen Experten zu unterscheiden. - Hans Schadewaldt (1968), schließlich, der ebenfalls habituelle Merkmale als bedeutsam ansieht, erkennt vor allem Differenzen in den Heilmethoden des Schamanen (bei dem eine Identifikation mit dem Krankheitsdämon erfolge) und des Medizinmannes (der, persönlich distanziert, mit professionellem Sonderwissen, also einer Mischung aus Beschwörungstechniken und rational-empirischer Erfahrung arbeite).[125]

Der Schamane hat also, das dürfen wir wohl aus dem Vorhergesagten folgern, ein anderes Selbst- und Wirklichkeits-Bewußtsein als der normale Medizinmann. Zwar greift er in seiner medizinischen Praxis ebenso wie dieser auf naturkundliches Wissen zurück, das Wesentliche _seiner_ Therapie besteht jedoch darin, daß sich intersubjektiv in seinem außergewöhnlichen Zustand selber Katharsis und Heilung 'verkörpern'. Dem Medizinmann und dem Schamanen hingegen gemeinsam ist ihre vorwiegend positive soziale Funktion und ihr daraus resultierender anerkannter Status. Sie dienen gemeinhin der Abwehr des Bösen und der Beibehaltung bzw. Herbeiführung des Guten. Dadurch unterscheiden sie sich - _idealtypisch_ - beide vom Zauberer (wenn auch empirisch die Grenzen eher fließend sein dürften). Der Hexer oder Zauberer gilt als asoziales, gefährliches Element, das seine magischen Kräfte für egoistische Interessen mißbraucht und höchstens aus Gewinnsucht (also gegen Entgelt) für jemand Anderen aktiv wird. Zauberer haben nicht, wie Schamanen und Medizinmänner, offizielle Ämter; über ihre magische Macht wird normalerweise nur 'unter der Hand' gesprochen, sie wird ihnen nachgesagt.[126] Wohlbestallt ist hingegen gemeinhin der Priester, der mit dem Schamanen mehr als der Medizinmann die religiöse Funktion teilt. Jedoch gilt der Priester normalerweise nicht als ekstasefähig sondern als Amtsperson, die mittelbaren Kontakt zum Jenseits pflegt (durch Gebet, Opfer, allgemeines Ritual, Tradition). Ganz vereinfacht können wir sagen, daß der Priester Ritus-Verwalter ist und vor allem den Alltag des Außeralltäglichen versorgt, während der Schamane in diesem Kontext dem Mystiker gleicht und sich eher dem 'Außeralltäglichen des Außeralltäglichen' (den religiösen Grenzsituationen) widmet.

Deutlich geworden sein dürfte jedenfalls bereits, daß Deutungen wie etwa die von Ake Ohlmarks (1939) oder, um einen etwas komplexeren Ansatz zu wählen, die Theorie von Georges Devereux (1974) dem Phänomen des Schamanismus keineswegs gerecht werden, sondern es vielmehr in unzulässiger Weise verkürzen und verzerren. Ohlmarks und Devereux glauben, im Schamanismus vor allem einen pathologischen Defekt, eine psychotische Krankheit erkennen zu können.[127] Aber selbst wenn wir versuchen, den Hypothesen etwa von Devereux dadurch gerecht zu werden, daß wir sie als von seiner psychiatrischen Weltsicht determiniert betrachten[128], so vernachlässigen sie doch - obwohl sie sich aus Devereux' eigenen Beispielen schlüssig ableiten ließe - die von den zuvor genannten Theoretikern einhellig konstatierte heilende Kraft, die dem Schamanen im und durch den Initiationsritus zuwächst. Die psychiatrisch orientierte Schamanismusforschung sieht den 'Begeisterten' als einen Psychopathen an, als im wesentlichen störendes Element seiner Sozialwelt, statt als Menschen, der sich selbst geheilt hat, als autonom genesenen <u>Heiler</u>.

Wenn wir uns also bemühen, uns unserer kulturellen Borniertheit zu entledigen, dann konstatieren wir, daß für den Schamanen einfach einige lebensweltliche Grenzen verschwinden, deren Faktizität uns normalerweise als selbstverständlich gilt (vgl. Schütz/Luckmann 1984, S. 139 - 187; Duerr 1978, S. 134). Dann aber wirkt das schamanische Handeln nicht mehr absonderlich (im eigentlichen Sinne auch des 'Sich-Absonderns' oder 'Abgesondert-Seins'), pathologisch oder weltfremd. Vielmehr erkennen wir alle Beziehungen des Schamanen zu seiner subjektiven Umwelt, in der Mitmenschen und andere alter egos leben, als sozial bedeutsam, all sein Handeln als moralisch relevant. Sein Körper ist für seine Mitmenschen Ausdruck einer Umwandlung des 'Inneren' in einem viel einschneidenderen Sinne als für uns Körpermodifikationen Anzeichen für Stimmungsänderungen sein können. Nicht zuletzt infolge der intersubjektiv wahrgenommenen körperlichen Appräsentationen wird das Phänomen des 'begeisterten' Schamanen in ein kulturell gültiges Klassifikationssystem eingebaut und als soziale Institution verfestigt.

Schamanismus ist demnach eine Psycho-Technik, die kreativ hochbegabte, sensible und nervöse Individuen anwenden, um (für archaische Gesellschaften) außeralltägliche Erfahrungen zu machen (nämlich die eines aus der gesellschaftlich-natürlichen Umwelt abgelösten Ichs), um, nach ihrem eigenen Verständnis, die Wirklichkeit der Geister zu erleben und die dabei gewonnen Erfahrungen und Einsichten - zu einem kommunikativ vermittelbaren außeralltäglichen Ordnungsprinzip verdichtet - über Rituale in ihre menschliche Sozialwelt einzubringen. Weitestgehende Übereinstimmung in Bezug auf diese 'Psycho-Technik' besteht, wie wir gesehen haben, über die prinzipielle 'Begeisterung' des Schamanen, über seine ungewöhnlich starke personale Verflechtung mit der Geisterwelt. Unterschiede gibt es allerdings wieder hinsichtlich der Frage, welche Qualität diese 'Begeisterung' des Schamanen hat, welcher Erfahrungswert sich darin äußert, wie also der Schamane <u>selber</u> seine Initiationskrise erlebt, wie er seinen Ritualtod subjektiv deutet und verarbeitet: eher metaphorisch (also einfach als Professionalisierungs-Zeremonie), eher im Sinne einer konfessionellen Konversion (also als Ereignis, das die Selbst-Auslegung verändert: ich befinde mich nun 'im Stand der Gnade' habe die 'Kraft', das 'Heil') oder wortwörtlich (also als faktische Ich-Wandlung: etwas behaust 'meinen' Körper). Wie auch immer, jedenfalls hat der Schamane - im Gegensatz zu Medizinmann, Zauberer und Priester - kein Subjekt-Objekt-Verhältnis zur spirituellen Wirklichkeit, sondern versteht sich als Teil von ihr, im Sinne einer heiligen Allianz, einer Symbiose, einer Verschmelzung oder gar eines

Bewußtseins-Austauschs zwischen Mensch und alltagstranszendenter geistiger Kraft.

Lommel bezweifelt zwar, daß wir die schamanischen Erfahrungen nachzuvollziehen vermögen, weil wir die 'Begeisterung' nicht nacherleben könnten.[129] Sicher können wir jedoch verstehen, welche immense Spannung, welchen gewaltigen psychischen und wohl auch physischen Stress die Anrufung des potentiellen Schamanen durch die jenseitigen Mächte erzeugen muß, damit in einer archaischen Lebenswelt eine Biographie umgeschrieben, eine Identität zerstört und eine neue, höchst anormale in deutlicher Abgrenzung zu den üblichen 'Mustern' konstruiert wird.[130] Der angehende Schamane wird wirklich 'angerührt' (und umgerührt): einerseits von einem im wahrsten Wortsinn wiederbelebten, lebendig gewordenen, eigenmächtigen Kollektivmythos und andererseits von subjektiven Transzendenzerfahrungen, von Traumgesichten[131], die ihm die tradierten Alltagsgewißheiten, die in archaischen Gesellschaften normalerweise wenig intellektuelle Probleme bereiten, ungemein fragwürdig erscheinen lassen, ihn einer Unsicherheit gegenüber seiner vor-geordneten Welt aussetzen und ihn sich selbst zum Problem machen. Indem er sich als anormal, als außergewöhnlich erkennt und anerkennt, sucht er sich durch soziale Funktionalisierung in der gesellschaftlichen Wirklichkeit zu verorten, sein subjektiv akzeptiertes Stigma im Konstrukt eines auch kollektiv bedeutungsvollen Kosmos zu transzendieren. Bemerkenswert ist dabei, daß die 'Begeisterung' und das 'begeisterte' Leben beim Schamanen ein ungewöhnliches Maß an Kreativität freisetzen: Grundlage des schamanischen Kunstschaffens ist die (wörtlich verstandene) Entkoppelung des Bewußtseins vom Körper, die beim Schamanisieren re-aktualisierte Initiationserfahrung von Tod und Wiedergeburt; ein biographisches Ereignis also, das die unproblematische Einbettung in den sozialweltlichen Sinnzusammenhang ein für allemal zerstört. Die ursprüngliche 'Berufung', die psycho-physische Stigmatisierung, die 'Begeisterung' setzen schöpferische Potenz frei, die sich hinfort in gewollter (und gekonnter) Expressivität appräsentiert.

Die Kunst des Schamanen tendiert, laut Lommel, zur Abstraktion, und zwar eben wegen des in der schamanistischen Weltanschauung verankerten Leib-Seele-Dualismus, der sich ästhetisch im Bemühen niederschlage, 'geistige Wesenheiten' darzustellen. Der Schamane ist in diesem Verstande als Künstler vorwiegend Eidetiker: "Die von früheren Generationen überlieferten Mythen und Vorstellungen werden von dem Schamanen neu und individuell geformt", während der eigentliche poetische Akt mythischen Gestalten zugeschrieben wird, in einer mythischen Vergangenheit, wo sich auch die Ursprünge der archaischen Gesellschaft selber "verlieren".[132] Dies gilt für bildhafte Darstellungen ebenso wie für Ritualtänze und Gesänge: "Bei den nächtlichen Sitzungen der Schamanen werden epische Gesänge vorgetragen, die von Schöpfungsaltern und Ahnenzeiten handeln, von Heilbringern, Göttern und Helden berichten, die Reiche des Kosmos schildern, Wissen und Weisheit künden ... Da werden Taten, Leiden und Über- und Unterwelt-Wanderungen in die Entrückung als wirkliche erfahren und in Sprache, Töne, Rhythmen gefügt. Das so Entsprungene wird bewahrt, wiederholt, mit neu Entspringendem verbunden, zuletzt virtuos abgewandelt oder für Clichés genutzt. Der erste Rhapsode also ist der Schamane." (Pannwitz 1966, S.273). Derartige epische Gesänge werden aber nicht als Erfindungen betrachtet, sondern als vergegenwärtigender Nachvollzug von 'immer schon' Vorhandenem. (Und in dem Maße, in dem die Genese von Vorhandenem überhaupt thematisch relevant wird, wird sie eben in der 'Traumzeit' verorten.) Das soziale Wissens- und Erklärungssystem kennt keine Kreationen, sondern 'nur' Reproduktionen von Vorbildern. Geschichten werden nicht erdacht, sondern wiedergegeben. Auch Geschichten von außergewöhnlichen, in unserem Verständnis 'okkasionellen' Ereignissen, erhalten in aller Regel ihren 'Sinn' durch Rekurs auf analoges bzw. 'gleiches' Traumzeit-Geschehen, bzw. werden in der Überlieferung allmählich selber der Traumzeit zugeordnet.

Der expressiven, der künstlerisch-selbstdarstellerischen Komponente des schamanischen Wirkens, das über das Ausdrucksfeld des temporär als ent-seelt betrachteten Körpers die subjektive Bewußtseinslage des Schamanen appräsentiert, ist seine sozial-integrative Komponente, seine befriedende institutionelle Funktion beigesellt, seine seinen Seelenflug gesellschaftlich legitimierende Deutung des Erlebten nach der Rückkehr, seine Symbol-Auslegung, seine Expertise für bedeutsame Vorfälle im gesellschaftlichen Leben, die den Einzelnen auch angesichts irgendwelcher befremdlicher Ereignisse seiner Zugehörigkeit zur Gruppe, seiner Geborgenheit in der Gemeinschaft, seiner Normalität versichert und ihm möglicherweise das Leben rettet. Denn "schon der bloße Entzug der sozialen Approbation" kann in archaischen Gesellschaften "zum Verlust der persönlichen Identität und zum Tode führen."[133] Das magische Wissenssystem der Schamanen aber ordnet und klassifiziert natürliche und geistige Phänomene, beobachtet systematisch deren Interdependenzen und tradiert das Wissen in Symbolen, die systematisch Einsichten in die Natur- und Sozialwelt erlauben und technische Problemlösungen anbieten. Nach Marcel Mauss (1974) handelt es sich dabei - wissenssoziologisch gesprochen - einfach um die Verschleierung von, den Einzelnen beherrschenden, Kollektivkräften.

Mauss zufolge behauptet das magische Weltbild eine nur in den Graden der Sichtbarkeit unterschiedene Einheit materieller, geistiger und willentlicher Wirklichkeit, in der der Eingeweihte die Gesetze des dem Stofflichen inhärenten Geistigen (des mana) zu erkennen und anzuwenden vorgibt. Nur zwanghafte Kollektivvorstellungen können Mauss zufolge die Gründe für die relative Stabilität eines solchen Allmachts-Anspruchs sein. Die soziale Gewißheit ist die letztgültige Erklärungsinstanz zur Legitimation des gesamten Wissenssystems wie seiner einzelnen Bestandteile. Die pragmatische Zugänglichkeit und die damit verbundene Bequemlichkeit des 'Denkens-wie-üblich' erhärtet die einmal festgelegten Konventionen über die Eigenschaften und Beziehungen der Phänomene untereinander.

Aber, wie bereits festgestellt, die magische Zeit, die 'Traumzeit', ist auch in archaischen Gesellschaften eine Zeit nicht-alltäglicher Erfahrungen. Und daher erscheint es wenig plausibel, wie etwa Otthein Rammstedt (1975), eine schlichte Entsprechung zwischen diesem okkasionellen Zeitverständnis und archaischen Gesellschaften, als 'einfachen sozialen Systemen' anzunehmen. Soziale Zeitkategorien sind ja Momente der gesellschaftlichen Konstruktion von Wirklichkeit: Sie schaffen Ordnung und sie legitimieren Ordnung (vgl. z.B. Knoblauch 1986). Soziale Zeitkategorien formen als "Organisationsprinzipien... die Beziehungen nicht nur des Einzelnen zum sozialen Leben und zu seiner Umgebung, sondern auch die

Koorientierung und Kooperation von Interaktionspartnern." (Soeffner 1986a, S. 78). Und bei dem die magische Wirklichkeitserfahrung prägenden okkasionellen Bewußtsein von Zeit haben wir es sicherlich nicht mit einem Zeitverständnis zu tun, das dem Zeitstrukturierungsbedarf irgendeiner Gesellschaft genügen könnte. M.a.W., in keiner Gesellschaft, und sei sie noch so 'einfach', genügt eine Einteilung in 'Jetzt' und 'Nicht-Jetzt', um soziales Handeln abzustimmen. Und weil soziale Zeitkategorien eben aus diesem Abstimmungsbedarf herrühren, scheint es auch nicht sinnvoll, okkasionelles Zeitbewußtsein als 'erste' oder ursprüngliche Form des sozialen Zeitverständnisses zu begreifen (wie es Cassirer 1977, S. 170 ff., tut). Okkasionelles Zeitbewußtsein ist vielmehr eine Sonderform des Zeitverständnisses, die gleichsam eine Zusatzschleife insbesondere zum zweiten von Rammstedt vorgestellten Zeitverständnis bildet, nämlich zum zyklischen Zeitbewußtsein, "das vom Messen kontinuierlich wiederkehrender gleicher Bewegungen auf den kreisförmigen Verlauf aller Bewegungen schließt." (1975, S. 51). Auch die Vorstellung eines ewigen Kreislaufs des Gleichen kommt nicht ohne die Idee einer Urstiftung aus. Diese Urstiftung aber wird in Gesellschaften mit zyklischem Zeitbewußtsein eben nicht als in einem historischen Sinne 'am Anfang' stehend betrachtet, wie es einem (späteren) linearen Geschichtsbewußtsein entspräche, sondern als 'jenseits' der normalen Zeit geschehend.

Die symbolische Einarbeitung von außergewöhnlichen Ereignissen in Weltdeutungsschemata aber, die auf ein zyklisches Zeitverständnis zurückgehen, ist sozial deshalb so wichtig, weil in archaischen Gesellschaften die Weltordnung durchaus nicht als gesichert, sondern als außerordentlich fragil angesehen wird: Der zivilisatorische Innenraum gilt als ständig bedroht durch ein chaotisches 'Außen'. Und nur strenge Regelmäßigkeit, nur die 'ewige' Wiederholung des Gleichen garantiert den Bestand der Welt. Archaisches Wirklichkeitsverständnis ist kein System von Kausalitäten, sondern eines von prinzipiell offenen Möglichkeiten, nämlich der Möglichkeiten plötzlicher Durchbrechungen des Üblichen, der sozialen Regelmäßigkeiten. Archaische Weltdeutung 'kalkuliert' als ständiges Risiko den Untergang tradierter Ordnung im Chaos ein. Und dieses Chaos verbirgt sich eben hinter jedem normabweichenden Vorfall. Diese kollektive archaische Mentalität, derzufolge keine immanente Notwendigkeit für eine Ordnung der Ereignisse besteht, sondern lediglich eine Gewohnheit, drückt sich aus im Traditionalismus (in der 'Geschichtslosigkeit') dieser Gesellschaften:

Jede Veränderung, jedes nochniedagewesene Ereignis hingegen bedeutet eben nicht nur eine punktuelle Störung, sondern transportiert die Drohung der prinzipiellen Zerstörung des gesamten Kosmos (vgl. Zimmermann 1983). Deshalb müssen auch z.B. zum Überleben notwendige Eingriffe in die (als beseelt gedachte) Natur stets durch Maßnahmen zur Wiederherstellung der 'Symmetrie' ausgeglichen werden (vgl. Müller 1981).

Archaische Menschen führen also im wesentlichen ein 'öffentliches' Leben: Alle Vollzüge sind sinnhaft aufeinander bezogen, alle Verrichtungen auf einen stimmigen Sinnkosmos hin geordnet. Die Herstellung und Wahrung persönlicher Identität ist kaum ein Problem individueller 'Erfindungsgabe', sondern eine sozial vordefinierte - und tradierte -Verortung des Einzelnen in einer Gemeinschaft, deren Zusammensetzung signifikante Unterschiede aufweist zu der in anderen Kultur-Typen: Zur archaischen Sozialwelt gehören eben nicht nur Menschen - lebende wie tote Menschen -, sondern auch Tiere, Pflanzen, Naturphänomene, ja sogar gelegentlich Mineralien, außerdem auch Heroen, Geister und Götter (vgl. Duerr 1978 und 1984).

Wenn die Maßstäbe, nach denen Ereignisse (moralisch) bewertet werden, ihre Geltung z.B. für alltagstranszendente Wesen verlieren, dann verliert auch der Mythos seine wirklichkeitskonstituierende Bedeutung. In den Weltdeutungsschemata traditionaler Gesellschaften erscheint die Ordnung der Welt als verläßliche Stiftung durch ein ihr entzogenes Numinoses. Die Möglichkeit der Bedrohung dieser Ordnung ist ausgesondert im Prinzip des Bösen, in der Gefahr der Verkehrung. Die göttliche Stiftung (nicht das Numinose selber) ist dann bedroht, wenn das, was (durch göttlichen Ratschluß) sein soll, wie es ist (die faktischen sozialen Gegebenheiten), aus irgendeinem Grunde eben nicht so ist, wie es sein sollte. Diese verbindliche Interpretation der Wirklichkeit resultiert aus dem Deutungsmonopol der (z. B. aristokratisch-kerikalen) Hochkultur für Sinnfragen, das sich nicht zuletzt auch in der Durchsetzung eines 'linearen Zeitbewußtseins mit festgelegter Zukunft' (vgl. Rammstedt 1975, S. 54 ff.; hierzu auch Grimm 1986) manifestiert. Darunter aber breitet sich in traditionalen Gesellschaften eine alltagspragmatisch nahezu autonome Kultur des Volkes aus: die Sitten und Bräuche, die Feste und Gewohnheiten, das Fühlen und Denken, die Werte, die Wahr- und Gewißheiten der 'gemeinen' Leute. Problematisch sind vor allem Grenzziehungen, Vermittlungen und Übergänge zwischen diesen beiden Sektoren. Hier treten Übersetzungsschwierigkeiten und Kompetenzstreitigkeiten auf, hier entsteht und hier perpetuiert sich Unsicherheit (vgl. Burke 1982).

Traditionale Gesellschaften sind hierarchisch funktional nach Ständen gegliedert. Diesen Ständen eignen Sonderwissensvorräte, die jedoch 'theoretisch' verankert sind in einem numinos autorisierten symbolischen Sinnsystem, das seinerseits verwaltet wird von einer politisch-religiösen Elite. Aufgrund des hierin involvierten permanenten Übertragungs- und Übersetzungsproblems besteht in traditionalen Gesellschaften ein kollektives Bedürfnis nach stabilisierenden Gewißheiten und Konventionen. Insbesondere im europäischen Mittelalter scheinen Selbstverständlichkeiten der Wirklichkeitsbewältigung nur im Sinne eines generellen systemischen Oktroy (Gottgefälligkeit der Lebensführung) bestanden zu haben: im Ordo-Gedanken, der die vielfältige Wirklichkeit nach einem ethisch-religiösen Einheitsprinzip schematisierte und jeden Einzelnen darin bestätigte, daß eben _die_ Stellung in der Welt, die er inne habe, die gottgewollte sei. Gehorsam und Unterordnung unter die göttliche Fügung, und damit eben auch unter die gottgefällige weltliche Gewalt, sind die Grundpfeiler des Ordo-Prinzips. Im Mittelalter war der Mensch im allgemeinen Sinne Mensch als Christ, und ansonsten war er Vertreter bzw. Darsteller seines Standes, war er eine personifizierte Bündelung sozialer Verhaltensanforderungen. Der mittelalterliche Mensch erscheint eher als gesellschaftliche Marionette denn als improvisierender Rollen-Spieler: "Sich der Gruppe, der Gesellschaft entgegenzustellen bedeutet, eine unverzeihliche Sünde des Hochmuts zu begehen." (Gurjewitsch 1980, S. 344, vgl. auch Borst 1973). Bosheit, Hochmut und Dummheit sind Attribute des Verhaltens, die in den Wissensvorräten traditionaler Gesellschaften oft zu verschmelzen, jedenfalls sich zu überlagern scheinen. Nicht unwesentlich für das Verständnis traditionaler Gesellschaften ist deshalb das Phänomen der Narretei, das insbesondere entlang der Unsicherheitsgrenze zwischen Volks- und Hochkultur auftritt und in allerlei Kipp-Phänomenen zum Ausdruck kommt.

Exkurs in die Narretei

Narretei dient in traditionalen Gesellschaften der sozialen Selbsterkenntnis. Potentielle oder faktische alternative und mithin prinzipiell realitätsbedrohende Handlungsweisen werden im explizit närrischen Treiben gleichsam spiegelverkehrt luzide und dabei - ob ihrer augenscheinlichen pragmatischen Unsinnigkeit - diskriminiert. Ex negativo bestätigt der Narr die (metaphysische) Notwendigkeit einer je gegebenen Ordnung durch seine definierte Außenseiterposition am Rande stabiler gesellschaftlicher Strukturen. Dies zeigt zum Beispiel Maurice Lever (1983) auf an der historischen Entwicklung des europäischen Hofnarrentums vom Stigma zum Beruf: Der Interpretation Levers zufolge waren für die anfangs höchst unsichere Rolle des 'dem Hofe folgenden' Narren keineswegs körperliche sondern mentale Defekte maßgeblich, denn der Schwachsinnige galt als Inkarnation der Narrheit selber und damit als quasinatürlicher (gottgefälliger) Antipode des (gottbegnadeten) Herrschers. (Paarte sich die geistige Minderwertigkeit gar noch mit physischen Deformationen, so galt ein solches Wesen als noch ergötzlicher.) Mit der Zeit aber wurde aus der sozial verachteten Rolle des am Hofe geduldeten die privilegierte Position des bei Hofe akkreditierten Narren und damit ein Beruf für Leute (vor allem für Männer, vereinzelt aber auch für Frauen), die schlau genug waren, den Dummen überzeugend zu spielen. Im Absolutismus schließlich war dann der begehrte Posten des wohlbestallten Hofnarren fast zu einem Synonym geworden für die Stellung des einflußreichsten politischen Beraters des Königs. Was der Narr aber an beruflicher Reputation gewann, so bedauert Lever, habe er an 'anarchischer' Komik eingebüßt: Er sei moralinsauer und zynisch geworden.

Nun spricht zwar einiges (aus dem Material über Narretei überhaupt) für eine idealtypische Differenzierung zwischen dem stigmatisierten und dem professionellen Narren, diese aber als zeitliche Aufeinanderfolge, als begrenzten historischen Wandlungsprozeß zu fassen, scheint doch zumindest problematisch: Der artifizielle, der 'künstliche' Narr lief, lange bevor die Herrscher sich seiner zu machtpolitischen Intrigen bedienten, nicht nur 'neben dem common sense' sondern auch neben dem existenziellen, dem 'natürlichen' Narren her und durch die Weltgeschichte: Der Auftritt des Narren scheint stets die Wirklichkeit in Frage zu stellen. Narretei droht unmittelbar, den Gewißheiten ihre Unumgänglichkeit, ihre quasi-natürliche Sicherheit zu entziehen. Aber solches Ansinnen wird auch alsbald desavouiert: der Narr macht sich zum Narren, indem er sich entlarvt, indem er den scheinbaren Wider-Sinn als Un-Sinn decouvriert: "Wir verschanzen uns hinter unserem Gesicht, der Narr verrät sich durch das seine. Er bietet sich dar, er denunziert sich den anderen" (Cioran 1980, S. 34). Der Anschein von Zweifel und von Verzweiflung diffamiert sich im Unwirklichen, das Spiel mit dem Ernst zeigt sich als unernstes Spiel: Der Ernst wird in seiner selbstgewissen Ernsthaftigkeit bestätigt, die Bruchstelle, in deren Sog die Wirklichkeit zu versinken droht, enthüllt sich als Fiktion, als Phantasmagorie.

So weist der Narr sich als der Prototyp des dramaturgisch Handelnden aus: Er schauspielert, stilisiert sein eigenes Erleben in einer zuschauerbezogenen Maskerade. Der Narr ist ein symbolischer Typus am Schnittpunkt von subjektiv gemeintem Sinn, von sozial definierten Verhaltenserwartungen und von strukturellen Merkmalen des Lächerlichen. Der Narr als symbolischer Typus entspricht, gerade weil er Normen bricht und sich als Normbrecher lächerlich macht, den Normen der Normalen. Der Narr ist ein Mensch, der mit dieser Rolle als eben _seiner_ Rolle identifiziert wird. Der Narr ist Präsentant, Darsteller des Abnormalen, und Repräsentant, Verkörperung des Lächerlichen, in einem. Narretei wird interaktiv konstruiert: Einem Menschen, der den Narren spielt und sich damit dramatisch in Szene setzt, fällt die Rolle zu, aus der Rolle (des Normalen) zu fallen. Der Narr verfehlt als angemessen geltende Verhaltensweisen und damit auch prinzipiell den Anspruch, als sozial kompetent und perspektivisch reziprok zu gelten. Einem Menschen, der sich als Narr identifiziert und identifizieren läßt, wird Abnormalität als _seine_ Normalität attestiert in eben dem Maße, in dem sie die Enklave des Lächerlichen _nicht_ transzendiert. Narretei zu inszenieren bedeutet also vor allem, sozial den Eindruck zu erwecken, ein präsentiertes Verhalten sei unernst - unernst gemeint oder unernst zu nehmen.

Narr sein ist ein Status, der dazu tendiert, alle anderen Status- und Persönlichkeitsmerkmale zu überschatten. Wer, durch eigene und fremde Identifikation, als Narr definiert ist, gilt als signifikant defizitär gegenüber dem Normalen. Sein Status impliziert die soziale Aufforderung, den als Narr definierten Menschen insgesamt nicht ernst und also sein Verhalten auch nicht als normenrelevant zu nehmen. Der Status, ein Narr zu sein, normalisiert die Beziehungen zwischen dem Abnormalen und dem Normalen als nicht-reziproke. Dies bindet den Rahmen dessen, was als Narretei gilt, an die Normen der je gültigen Normalität ebenso wie es das Handeln in diesem Rahmen davon entbindet. Als Narr zu gelten bleibt also nicht ohne Rück-Wirkung auf die persönliche Identität, doch kennzeichnet es den Narren wohl, eben nicht in seinem dramaturgischen Spiel aufzugehen: Sein Selbstbild basiert auf einem 'Besserwissen', er erkennt sich als ein Mißverstandener oder als einer, der nicht wirklich verstanden werden will.[134] Der Auftritt des Narren ist also, wie alles Rollenspiel, vor allem ein Partizipationsproblem, eine Art und Weise der Teilnahme an der gesellschaftlichen Wirklichkeit, die sich dadurch auszeichnet, daß sie - wenigstens vordergründig - den kollektiven Norm-Vorstellungen korrekten Verhaltens widerspricht.

Und darin liegt das Komische, die komische Wirkung des Narren, daß er das bedrohlich Mögliche einführt, um es als unsinnig, also als 'eigentlich unmöglich' zu erweisen. Im Rückgriff auf Hegel (1970d, S. 113 f.) können wir 'Komisches' als einen sich unmittelbar hervortuenden Widerspruch, als ein sich in sein Gegenteil verkehrendes und dadurch sich selbst desavouierendes Phänomen definieren, von dem wir - prinzipiell oder qua Negation - nicht existenziell betroffen sind. M.a.W.: Eine problematisch scheinende Situation wird als eben nur scheinbare, als Mimikry durchschaubar. Durch diese Entproblematisierung wird die Situation als unwirklich diskriminiert und wirkt nun 'komisch'. Der "Verstoß gegen die Grundprinzipien des Zusammenlebens...: sei elastisch, passe dich allen Lagen an, nimm dich zusammen" (Plessner 1970, S. 90), dessen sich der Narr schuldig zu machen scheint, wird als - gewollte oder ungewollte - Entgleisung dechiffriert, als die Wirklichkeit nicht in Frage stellendes, als spielerisches Phänomen, als bloße Erscheinung, die kein Verstehen im alltäglich üblichen Sinne abverlangt. Die Regel, daß der Ernst kein Spiel sei, wird vom Narren gebrochen, doch der Regelverstoß selber erfolgt im Sinne der Spiel-Regeln der Narretei, bleibt im Spiel-Raum seiner sozialen Sonderrolle und somit im Rahmen normaler Sinn-Kriterien als Un-Sinn begreiflich.

Der Narr tritt auf als groteske Verzerrung der Ernsthaftigkeit und veranstaltet ein Spektakel: "Er macht meine Gesten, er spricht meine Sprache, aber indem er alles verzerrt, scheint er mich in meiner

Rolle einer menschlichen Person lächerlich machen zu wollen." (Sartre 1977b, S. 176). Aber der Narr *ist* eben nicht 'wirklich', wozu er sich macht, er präsentiert nur ein Außen, das sich als eine glatte, ebene Oberfläche darbietet und sich gerade dadurch vom intersubjektiven Leben ausschließt. Der unmittelbar aufscheinende Anspruch, tatsächlich anders, eben ver-rückt zu sein, entlarvt sich selbst und macht sich selbst lächerlich, bzw. läßt sich entlarven und somit als 'komisch' etikettieren. Der Narr macht Lachen und bestätigt die konservative Gewißheit der Normalität, der Ernsthaftigkeit, denn "das Lachen beginnt zwar als Panik, wird aber sehr bald von einem Überlegenheitsgefühl begleitet. (...) Als Triumph des 'Jedermann' ist das Lachen eine Befriedigung, die sich der Durchschnittsmensch selbst verschafft."[135] Nichtsdestotrotz aber eignet dem närrischen Spiel-Handeln ein Moment der sozialen Verwirrung: Der Narr scheint die Realität zu überschreiten, er gebärdet sich als Ungleichzeitiger, als Randständischer, als Grenzgänger, er erscheint als Bote der 'verkehrten Welt'.[136] Tatsächlich aber *spielt* er die chaotische Alternative und bestätigt so in Permanenz die Sinnhaftigkeit des Gegebenen. Sein dysfunktional anmutendes Gehabe ist gesellschaftlich-praktisch funktional, seine soziale Rolle durchaus konstruktiv.[137] Narretei ist gebunden an die Deutungsschemata, die Sitten und Verhaltensregeln, die Wertmaßstäbe und sozialen Strukturen einer vorkonstruierten Wirklichkeit, einer gegebenen sozialen Welt - und nichts als deren schiere und doch nur scheinbare, immanente Verkehrung. Narrsein ist einer jener je fragmentarischen Modi, Mit-Mensch zu sein, ist eine Weise der Beziehung zu und mit Anderen: Ein Rollenspiel, dessen funktionale Eigenheit darin besteht, die Wirklichkeit als eine nicht gespielte zu vergewissern, den 'Ernst der Lage' zu bestätigen (vgl. Klapp 1949-50). Das gedoppelte Spiel des Narren nihiliert so die Nihilierungsdrohung nicht-approbierter Wirklichkeitsdeutungen und münzt sie "auf diese Weise listig in eine Bestätigung um" (Berger/Luckmann 1969, S. 124).

In traditionalen Gesellschaften dient der Narr also als realistisches Maß dafür, wie närrisch der Normale in seiner Realität sich (bisweilen) gebärdet (vgl. hierzu Brant 1978). Narretei *spiegelt* sozusagen den stets gefährdeten 'Normalen': Jeder Normale hat seine närrischen Momente - gewollte und ungewollte. Der Narr läßt sich also verstehen als die Verkörperung des Möglichen im Wirklichen, das sich aber als wirkliche Möglichkeit per se wiederum nihiliert, indem es durch sich selber aufweist, wie lächerlich es wäre, diese Möglichkeit, die es repräsentiert, ernst zu nehmen. Für diesen symbolischen Gehalt steht der Hofnarr nun proto-typisch (vgl. auch Mezger 1981): Je verrückter der Gegenspieler des Souveräns, um so würdiger wirkt der Herrscher. Oder allgemeiner: Je unmöglicher die Alternative, um so selbstverständlicher erscheint das je Gegebene. Denn prinzipiell kann jede Form der Narretei herrschaftsstabilisierend funktionalisiert werden, weil der Narr (als Symbol) immer die lächerliche Alternative der je konstruierten Normalität darstellt.[138] Und der absolutistische König ist eben der Inbegriff des Außergewöhnlichen, während die Normalität dieser Zeit weit eher repräsentiert wird in den Höflingen, in den thronorientierten Untertanen.

Fassen wir zusammen: In traditionalen Gesellschaften sondern sich die Symbolsysteme, die auf das Numinose verweisen, ab von den der alltäglichen Verständigung dienenden Zeichen. Alltagswissen ist nur noch mittelbar, über von Experten verwaltete Deutungs- und Legitimationssysteme, 'abgeleitet' aus kosmologischen Gesetzen. Damit eröffnet sich - jedenfalls als eine Möglichkeit - ein privater, vom öffentlichen Leben distanzierter Bereich: nämlich der, weltabgewandter Heilssuche (vgl. Soeffner 1983b). Persönliche Identität bleibt auch in traditionalen Gesellschaften weitgehend unproblematisch: Der Mensch ist im wesentlichen, was er öffentlich 'repräsentiert'. Das, was den normalen Menschen in traditionalen Gesellschaften privatisiert, was ihn seiner Selbsterfahrung nach absondert von seiner alltäglichen Lebensgemeinschaft, ist seine individuelle Verantwortlichkeit für ein gottgefälliges Dasein, dessen Bedingungen zwar kulturell fraglos vor-definiert sind, dessen konkrete Gestaltung ihm jedoch existenziell 'auferlegt' ist.

2. Moderne Zeiten

Sind die Symbolsysteme traditionaler Gesellschaften typisch gekennzeichnet durch die Identifikation von Glauben (an ein Numinoses) und Wissen (als Offenbarwerden göttlicher Vernunft), so sind die sozialen Wissensvorräte der Moderne eben dadurch geprägt, daß diese Identität zerbrochen

ist: "Das Signum der Zeit scheint die 'zersprungene Einheit der Welt'."
(Matthiesen 1983, S. 147). Die symbolischen Gehäuse, die dem Menschen
Zuflucht und Geborgenheit bieten, zerbröckeln, die Mentalität des 'Swingens' wird - explizit oder implizit - zur allgemein verbreiteten Übung,
zum Lebensstil, der vor allem darin besteht, daß 'man' ihn durchaus von
Zeit zu Zeit (partiell oder von Grund auf) wechseln kann. 'Psycho-historical dislocation' nennt Robert Jay Lifton (1970) diese typische Situation
und bezeichnet damit den Bruch jener gefestigten Beziehungen, die die
Menschen zu den (relativ) stabilen Symbolsystemen in traditionalen Kulturen bzw. zu ihren kulturellen Traditionen unterhalten. Die kosmologisch
bedeutsame Bildersprache, die einen gesellschaftlichen Wissensvorrat 'heiligende' Metaphorik, zerfließt, das Leben des Menschen zerfällt gleichsam
entlang der von ihm adaptierten mannigfaltigen Weltanschauungen und begrenzten Zweckrationalitäten in ein Bündel von Teil-Identitäten - zumindest aber in eine Vielzahl disparater (d.h. vor allem: institutionell spezialisierter und nicht 'objektiv' sinnhaft integrierter und integrierbarer)
Rollen. Sinngebung wird zu einer hochgradig individualisierten, zu einer
privaten Angelegenheit.[139] Der Einzelmensch ist nicht mehr nur verantwortlich für sein öffentliches Verhalten, auch nicht nur für die Erlangung
des einen Heils, sondern in einem ganz neuen Sinn nun für 'sich'. Überspitzt formuliert ist die moderne Mentalität typisch geprägt durch das
unbefriedigte Bedürfnis nach einer allgemein verbindlichen "Ideologie, die
sowohl öffentliche als auch private Belange umfaßt" (Berger/Berger 1984,
S. 36).

Korrespondierend mit der besonderen Sozialstruktur moderner Gesellschaften, die sich sowohl in einer diffusen Dichotomisierung in private und
öffentliche Sphären ausdrückt als auch in einer Ausdifferenzierung verschiedener institutioneller Teilbereiche (wie z.B. Politik, Wirtschaft, Wissenschaft, Religion, Familie), welche nach je eigenen Zweckrationalitäten
organisiert sind, korrespondierend also mit dieser heterogenen Sozialstruktur, ist die alltägliche Lebenswelt des modernen Menschen kompartmentalisiert in nicht mehr sinnhaft zusammenhängende Teil-Orientierungen, in Enklaven und Sinnprovinzen. Darauf hat schon Georg Simmel
(1908, Kap. VI) mit seiner 'Kreuzung sozialer Kreise' exemplarisch aufmerksam gemacht. Das ist auch das Zentralthema der 'Rahmen-Analyse'
von Erving Goffmann (1977). Und das ist, wie bekannt, vor allem auch das
Kernstück der Gesellschaftstheorie der neueren Wissenssoziologie. Am de-

zidiertesten ausformuliert ist diese allerdings nicht in der 'gesellschaftlichen Konstruktion der Wirklichkeit' (Berger/Luckmann 1969) sondern im 'Unbehagen in der Modernität' (Berger/Berger/Kellner 1975). Danach sind zwei diffuse Rationalitäten die primären Sinnproduzenten in modernen Gesellschaften: die Rationalität der Technologie und die Rationalität der Bürokratie. Diese primären Träger haben wiederum sekundäre Prozesse evoziert, wie Urbanisierung, Massenkommunikation, Massenbildung, soziale Mobilität usw. (vgl. auch Beck 1986). Als Strukturbedingungen, unter denen der moderne Mensch lebt, nennen die Autoren u.a. Komponentialität, Progressivität, Säkularität, Multi-Relationalität, Abstraktion, formale Egalität und Anonymität. Diese Strukturbedingungen werden nicht mehr durch ein umfassendes symbolisches Sinnsystem verbindlich legitimiert, sondern nur noch formal von den primären kognitiven Stilen durchzogen.[140] Das diesen abstrakten Organisationsformen der Gesellschaft 'strukturell' entsprechende Zeitverständnis hat Rammstedt (1975) nun als 'lineares Zeitbewußtsein mit offener Zukunft' etikettiert. Das lineare Zeitbewußtsein, das auch Wendorff (1980) als kontinuierlich fortschreitend, irreversibel, gleichförmig und - in seiner modernen, also 'offenen' Variante - als 'unbegrenzt' charakterisiert, negiert das Individuum als zeitkonstitutives Subjekt, entsinnlicht Zeit und spannt den Menschen in einen für den Einzelnen unüberschaubaren Zeit-Takt ein.

Wenn dieser Einzelne seinen modernen Alltag, ja wenn er sein ganzes modernes Leben so betrachtet, dann hat er zwar einerseits den Eindruck, daß er durchaus immer mal wieder (oder auch öfters) etwas Besonderes tut oder erlebt, aber andererseits benehmen sich die meisten Leute meistens doch ziemlich normal: Man bewegt sich mit 'normalen' Verkehrsmitteln (d.h. kaum einer reitet noch auf dem Pferd zur Arbeit - und noch seltener benutzt hierzulande jemand ein Kamel zu diesem Zweck), man arbeitet in 'normalen' Produktions-, Verwaltungs- und Bildungsstätten, man wohnt in 'normalen' Wohnstätten (statt auf Bäumen oder in Höhlen), und man schläft normalerweise in 'normalen' Schlafstätten (statt sich z.B. kopfunter an der Decke aufzuhängen oder auf Nagelbrettern zu liegen). Was die Kleidung, das Essen, die sexuellen Praktiken angeht, so kennt man zwar eine relativ hohe Bandbreite - aber erstens nutzt man diese Bandbreite wohl nicht unbedingt unentwegt aus, und zweitens und vor allem ist diese Palette zwar vielfältig, aber doch auch wieder 'relativ' normal: Selbst eingeschworene Punks, um einen besonders avantgardistischen Mode- und

Lebensstil zu nennen (vgl. Soeffner 1986b), sehen üblicherweise davon ab, Dinge zu tun, die in anderen Kulturen z.B. durchaus 'normal' sind; wie etwa: große Holzscheiben in die aufgeschlitzte Unterlippe zu schieben, oder sich Rundhölzer durch den Penis zu treiben. In modernen Feinschmeckerküchen haben zwar längst geröstete Ameisen und geschnetzelte Schlangen Einzug gehalten, aber Gummireifen und Krötenschleim verschmäht man meistens immer noch. Kurz, es läßt sich kaum leugnen: Man macht nicht nur Vieles sondern das Meiste so, wie es eben viele andere auch machen (vgl. Cohen/Tayler 1977): Man richtet sich ziemlich 'typisch' ein - wenn schon ausnahmsweise nicht in der eigenen Wohnung, so doch im eigenen Leben. Man lebt Tür an Tür, Haus an Haus, Garten an Garten. Man kauft meistens die gleichen, nämlich die massenhaft produzierten, Dinge wie die Anderen. Und man stellt auch selbst wiederum Dinge, Dienstleistungen, 'Vorgänge' her, die selber Teil dieser Massenhaftigkeit sind. Die meisten Leute teilen auch ihr <u>Leben</u> auf eine recht typische Art und Weise auf und ein: den Tag ebenso wie die Woche, den Monat wie das Jahr. Und das alles wiederum verändert sich ganz typisch, je nachdem, in welcher Lebensphase man sich jeweils befindet und welchem Geschlecht, welchem Sexus man angehört.

Eine solche 'Diagnose' legt zunächst scheinbar nahe, auf die Idee der 'Massenkultur' zu rekurrieren, die vor allem auf die uniformisierende Wirkung der Medien für den individuellen Lebensvollzug abhebt, welche dazu führe, daß der Pluralismus kultureller Äußerungsformen in 'durchschnittlichen', nicht-authentischen Lebensstilen eingeschmolzen wird (vgl. etwa Heinlein 1985; aber auch Rosenberg and White 1964). 'Massenkultur' meint demnach ein auf die stereotypen Formen 'flüchtiger' Erfahrungen beschränktes kollektives Verhalten. Hauptmerkmal von 'Massenkultur' ist, daß sie sich weniger nach den ästhetischen Kriterien von kulturellen Eliten als nach dem Massengeschmack und nach optimalen Vermarktungschancen ausrichtet. Als Resultat erscheint eine 'mittelmäßige' Nivellierung der Kulturproduktion und die Reduktion ihrer Inhalte auf wenige stereotype Themen. - Die Idee von der massenmedial forcierten 'Massenkultur' beruht auf der Annahme, daß die Bevölkerung industrieller Gesellschaften ihre soziale Ordnung durch Gesetz und Organisation reguliert, daß ihre kulturelle Einheit aber durch die uniformierende Wirkung der Massenmedien hergestellt wird. 'Massenkultur' bedeutet also, daß quasi-organische Sozialstrukturen, daß soziale Differenzierungen in primären und überschaubaren Gruppierungen, daß vielfältige kulturelle Richtungen und soziale Bewegungen in 'durchschnittlichen', homogenen, nicht-authentischen Lebensstilen, Lebensweisen und Lebensformen eingeschmolzen werden. Dem Theorem von der Massengesellschaft zufolge behalten zwar die Individuen ihre konforme personale Lebensform, ihr individueller Gestaltungs-Spielraum aber wird durch die Außenlenkung des geselligen Lebens stark eingeschränkt. Der Einzelne verliert an Individualität und schwimmt gleichsam mit im Strom bzw. in den Strömungen der Massenbewegungen, der Moden und des 'Zeitgeistes' (vgl. Riesman u.a. 1958). 'Massenkultur' wäre so gesehen also eine Sonderform kulturellen Lebens und Wirkens einer Gesellschaft. Sie unterscheidet sich von 'Volkskultur' durch eine Nivellierung des kulturellen Lebens und durch die Homogenisierung der angebotenen kulturellen Konsumgüter (vgl. Schelsky 1957). 'Massenkultur' reduziert demnach sozusagen alle ideellen Inhalte auf den geistigen Horizont der Massen, die sich in ihrem kollektiven Verhalten auf die stereotypen Formen ablenkender und anregender Beschäftigung beschränken.

Eine solche Reduktion des tatsächlichen kulturellen Lebens auf den Massenaspekt aber vernachlässigt völlig die spezifische Problematik des modernen Lebens, die schon Geiger (1962) im Dualismus der gesellschaftlichen Sphären gesehen hat. Sozialisation und Enkulturation lassen sich nicht als einseitiger Akt der Beeinflussung durch die Medien definieren, sondern nur als Prozeß, in dem eine sozial produzierte Umwelt die Individuen formt und zugleich auch von diesen geformt, ja letztlich hergestellt, 'erhandelt' wird. Der moderne Mensch lebt 'typischerweise' eben nicht in einer (massenkulturell nivellierten) Welt, sondern in einer Vielzahl teilzeitlicher Sinnwelten, innerhalb derer er mit jeweils verschiedenen Anderen durchaus verschiedene Zwecke verfolgt. 'Massenkultur' bezeichnet deshalb lediglich das unreflektierteste Niveau des alltäglichen kulturellen Lebens, jenes Niveau also, auf dem vorgefertige Kulturleistungen einfach unbefragt hingenommen und stereotyp appliziert werden. Deshalb dürfen bei einer kulturtheoretischen Betrachtung jene Bereiche des Alltags nicht außer Acht gelassen werden, die nicht durch Medienkonsum ausgefüllt sind, denn hier findet eine Vielfalt höchst differenzierter Aktivitäten statt, die das Leben, auch das 'öffentliche Leben', gestalten oder zumindest mitgestalten. Jenseits der technologisch und bürokratisch bereitgestellten 'Kultur für alle' entfaltet sich in heterogenen 'Privatwelten' eine nicht nur abgeleitete Individual-und (Klein-)Gruppenkultur.

Deshalb ist empirisch die Frage zu stellen, inwieweit die kognitiven Stile von Bürokratie und Technologie auch auf die Erfahrungsstile und Handlungsmuster in begrenzten sozialmoralischen Milieus durchschlagen. Zu fragen ist aber auch, ob es Hinweise gibt, daß die kognitiven Stile der 'Massenkultur' durch bestimmte Formen der privaten Lebenspraxis 'aufgeweicht' werden, ob also z.B. die Anonymisierung der Sozialbeziehungen, die Entfremdung vom eigenen Handeln, die Ohnmachtserfahrungen, die Deprivation der Spontaneität, die generelle Verunsicherung, welche das Leben des Einzelnen in der Moderne auch kennzeichnen, in strukturell unwesentlich erscheinenden Praxisformen aufgefangen bzw. revidiert werden können - oder ob hier gar, im Gegenteil, die Entfremdung von den faktischen Lebensbedingungen noch 'verdoppelt' wird.

Der moderne Mensch sucht 'in der Masse' (und aus der Masse der Angebote) Geborgenheit in, seinen individuellen Neigungen entsprechenden, Gruppierungen: Er "versucht, eine 'Heimatwelt' zu konstruieren und zu bewahren, die ihm als sinnvoller Mittelpunkt seines Lebens in der Gesellschaft dient" (Berger, Berger und Kellner 1975, S. 61). Der Einzelne erwartet also von der 'freiwilligen' Verortung in intermediären Konglomeraten eine Anbindung an einen größeren Sinn-Zusammenhang, der aber - eben infolge der sozialstrukturellen Bedingungen in modernen Gesellschaften - letztlich konsequenterweise eine Schimäre bleiben muß. Hradil (1983a und 1983b) etwa skizziert - anhand des Begriffs der 'sozialen Lage' - neue Qualitäten der Ungleichheit, neue Kombinationen und Kumulationen spezifischer Problemlagen und ihre unterschiedlichen Auswirkungen innerhalb verschiedener intermediärer Konglomerate oder Milieus. Er hält dabei allerdings, wie schon in früheren Arbeiten (z.B. Hradil 1977), im Prinzip am Schichtungsmodell und an tradierten Indikatoren fest und unternimmt es lediglich, die Erklärungsreichweite durch eine Differenzierung verschiedener Analyseebenen zu erhöhen: Zur 'Ebene struktureller Lebensbedingungen' (die den Einfluß eines spezifischen Disparitätenmodells zwar nicht thematisiert, aber auch nicht verleugnen kann) tritt die mittlere 'Ebene milieuspezifischer Lebenswelten'[141] und die 'Ebene individueller Lebenslagen'.

Konsequenter als Hradil thematisiert Beck (1983) die Auflösung überkommener Schichten-, Stände- und Klassenmentalitäten: dem Beckschen Individualisierungstheorem liegt im wesentlichen eine Indikatorenanalyse der

Hypothese zugrunde, daß unter den in der Bundesrepublik Deutschland herrschenden wohlfahrtsstaatlichen Bedingungen ein neuer Schub des Problematischwerdens persönlicher Identität eingesetzt hat. Beck konstatiert, daß die wohlfahrtsstaatlich produzierte Generalisierung von Bildung, Mobilität, Konkurrenz, Verrechtlichung usw. dazu geführt hat und immer noch dazu führt, daß traditionelle Formen der sozialen Einbindung individueller Lebensplanung und -gestaltung zunehmend diffus und individuell belangloser, ja unerfahrbarer werden. <u>Subjektiv</u> nimmt die Selbstverständlichkeit, die fraglose Normativität sozialmoralischer Milieus ab, <u>objektiv</u> wird abgrenzbare Milieu-Normalität immer schwieriger beschreibbar: Klassen-, Stand-, Schicht-, aber auch Verwandtschafts-, Gemeinde- und Konfessions-Interessen bestimmen immer weniger apriorisch die biographischen Dispositionen des Einzelnen. Zugleich aber deutet Beck auch neue Formen sozialer Ungleichheit an (wie z.B. Generations-, Geschlechter-, eventuell auch Reproduktions-, Ressourcen-, Ressortskonflikte usw.). Darüber hinaus konstituieren sich 'alternative' Subkulturen, die nicht nur durch Wertewandel, sondern durch eine völlige Umwertung überkommener Leistungsorientierung gekennzeichnet sind (vgl. hierzu Beck 1984). In der Diskrepanz von privater Selbstsuche und zunehmend anachronistischer werdenden institutionellen Standardisierungserfordernissen erkennt Beck eine Chance zu Entanonymisierung, Dezentralisierung und 'Verdörflichung'.

Zu fragen ist aber, inwieweit wir tatsächlich aktuell vor oder in einem <u>neuen</u> Individualisierungsschub stehen, und ob dieser tatsächlich eine neue Qualität aufweist, oder ob er lediglich eine quantitative Prolongation eines Dauerprozesses in modernen Gesellschaften darstellt (wie er etwa von Luckmann, z.B. 1972, konstatiert wird). Zur Klärung dieses Aspektes ist wohl, stärker als es von Beck programmatisch skizziert worden ist, auf die Definitionskompetenz des handelnden Individuums zu rekurrieren. D.h., intermediäre Konglomerate, sozialmoralische Milieus sind selber als Konstrukte sozialen Handelns zu verstehen und als Sedimente intersubjektiver Praxis zu dechiffrieren (vgl. auch Hitzler und Honer 1984 und 1986). Dann nämlich lassen sich auch die Gestaltungsprinzipien <u>symbolischer</u> Äußerungsformen rekonstruieren, in denen sich die existenzielle Grundhaltung, die Einstellung des Subjekts zur Welt objektiviert und zugleich verschlüsselt[142]: Menschen in modernen Gesellschaften müssen alltäglich eine Vielzahl von nicht aufeinander abgestimmten Um-Orientierungen vornehmen, um am sozialen Leben teilhaben zu können. Menschen in modernen Gesellschaften müssen alltäglich an höchst verschiedenen sozialen 'Veranstaltungen' teilnehmen, die zwar jeweils in sich sinnvoll erscheinen, aber kaum Rezepte für die Orientierung in anderen sozialen Zusammenhängen bereitstellen. Zwar ist zumindest das öffentliche Leben nahezu total institutionell organisiert, aber der einzelne institutionelle Teilbereich verliert seine zweckrationale Bedeutung und seine symbolische Gültigkeit dort, wo er an die Grenzen des nächsten Teilbereichs stößt. Keine Institution in der Moderne vermittelt einen <u>übergreifenden</u> Sinn, eine Metainstitution fehlt. Aus der Perspektive des Einzelnen erscheinen die Institutionen zugleich unwirklich und zwanghaft. Erst in dem Maße, in dem er sich aus der Öffentlichkeit zurückzieht, in dem Maße, in dem er 'privatisiert', gewinnt er üblicherweise den Eindruck, wirklich 'er selbst', eine personale Einheit und Ganzheit zu sein (vgl. Luckmann 1967 und 1973).

Individuelle Sinngebung ist, gerade weil sie <u>kein</u> institutionelles Thema mehr darstellt, ein strukturelles Problem moderner Gesellschaften (vgl. Luckmann 1983a). Der Einzelne trifft auf eine Vielfalt von Sinnangeboten, unter denen er mehr oder minder frei wählt. Aus heterogenen symbolischen Äußerungsformen 'bastelt' er dann gleichsam seinen Lebensvollzug, seine persönliche Identität zusammen. Er bewältigt seine undurchschaubare komplexe Wirklichkeit dadurch, daß er dieser Wirklichkeit zuhandene Elemente entnimmt und daraus eine subjektiv sinnhafte kleine Wirklichkeit, eben <u>seine</u> konkrete Lebenswelt konstruiert. Der moderne Mensch gestaltet sein Leben wie ein 'patchwork' oder 'puzzle' aus Partizipationen an verschiedenen sozialen Teilzeit-Aktivitäten, an dem, was Berger und Luckmann (1969, S. 85) "kleinere gesellschaftliche Formationen" genannt haben. - Strukturell dazu gezwungen, seinen subjektiven Lebenssinn, seine persönliche Identität der sozialen Welt erst abzuringen, muß sich der moderne Mensch immer wieder von Gewohnheiten und Routinen distanzieren, um von einem sozial organisierten Bedeutungsfeld in ein anderes zu wechseln, und so seine alltäglichen Sinn-Partikel 'einsammeln'. Schon Thomas (1965, S. 241) hat konstatiert, daß der moderne Mensch im allgemeinen verschiedenen Gruppierungen angehöre, von denen jede einen bestimmten Teil seiner Einstellungen organisiert. Solche Gruppierungen sind normalerweise Teilzeit-Kollektive, begrenzte, sozial geteilte 'Zweckwelten' innerhalb der individuellen Lebenswelt (vgl. Husserl 1954, Beilage XVII).

Könnte man aber nicht prinzipiell das in Teilzeit-Engagements zerfallene, typische individuelle Leben auch <u>anders</u> gestalten? Könnte man nicht z. B. versuchen, alles, was man tut, mit demselben oder denselben Menschen zu tun? Oder könnte man nicht im Gegenteil versuchen, niemals das Gleiche mit demselben oder denselben Menschen zusammen zu tun? Oder könnte man nicht das Zusammenleben mit bestimmten Anderen eben tage-, wochen-, monatsweise aufteilen, so daß man heute alles, was man tut, mit diesem und morgen alles, was man tut, mit jenem Anderen tut? Nun, manche Menschen zumindest versuchen ja ihr Leben, vor allem ihr Leben mit Anderen, anders zu leben: Manche z.B. nehmen sich vor, möglichst ganz allein ihren Alltag zu gestalten. 'Singles' nennen wir solche Leute heutzutage neudeutsch. Andere nehmen sich im Gegenteil dazu vor, mit bestimmten Anderen möglichst alles gemeinsam zu machen, d.h. 'alternativ' zu leben und eben nicht in dieser Rolle mit diesem und in jener Rolle mit jenem Menschen zusammen zu sein, bzw. zu tun zu haben, sondern ganzheitliche und ganzzeitliche Beziehungen zu unterhalten.

Aber auch ganz überzeugte 'Singles', die ihren Ehrgeiz darein legen, möglichst alle traditionellen Beziehungen zu lösen und ungebunden an andere Menschen durchs Leben zu ziehen, stecken einerseits immer schon in eingelebten Teilzeit-Beziehungen (zu Eltern, zu Jugendfreunden oder zumindest zu Arbeitskollegen). Auch überzeugte 'Singles' müssen fast unweigerlich bestimmte Phasen ihres Alltags mit immer wieder denselben Anderen teilen. Und andererseits bauen auch überzeugte 'Singles' fast ebenso unweigerlich neuartige (oder auch gar nicht so neuartige) dauerhafte Beziehungen zu anderen Menschen auf - auch wenn diese dann oft mit dem Nimbus der Zufälligkeit verbrämt werden. (Besonders typisch hierfür sind wohl 'Cliquen', die sich immer wieder in bestimmten Kneipen treffen). Was 'Singles' also tatsächlich ändern, sind teilweise die Formen ihrer privaten Beziehungen. Vor allem durchbrechen sie die ihrer Meinung nach überholten, veralteten, gesellschaftlich üblichen Formen der 'Verantwortlichkeit' für andere Menschen. Was sie im Prinzip nicht ändern (und, wie ich behaupte, auch nicht ändern können), das ist die Teilzeit-Struktur des modernen Lebens (vgl. auch Cargan and Melko 1982).

Und auch ganz überzeugte 'Alternative', die versuchen, zumeist gar nicht so neue, aber derzeit eben einigermaßen ungewohnte Formen von 'Gemeinschaft', von ganzheitlichem Zusammenleben zu praktizieren, zollen unweigerlich der modernen Teilzeit-Kultur ihren Tribut. Einerseits kommen auch überzeugte 'Alternative' im Alltag kaum umhin, verschiedene Beziehungen nach 'außen' zu unterhalten: Auch wenn sie zusammen schlafen, arbeiten und essen, so müssen sie doch gelegentlich einkaufen, auf Ämter gehen, familiäre Verpflichtungen wahrnehmen usw. (Außerdem lebt jeder Mensch eben auch in Sinnwelten, die er mit niemandem teilen kann.) Andererseits zeigt sich in der alltäglichen Praxis jeder 'alternativen' Lebensgemeinschaft, daß auch ihre Mitglieder immer wieder zumindest kurzfristige, spontane 'Ausflüge' unternehmen, daß auch sie sich ab und zu wenigstens vorübergehend aus dem Kollektiv zurückziehen, ausbrechen und Außenkontakte knüpfen wollen. Was 'Alternative' also praktisch abzubauen versuchen, das sind die sogenannten Sachzwänge von anonymen Institutionen, von Industrien und Bürokratien, jene Sachzwänge, die ein 'reibungsloses Funktionieren' vom Einzelnen fordern, jene Sachzwänge, die ihn dazu bewegen, eben immer genau dann die Rolle zu spielen, die jetzt, und nachher eben jene Rolle, die dann den Anforderungen dieser undurchschaubaren, unpersönlichen 'Systeme' genügt. Die 'Alternativen' versuchen also, das Leben so zu organisieren, daß es (wieder) den Wünschen und Bedürfnissen der Menschen, statt den Erfordernissen eines 'funktionalen Ablaufs' entspricht. Aber auch wenn es, was bezweifelt werden kann, den 'Alternativen' gelingt, den Alltag menschenfreundlicher und menschlicher zu gestalten, so ändern sie doch wahrscheinlich nichts Prinzipielles daran, daß das moderne Leben eben keine zeit-lose Idylle ist, sondern ein ziemlich wirres Getriebe von Teilzeit-Angelegenheiten, daß die Routine des modernen Lebens eben gerade darin liegt, daß man unentwegt seine Beziehungen, seine Interessen, seine 'Perspektiven' wechselt und verändert, daß man sich 'situationsgerecht' verhalten muß (vgl. auch Kurz 1978).

Anders ausgedrückt: Der Einzelne bindet sich immer wieder freiwillig ein in sozial vorgefertigte Handlungs- und Beziehungsmuster und internalisiert dabei die dort jeweils vorformulierten, begrenzten Weltdeutungsschemata. Die alle Lebenssituationen umgreifende kulturelle Dauerorientierung ist zersplittert in teilzeitlich und teilräumlich spezifizierte Bezugsgruppenorientierungen (vgl. Shibutani 1955). Bezugsgruppenorientierungen meinen die Teilhabe an unterschiedlichen, sozialen Kollektiven jeweils gemeinsamen, Perspektiven der Welterfahrung. Solche Kollektive können, müssen aber nicht, räumlich, zeitlich und sozial eindeutig verortbar sein. Wesentlich hingegen ist, daß sie ausgrenzbare Interaktions- und Kommunikationsstrukturen aufweisen, daß sie Wissens- und Relevanzsysteme ausbilden, denn 'zufällige' gemeinsame Perspektiven verschiedener Menschen werden interaktiv und kommunikativ stabilisiert. Und erst bei relativ stabilisierten gemeinsamen Perspektiven läßt sich sinnvollerweise von 'Gruppen' reden (vgl. Neidhardt 1979 und 1983). Der moderne Einzelne steht typischerweise am Schnittpunkt oder an der Kreuzung mannigfaltiger Perspektiven, die er mit je Anderen teilt. Die gemeinsame Perspektive einer Gruppe wiederum entsteht in der Wechselbeziehung der Artikulationen individueller Welterfahrungen. Der Alltag des modernen Individuums ist typisch gekennzeichnet dadurch, daß es ständig von Gruppenorientierung zu Gruppenorientierung wechselt, daß es bei jeder Umorientierung in eine andere Rolle schlüpft, und daß es in jeder Rolle nur einen Teil seiner persönlichen Identität aktualisiert und thematisiert. Und dabei wird es normalerweise betreut und umsorgt von allerlei expliziten und impliziten <u>Sinnlieferanten</u> mit begrenzter Reichweite und Haftung, die in unterschiedlichster Weise die Transformation des vereinzelten Einzelnen in irgendeine Form von 'Gruppenseligkeit' propagieren (vgl. Bahrdt 1980, Luckmann/Berger 1980).

Diesen Sachverhalt teilzeitlicher Bezugsgruppen-Orientierung haben wir - zur besseren Unterscheidung von der Lebenswelt als dem "Inbegriff einer Wirklichkeit, die erlebt, erfahren und erlitten wird" (Schütz und Luckmann 1984, S. 11), also vom Begriff der 'Lebenswelt', der in der Tradition Husserls die Welt schlechthin bezeichnet, wie sie in subjektiven Bewußtseinsleistungen konstituiert wird - im Anschluß an Benita Luckmann (1970 und 1978) als <u>Partizipation an kleinen sozialen Lebens-Welten</u> etikettiert, als Partizipation an Ausschnitten aus der sozial konstruierten und produzierten Welt des (Er-)Lebens einer Gesellschaft[143]: Kleine soziale Lebens-Welten heben sich im System meiner lebensweltlichen Relevanzen thematisch, interpretativ und motivational ab als Korrelate spezifischer Interessen und Interessenbündel. Diesen Korrelaten eignen jeweils spezifische sozial vordefinierte Zwecksetzungen, die ich, meinen Relevanzen und Interessen entsprechend, mehr oder minder nachdrücklich internalisiere. D.h., die Gültigkeit dieser sozialen Zwecksetzungen 'für mich' korreliert mit dem Ausmaß meiner Identifikation mit dem jeweils vorfindlichen Sinnsystem. Anders ausgedrückt: Im Rahmen meiner subjektiven Relevanzen konstituiere ich kleine soziale Lebens-Welten, wobei mir meine Interessen wiederum als Teile der hierbei jeweils sozial gültigen Bedeutungs- und Relevanzschemata erscheinen. Teile meines subjektiven Wissensvorrates erscheinen mir als Entsprechung von Teilen kollektiv geteilter Vorräte von Sonderwissen. Andere Subjekte erscheinen mir 'wie ich' in Bezug auf definierbare Zwecksetzungen. Meine Teilhabe an den Sozialitäten, welche meine verschiedenen lebensweltlichen Enklaven prägen, erscheint mir als je spezifisch prinzipien- und regelgeleitet. Der subjektive Sinn einer kleinen sozialen Lebens-Welt konstituiert sich im Rekurs auf meine individuellen Erfahrungen. Die intersubjektive Bedeutung einer kleinen sozialen Lebens-Welt erscheint mir als interaktives und kommunikatives Konstrukt.

Mein Handeln in einer zwar subjektzentrierten aber eben auch grundsätzlich intersubjektiv bedeutsamen kleinen Lebens-Welt erfolgt dementsprechend typischerweise unter Verwendung sozial vorgegebener und 'hier' gültiger Muster und Schemata. Die Möglichkeiten subjektiv 'willkürlicher' Sinnsetzungen sind auf das Maß des mit den von mir internalisierten Zwecken Verträglichen eingeschränkt. Das in dieser Teil-Welt sozial approbierte Wissen erscheint mir mit den 'Konturen des Selbstverständlichen' (vgl. Schütz/Luckmann 1979, S. 219ff). In der kleinen sozialen Lebens-Welt gilt, was aufgrund der Pluralität der Perspektiven für die alltägliche Lebenswelt des modernen Menschen insgesamt zumindest problematisch geworden ist, nämlich: daß zumindest dieser Ausschnitt aus der Welt vom anderen Teilhaber typischerweise ebenso erfahren wird wie von mir, daß unsere Standpunkte vertauschbar, daß unsere Relevanzsysteme kongruent, daß mithin unsere Perspektiven reziprok sind (vgl. Schütz 1971b, S. 12-15 und 364f). In der kleinen sozialen Lebens-Welt gilt auch, was ebenfalls für den alltäglichen Lebensvollzug in der Moderne problematisch geworden ist, nämlich: daß bewährte Deutungs- und Handlungsmuster relativ fraglos auch aktuell und zukünftig erfolgreich angewandt werden können - und zwar sowohl dann, wenn sie aus eigenen Erfahrungen resultieren, als auch dann, wenn sie sozial vermittelt sind. Dadurch werden in der kleinen sozialen Lebens-Welt reziproke Verhaltenserwartungen typisch standardisiert. Der Andere wird als Mitglied bzw. als Teilhaber 'wie ich' für mich verläßlich, und ich bin es ebenso für ihn.

Der Grund für diese relativ unproblematischen Routinisierungsmöglichkeiten innerhalb einer jeden einmal internalisierten Teilperspektive, die damit der zunehmenden Problematisierung des individuellen Lebensvollzugs in der Moderne insgesamt gleichsam konträr entgegensteht, liegt wiederum einfach in der räumlich, zeitlich und vor allem thematisch begrenzten Reichweite der approbierten Deutungsschemata. Normalität heißt hier Normalität einer besonderen Perspektive; Geltung heißt hier Geltung für einen bestimmten Kontext; Typik heißt hier Typik einer begrenzten Erfahrung. Die subjektiv wie intersubjektiv befriedigende <u>Sinnhaftigkeit</u> einer kleinen sozialen Lebens-Welt korrespondiert hochgradig damit, daß die in ihr gültigen Problemlösungsmuster eben nicht, zumindest nicht fraglos, auf andere Lebensbereiche übertragbar sind, daß sie eben <u>keinen</u> Generalplan für die Bewältigung der Gesamtbiographie in der Moderne bereitstellen, auch wenn die ideologischen Experten vieler, wenn nicht der meisten Zweckformationen und Interessengruppierungen einen solchen Anspruch artikulieren. Die intersubjektiv gewußten 'Zwecke' kleiner sozialer Lebens-Welten konstituieren sich im individuellen Bewußtsein als temporäre thematische Kerne, die - unter anderem - den individuellen Lebensvollzug strukturieren. Der Sinn der je aktuellen Partizipation konstituiert sich in der vergleichenden Erinnerung an frühere - gleiche, ähnliche, andere und ganz andere - Partizipationen bzw. Partizipations-'Typen'. Aktuelle Erfahrungen gewinnen Sinn durch den Rückgriff auf den biographisch erhandelten subjektiven Wissensvorrat, der natürlich vor allem einen individuellen Ausschnitt aus dem jeweils verfügbaren sozialen Wissensvorrat darstellt. Die Komplexität aktuellen Erlebens wird so situativ reduziert auf Modifikationen von Erfahrungstypen und auf mehr oder minder 'selbstverständliche' Anwendungen von Erfahrungsschemata. Sozial vermittelte Erfahrungsschemata stellen die Grundelemente, die 'Bausteine' dar, aus denen <u>Mentalität</u> 'gemacht' ist. Mentalität ist das strukturierte Insgesamt von Einstellungen und so der mehr oder minder unbefragte Hintergrund der Handlungsorientierungen, aus denen der Einzelne subjektiv seine persönliche Identität konstruiert (vgl. Tellenbach 1974). Und wenn es denn so etwas wie einen typischen Charakterzug <u>deutscher</u> Mentalität gibt, dann ist es wohl der 'Wille zur Gemütlichkeit'.

Exkurs ins Deutsche

Diese Einstellung, die darauf abzielt, bedürfnisfreies Wohlbefinden durch Ausklammerung problematischer Erinnerungen, Interessen und Erwartungen herzustellen und aufrechtzuerhalten, also sozusagen 'die Wirklichkeit zu überlisten' (vgl. Schwarz 1982), prägt mehr oder weniger deutlich insbesondere unsere privaten Kulturen. Dieser 'Wille zur Gemütlichkeit' scheint ein mentales Erbe unserer Geschichte zu sein, das in der Bundesrepublik quer durch alle gesellschaftlichen Formationen gepflegt und weitergereicht wird: Zwar haben die letzten Jahre im und die ersten Jahre nach dem Zweiten Weltkrieg 'Gemütlichkeit' ein wenig zum Problem gemacht und damit nicht zum geringsten zur 'Amerikanisierung' unserer Lebensweise beigetragen. Erhalten geblieben ist aber jene Mentalität, die Werte wie Sicherheit, Stabilität, Ordnung, Sinn des Lebens, Wohlstand usw. nahezu synonym setzt, als untereinander austauschbar versteht. Neudeutsch ist allerdings die Auffassung, dergleichen Wertfragen ließen sich auf dem Niveau des Warenkonsums abhandeln, sozusagen objektivieren, bzw. die Objekte, die Waren seien diese Werte. In dieser Hinsicht ist eben nicht nur der beharrend-spießige 'Michel' typisch, sondern auch der dynamisch-spießige Opportunist und Karrierist (vgl. Jung 1982), die Barfrau ebenso wie die alternative Ökosozialistin, der Punker wie der Rentner. Jedenfalls sind die mentalen Differenzen weitaus geringer als es die Mimikry der divergenten Habitualitäten, der distinkten und distinktiven Accessoires und Requisiten vorgaukelt. Andererseits aber sind wir dabei doch praktisch in so viele unterschiedliche Wahlmöglichkeiten verstrickt, Waren und Ideen, Waren als Ideen, Ideen als Waren zu konsumieren, daß wir uns wohl kaum noch darauf einigen könnten, was nun eigentlich mit 'Gemütlichkeit' tatsächlich gemeint ist. Gemütlichkeit bedeutet heutzutage und hierzulande sozusagen für Jeden etwas anderes; aber als Grundmentalität ist der Wille zur Gemütlichkeit nach wie vor allgemein verbreitet.

D.h., einerseits existiert bis heute diese deutsche Grundmentalität, andererseits aber ist in der Bundesrepublik die deutsche Kulturtradition entschieden problematisiert, wohl auch ent-pathetisiert. Die Gesamtkultur der Bundesrepublik ist zum einen geprägt von einer sozial unbewältigten, nachgerade kollektiv verdrängten jüngeren Vergangenheit (nur so läßt sich z.B. jene aufschäumende sentimentalistische Reaktion auf rührselige amerikanische Nazizeit-Filme erklären - vgl. hierzu Ahrens u.a. 1982), und zum anderen von einem nicht nur kosmetischen Umbau sozialstruktureller Verhältnisse, die eben zu den erwähnten Irritationen gegenüber tradierten Wertekatalogen geführt haben. Solche Wertekataloge, klassen-, schicht- und standspezifisch geformt, gepflegt und überliefert, wurden, wenn nicht eingeschmolzen, so doch weitestgehend überformt im Tiegel amerikanischer Warenkultur: Im kulturgeschichtlichen Fluß der Bundesrepublik folgte ja bekanntlich eine Bekleidungs- einer 'Freß'-Welle und wurde wiederum abgelöst von der sogenannten Einkaufs-, und dann von einer Urlaubs-Welle (vgl. Selle 1981, Kap. IV). Im Kontext von Protest- und Öko-Wellen setzte erst allmählich, sozusagen vom nunmehr erreichten Niveau eines satten Standards aus, auch eine verunsicherte Nachdenklichkeit über ehedem recht fraglose Selbstverständlichkeiten der individuellen und auch der gesellschaftlichen Praxis ein, die allerdings nur Teile der Bevölkerung ergriffen hat, während andere Teile eben weiterhin ihre Waren-Ambitionen pflegten, sich also vor allem für die Steigerung und Verfeinerung ihrer Konsumchancen interessierten. Inzwischen aber ist nicht mehr nur der konsumistische Bundesbürger irritiert durch jugendlichen Protest, inzwischen wird die ganze deutsche 'Gemütlichkeit' (und nicht nur diese) wieder einmal problematisiert durch (nationale und globale) politische und wirtschaftliche Rahmenbedingungen (vgl. Beck 1986).

Hieran erkennen wir exemplarisch: Über die Mentalität ist der Einzelne nicht nur direkt mit seinen konkreten Bezugsgruppen, sondern auch mittelbar, mehr oder minder ausgeprägt, verbunden mit einer soziohistorisch gegebenen Gesamtkultur. Die Konstruktion kleiner Lebens-Welten findet mithin auf zwei Ebenen statt: einerseits bezogen auf den institutionellen Rahmen, wo sie sich um die diversen Rollen des Individuums herum ausbilden, und andererseits bezogen auf die private, vom institutionellen Bereich als 'strukturell unwesentlich' abgekoppelte Lebensführung. In der privaten bzw. privatisierten Lebensführung erscheinen die Partizipationen an kleinen Lebens-Welten als Mischung aus modernen und traditionalen Elementen und als teilzeitliche Erprobungen wenigstens subjektiv 'neuer' Designs für ein ganzheitliches und stabiles Gemeinschaftsleben unter Verwendung verschiedener historischer Modelle.[144)] Eine chronologische Typologie solcher Modelle hat z.B. das Institut für Freizeitwirtschaft in München in Form einer einfachen Klassifizierung vorgestellt (z.B. in Spiegel-Verlag 1983 und in IFF 1984): Danach hat in der Phase des sogenannten 'Wiederaufbaus' in der Bundesrepublik ein arbeitsorientierter Lebensstil vorgeherrscht. D.h., Freizeit wurde (und wird von diesem Typus noch immer) verstanden als Reproduktions-und Rekreationsphase, die dazu dient, die Erwerbsarbeitskraft zu erhalten bzw. wiederherzustellen. Ab den späten sechziger Jahren hat sich dann, infolge des Heranwachsens neuer Altersgruppen, stetig ansteigender Einkommen, faktischer Arbeitszeitverkürzungen und allgemeiner sozialer Absicherung, das Selbstverwirklichungsbedürfnis der Menschen mehr und mehr auf die als 'frei' empfundenen Zeiträume verlagert. D.h., Freizeit wurde (und wird von diesem Typus noch immer) verstanden als Gegenwelt zur Arbeit schlechthin, als Bereich des Genießens und Konsumierens, des Wählenkönnens, Mitmachens und Spaßhabens. Der immense Aufschwung der gesamten Freizeitindustrie in den siebziger Jahren resultiert im Grunde aus den durch diesen hedonistischen Lebensstil ausgelösten Nachfragewellen. Aktuell nun breitet sich, wiederum insbesondere bei der jüngeren Generation, neben einer massiven Renaissance des Konsumhedonismus auf relativ hohem Ressourcen-Niveau, eine neue, dritte, von den beiden vorhergehenden deutlich unterschiedene Einstellung aus: Der integrierte Lebensstil, der sich als Reaktion auf die Sättigung und Übersättigung mit Konsumgütern und auf das Sichtbarwerden von vor allem ökologischen Grenzen des Wachstums erklären und als Wandel der alltäglichen Orientierung hin zu sogenannten 'postmaterialistischen' Werten verstehen läßt.

Die Rede vom <u>Lebensstil</u> verweist also auf eine erkennbar distinktive Art, zu leben (vgl. Michailow 1986). Um sinnvoll von Lebensstil bzw. Lebensstilen sprechen zu können, müssen sozialstrukturelle Rahmenbedingungen gegeben sein, die es ermöglichen, zwischen Alternativen bzw. aus einem differenzierten Angebot zu wählen. Lebensstil leitet sich demnach her aus den Erfahrungen von Handelnden in Bezugs- und Mitgliedschaftsgruppen bzw. -gruppierungen, die ihrerseits wieder weitgehend geprägt sind durch die Position des Handelnden im sozialstrukturellen Gefüge. Lebensstile sind in modernen westlichen Gesellschaften daher im wesentlichen verknüpft mit Konsumverhalten - mit Konsumverhalten im materiellen und ideellen Sinne (vgl. Sobel 1981). Andererseits reagiert auch die 'Angebotsseite' auf diese strukturelle Notwendigkeit, aus heterogenen Versatz stücken neue Stil-Pakete zusammenzustellen. D.h. auf dem Markt werden nicht nur vorgefertigte 'Elemente', sondern ganze Kombinationen von Elementen angeboten, die 'en bloc' konsumierbar sind. Längst verkauft ja die Werbung nicht Waren sondern Lebensgefühle, fabriziert, Fertigmenues gleich, so etwas wie Mehr-Komponenten-Lebensstile, die eben nicht mehr in der freien Zusammenstellung von unterschiedlichstem 'Material', sondern in einem gruppenkonformen Einholen vor-geschriebener Konsum- und Verhaltenssegmente sich entwickeln. Wer, bezogen auf welches Milieu, auf welche Sub-Kultur, auf welche soziale Formation auch immer, 'in' sein will, kommt nicht umhin, Dieses und Jenes eben mit-zutun, und Dieses und Jenes hingegen zu unterlassen oder zumindest verdeckt zu halten (vgl. Scheuch 1975).

Distinktionsbedürfnisse internalisiert der Einzelne also durch Konditionierungsprozesse, durch die Aufrechterhaltung symbolischer Rangordnungen und durch den Gebrauch von Klassifikationssystemen. Sie werden stabilisiert durch die Routinen alltäglicher Interaktion. Und diese internalisierten Bedürfnisse wiederum werden befriedigt durch die systematische Verknüpfung aufeinander abgestimmter kultureller Kompetenzen, die sich auf einen Gesamtkomplex distinktiver Präferenzen beziehen - also durch einen kollektiv vermittelten und akzeptierten Lebensstil. Darauf hat vor allem Pierre Bourdieu (1982) aufmerksam gemacht. Ihm zufolge lenken und formen sozial eingeübte Geschmacks-Dispositionen habituell das individuelle Handeln und setzen es als Teilhabe an einem klassenspezifischen Lebensstil von den kulturellen Gewohnheiten anderer Schichten ab. Lebensstil kennzeichnet demnach den habituellen Vollzug der individuellen Praxis, und er kennzeichnet auch die Art und Weise, wie der Einzelne Wirklichkeit erfährt. Für Bourdieu sind individuelle Dispositionen aber lediglich strukturelle Varianten des Klassenhabitus (vgl. auch Bourdieu 1979), und 'Geschmack' ist ein distinktives Symbolisierungsprinzip der Zugehörigkeit zu einer der strukturell relevanten sozialen Gruppierungen. Strukturell relevant sind dabei vor allem drei Schichtformationen, die mit unterschiedlichen Legitimationspotentialen hinsichtlich der Geltung kultureller Äußerungsformen korrelieren (vgl. auch Bourdieu 1974). Der Habitus, der Vermittler zwischen (sozialer) Struktur und (individueller) Praxis, erzeugt also kollektiv distinkte Formen <u>kultureller</u> Orientierung, die ihrerseits Schichtgrenzen idealtypisch markieren. Der Habitus ist das Insgesamt dessen, wie wir uns den Anderen präsentieren: Unsere Gewohnheiten, unser Verhalten, unsere Eigenheiten, unser 'outfit', unsere Staffage, unsere Requisiten. Der Habitus ist ein Mittel der Verständigung zwischen Menschen. In modernen Gesellschaften ist 'Attraktivität' im weitesten Sinne das wohl wichtigste Kriterium der Arbeit am Habitus, der Image-Pflege.

Kleidung z.B. dient Menschen keineswegs nur zum Schutz gegen Witterungseinflüsse sondern vor allem auch dazu, soziale Botschaften auszusenden. Bei vielen Kleidungsstücken lassen sich weder Nützlichkeitsfunktionen noch Sittsamkeitsfunktionen feststellen; sie sind reines Signalement. Es gibt keine Hinweise darauf, daß das Bedürfnis, oder eben die Gewohnheit, sich zu dekorieren, herauszuputzen, auszustaffieren, in irgendwelchen Kulturentwicklungen abnehmen würde. Festzustellen ist lediglich, daß sich der Zeitgeschmack bzw. die Zeitgeschmäcker und jeweiligen Anti-Geschmäcker in stetem Wandel befinden. Aber so oder so, in dieser oder jener Verpackung: durch Bekleidung versenden Menschen so viele und so 'interessante' optische Signale, daß sie freiwillig auf ein solch brauchbares Medium allenfalls vorübergehend und im Hinblick auf situative Dringlichkeiten verzichten. - Aber Kleidung ist nur eine Möglichkeit, sich zu schmücken und so seine Attraktivität zu erhöhen. Andere Möglichkeiten sind das Bemalen der Nägel, das Schminken des Gesichtes, das Parfümieren, das Feilen der Zähne, das Durchstechen des Fleisches, das Einritzen von Narben auf der Haut, das Gestalten der Haare usw. Solcherlei Aktivitäten sind ebenfalls primär kommunikative Zeichen - lang anhaltende (z.T. lebenslang anhaltende) ebenso wie in hohem Maße flüchtige (der feine Duft, die bemalten Lippen). In modernen Gesellschaften, wo soziale Ränge nur noch ganz selten quasi von Geburt an festgelegt sind, wo man vielmehr sein Leben lang mit hierarchischen Veränderungen 'nach oben wie nach unten' rechnen muß, ziehen normale Leute allerdings normalerweise solchen Zierat vor, der je nach Situation an- und abgelegt werden kann, statt sich definitiv in irgendeine Richtung zu 'brandmarken' (wie z.B. bei Tätowierungen, beim Einbinden der Füße, Aufschneiden der Lippen usw.). Durchstoßene Ohrläppchen gehören schon mit zu den gravierendsten Veränderungen, die wir üblicherweise zu reinen Schmuckzwecken an unserem Körper vornehmen (vgl. Morris 1978; vgl. auch Polhemus 1978, Argyle 1979).

Jedenfalls: Die Legitimität von Lebensstilen, die sich in solchen und vielen anderen Habitualitäten äußern, hängt davon ab, wie exklusiv ihr Vollzug an wiederum unterschiedlich legitime kulturelle Kompetenzen gebunden ist. Die Darstellung von Status ist nichts anderes als eine Botschaft, die ausgesandt wird, um Andere darüber zu unterrichten, welchen gesellschaftlichen Rang man beansprucht. Das kann ebenso durch Demonstration von Muskelkraft geschehen wie durch Titel, durch Demonstration von politischer Macht ebenso wie durch Besitz, durch Familienzugehörigkeit ebenso wie durch schöpferische Fähigkeiten. Soziale Klassifikationen lassen sich also nicht nur anhand von Einkommen, Bildungsabschlüssen und Berufsprestige vornehmen, wie dies in der Soziologie traditionell üblich ist, sondern auch über den Lebensstil, der in verschiedenen Gesellschaftsgruppierungen 'üblich' ist, über den jeweiligen kollektiven 'Geschmack'.[145]

Nicht übersehen läßt sich aber, daß der Verbindlichkeitsanspruch auch vor-komponierter oder vielleicht besser: 'oktroyierter' Lebensstil-Pakete normalerweise eben an der strukturell bedingten Komplexität individueller Lebensgestaltung in der Moderne scheitert: Die Vieldimensionalität der Orientierungen, die der Einzelne in seinem teilzeitlichen Rollenverhalten externalisiert, läßt sich normalerweise <u>nicht mehr</u> in einem <u>vorfabrizierten Sinnkosmos</u> bündeln. So bleiben nicht nur einzelne Bestandteile eben nur Teile, sondern es bleiben auch die Pakete typischerweise allenfalls bereichshomogenisierende, kaum jedoch Lebens-Flächen deckende 'Versorgungs'-Einrichtungen. Zumindest die individuelle Integration diverser zuhandener Lebensstile zu einem Lebens-Ganzen bleibt eine Privatangelegenheit von uns modernen Menschen, verbleibt uns als Möglichkeit ebenso wie als Notwendigkeit, unsere je eigene Welt zu konstruieren: Wir sind darauf angewiesen, die 'Drehbücher' unseres individuellen Lebens selber zu schreiben, die 'Landkarten' für unsere Orientierung in der Gesellschaft selber zu zeichnen, über unsere Biographie, unsere Persönlichkeit, unser Selbstverständnis selber 'Regie zu führen'. Unser Tages- und Lebenslauf ist gleichsam eine unstete und manchmal auch unsichere 'Wanderung', die wir durch eine Vielfalt von kleinen Lebens-Welten unternehmen. Wir modernen Menschen sind nicht mehr 'zuhause' in einem stimmigen Sinnkosmos, wir ähneln eher Vagabunden (oder allenfalls Nomaden) auf der Suche nach geistiger und gefühlsmäßiger Heimat.

Wir alle, ob wir es nun selber wahrhaben oder nicht, sind zugleich oft Jäger des abenteuerlich Neuen und Wahrer (und Wächter) unserer eingeschliffenen Gewohnheiten: Wir wechseln unentwegt, alltäglich - oft gerade auf der Suche nach dem Nicht-Alltäglichen - nicht nur zwischen ganz unterschiedlichen Situationen, sondern auch nicht selten zwischen ganzen Lebenszusammenhängen: Wir verlassen unsere Partner und suchen uns neue; wir kündigen unseren Job und suchen einen anderen Arbeitsplatz; wir geben Hobbys und sonstige Freizeitaktivitäten auf und wählen solche, die uns 'jetzt' besser zusagen; wir tauschen die eine Sportart gegen eine andere ein - und haben dabei das Verlangen und, wenn es glückt, auch vorübergehend den Eindruck, aus dem Gewohnten auszubrechen. Aber nach einer problematischen Zeit der Um- und Neuorientierung merken wir dann zumeist, daß nicht nur wir einfach 'wir' geblieben sind, sondern daß auch die neuen Menschen, die neuen Umgebungen, die neuen Interessen seltsam viele Ähnlichkeiten mit dem aufweisen, was wir 'hinter uns' geglaubt haben: Der neue Partner zeigt - oder entwickelt im Zusammenleben mit uns - Eigenschaften, die wir eben als 'typisch' beim früheren Gefährten angesehen haben; die neue Tätigkeit, die Betriebsatmosphäre, die Arbeitsbedingungen erinnern uns in vielem, in allzu vielem an den ehemaligen Job; das 'ganz andere' Hobby ist eben auch ein Hobby, mit vielen typischen Merkmalen eines Hobbys; die neumodische Sportart hat eben auch ihre Vor- und Nachteile, ihre Zwänge und Möglichkeiten, wie jene, die wir aufgegeben haben. Kurz: Das 'neue' Leben ist, sobald es nicht mehr vor allem 'neu' ist, vor allem auch Leben, eben unser Leben. Wir wiederholen uns, mit sich wandelnden Inhalten, im großen und ganzen in dem, was wir tun, und vor allem in dem, wie wir es tun: Wir sind (manchmal merken wir es mit einigem Schrecken) unter den oft hauchdünnen frischen Schalen sozusagen 'die Alten' geblieben.

Wir suchen neue Wege, aber auf unserer alten 'Landkarte'. Wir schlüpfen in neue Rollen, aber wir spielen sie nach unseren vertrauten 'Drehbüchern'. Wir engagieren neue Stars, aber wir müssen weiterhin 'Regie führen'. Unsere 'Landkarten', unsere 'Drehbücher' legen unsere Art der Beziehungen zu Dingen wie zu Menschen fest, aber sie wiederum sind auch 'mitgestaltet' durch unsere Prägung durch geographische Räume, durch geschichtliche Zeiten, durch soziale Gruppierungen und Milieus, die wir auf eine besondere, eben auf unsere eigene Art und Weise erleben, wahrnehmen. In gewisser Weise sind wir nämlich, was wir tun (oder eben gerade nicht tun). Und während wir den Tag, den Alltag durchwandern, an den unterschiedlichsten Aktivitäten teilnehmen, Teilzeit-Interessen verfolgen und Teilzeit-Notwendigkeiten erledigen, führen wir - zum großen Teil ganz selbstverständlich, also ohne daß es uns besonders auffällt - recht komplizierte 'Umschalt-Manöver' durch, jonglieren wir mit Regeln und Verhaltensweisen, wenden wir uns vom einen ab und dem anderen zu, flüchten wir in Phantasiewelten und kehren wir wieder in die oft gar nicht so banalen, sondern eben nur vertrauten Alltagsabläufe zurück. Wir erleben normalerweise einen Tag als unseren Tag, so wie wir unser Leben normalerweise eben als unser Leben erleben, als Kontinuum, als Ereigniskette, die durchaus auch Probleme mit sich bringt - manchmal schwierige Probleme, seltener Probleme, die fast unlösbar erscheinen, und noch seltener Probleme, die wirklich unlösbar sind. Das meiste jedoch, was wir tun, verlangt uns keine allzugroße Originalität ab - weil wir von anderen Menschen und durch eigene Erfahrungen gelernt haben, das, was jeweils zu tun ist, um diese und jene und viele andere Situationen zu bewältigen, eben 'einfach', und das heißt, wenn nichts Besonderes geschieht, eben ziemlich fraglos und zweifelsfrei auch wirklich zu tun.

Wie aber gelingt uns das (meistens)? - Nun, obwohl jede Situation in vieler Hinsicht einmalig, unwiderruflich und unwiederbringlich ist, weist sie doch stets auch Merkmale auf, die so oder so ähnlich oder so ungefähr oder auch genau so nicht sind, wie gewisse Merkmale anderer, früher erlebter oder phantasierter Situationen. Und so hat für uns jede konkrete, einmalige Situation mehr oder weniger viele 'typische' Eigenschaften. Und die meisten normalen Situationen eines normalen Tages eines normalen Menschen sind so typisch, daß wir sie, wenn, wie gesagt, keine besonderen Ereignisse eintreten, auch nur noch als Situations-Typ registrieren. D.h.: Zur individuellen Bewältigung der Übergänge und Umstiege zwischen wechselnden Alltags-Situationen verfügt auch der moderne Mensch über eine Vielzahl sozial verfestigter modaler Techniken, die Hans Peter Thurn als 'Passageriten' bezeichnet. Thurn unterscheidet im wesentlichen zwischen alltagsimmanenten, alltagstranszendenten und alltagsentrückten Passageriten, die dem Individuum beim Wechsel zwischen gleichartigen und auch unterschiedlichen, aber auch beim Eintritt in höchst außergewöhnliche Situationen einen Orientierungs- und Interpretationsrahmen vorgeben. Sie verknüpfen das erkennende Subjekt, seine persönliche Identität und die je neue, aktuelle Situation.[146]

Das, was wir also im Anschluß an Claude Levi-Strauss' (1973) Begriff der 'bricolage' als Sinn-Basteln des modernen Menschen bezeichnen können, geschieht demnach im wesentlichen nicht als Produktion und Kreation aus 'Rohstoffen'. Sinn-Basteln bedeutet vielmehr die mehr oder weniger - meist weniger - originelle und kreative Verarbeitung von Vor-Gefertigtem, z. B. von vorgefertigten 'Kombinationen', zu einem neuen oder eben anderen Sinn-Ganzen. Sinn-Basteln bezeichnet eine Art und Weise der Bewältigung komplexer Wirklichkeit dadurch, daß dieser Wirklichkeit zuhandene Elemente entnommen werden und daraus eine subjektiv sinnhafte kleine Wirklichkeit konstruiert, daß eine eigene Sinnwelt zusammengestückelt wird, in der der Mensch seinen phylogenetischen Anlagen gemäß überleben kann (vgl. in diesem Sinne Claessens 1980). Denn wir Menschen leben zwar in einer Welt, deren Rahmenbedingungen von der Natur gegeben sind (und die wir nur bedingt überschreiten und durchbrechen können), aber wir leben nicht 'natürlich' in dieser Welt. D.h., wir erleben die Welt nicht aufgrund eines genetischen Programms und auch nicht aufgrund eines metaphysischen oder historischen Gesetzes. Wir erleben vielmehr die Welt aufgrund unserer Interpretationen, aufgrund unserer Deutungen dieser Welt, die diese Welt für uns eben erst dadurch wird, daß wir sie auslegen, daß wir ihr Sinn verleihen, daß wir ihr Bedeutungen zuschreiben. Ohne solche Leistungen unseres Bewußtseins ist die Welt völlig sinnlos. Wir können sagen, ohne uns ist die Welt einfach, aber sie ist nicht da. Wir sind da, und nur bezogen auf unser Da-Sein wird die Welt 'wirklich', wird sie zu einem Wirkungs-Zusammenhang (vgl. Heidegger 1972). Anders ausgedrückt: Wir Menschen produzieren ständig den Sinn, den die Welt für uns hat. (Wir können anscheinend gar nicht anders.) Manchmal gelingt uns das ganz unmittelbar und ohne größere Probleme, manchmal gelingt es auch nur sehr mittelbar und unter Rückgriff auf oft recht komplizierte Erklärungssysteme, die in menschlichen Kulturen in vielfältigen Formen von Menschen erfunden und über Generationen, manchmal über Jahrhunderte und Jahrtausende hinweg weitergegeben werden.

Diese unabweisbare menschliche Begabung, Sinn zu setzen und damit Wirklichkeit zu konstruieren, ist der Schlüssel dazu, daß es jedem Einzelnen von uns gelingt, aus seinen zum großen Teil so völlig verschiedenen Teilzeit-Aktivitäten etwas Zusammenhängendes, gleichsam 'ein Ganzes', eben seinen Tag, sein Leben zu basteln. So unterschiedlich die 'Regeln' für die Einzel-Veranstaltungen sind, an denen wir teilnehmen, sie alle bündeln sich eben in uns, und wir heben ihren Eigen-Sinn auf in <u>dem</u> Sinn, den <u>wir</u> ihnen verleihen als Elementen, als Bausteinen unseres individuellen Lebens. Modernes Sinn-Basteln hat folglich stets etwas von einer Collage, von einem technischen Verfahren, "diverse Sujets zu einem neuen Assoziationsraum zusammenzuschließen" (Wescher 1974, S. 367). Collage erscheint denn auch als die adäquate Technik der Rekonstruktion einer durch disparate Wirklichkeitserfahrungen geprägten Kultur: "Mit Collage ist ... eine Verhaltens- und Verfahrensweise gemeint, die geeignet ist, festgelegte Bedeutungen in Frage zu stellen und sie durch versuchsweise Kombinationen in neue, unverbrauchte Bedeutungen überzuführen." (Eid/Ruprecht 1985, S. 7). Der in der Collage aufgehobene Eklektizismus reproduziert als Sinnganzes die Erfahrung der Zusammenhang- und Sinnlosigkeit zeitgenössischer Wirklichkeit. Collage als Gestaltungsprinzip verrückt tradierte Strukturen und destruiert stilistische Ordnungen, indem sie die Begrenztheit je einzelner Klischees ins Bewußtsein rückt. Und insbesondere die <u>Pop-Collage</u> (nicht nur aber auch die musikalische) widmet sich mit Nachdruck jener alltäglichen Warenwirklichkeit, die Henri Lefèbvre (1972, S. 88) so treffend als "bürokratische Gesellschaft des gelenkten Konsums" bezeichnet hat. Diese banale Alltagswirklichkeit, samt ihren subkulturellen Ghettos, ihren deklarierten und deklamierten Gegen-Realitäten, ist z.B. für den Rock-Komponisten Frank Zappa Gegenstand beißender Ironie.

Exkurs in die Collage (am Beispiel des Werks von Frank Zappa)

Die Collage, die das musikalische Werk von Frank Zappa prägt[147], erscheint als die adäquate Form ästhetischer Bearbeitung unseres durch disparate Erfahrungen geprägten modernen Alltags, als jene Kunstform, die unserem Zeitalter der <u>Sinn-Pluralität</u> in besonderem Maße entspricht. Zappa montiert seine Ton-Werke unter Verwendung 'konkreter' Geräusche, durch Einflechten von melodisch Banalem oder rhythmisch Exotischem in raffinierte Klanggruppierungen, dem Verweben von Atonalem mit harmonisch Trivialem. Bei Zappa wird fast alles, was Geräusche von sich zu geben imstande ist, zum Instrument neben der tradierten Rockbesetzung, den ausgiebig eingesetzten Bläsergruppen, dem Synthesizer und Versatzstücken aus der tradierten klassischen Instrumentierung - bis hin zum kompletten

Symphonieorchester.[148] - Insgesamt ist man dieser Collagetechnik Zappas gegenüber, um Alphons Silbermann (1963, S. 467) aus einem anderen Kontext zu zitieren, "von traditionshütender Seite her leicht geneigt, von Anarchie zu sprechen. In Wirklichkeit aber handelt es sich gar nicht um eine solche, sondern erneut um einen Rationalisierungsprozeß...". Das bedeutungsstiftende Band, das Zappas Collagen-Werk durchzieht, ist das Moment des Komischen, der 'Entzauberung' symbolischer Sinn- und Warenwelten durch den kontinuierlichen Pendelschlag von methodisch-technischem Ernst und thematisch-stilistischer Ironie: Bizarrerie und Platitüde, Wohlklang und Kakophonie, schlicht: die Heterogenität der verarbeiteten Elemente verbindet sich wesentlich über parodistischen Humor zum textlich-kompositorisch homogenen Ganzen. Komisch erscheint uns ein Sachverhalt ja dann, "wenn das wahrgenommene gegenständliche Ganze unerwartet und heftig unseren Einstellungen auf diesem Gebiet widerspricht " (Lissa 1969, S. 98). Diese Inkongruenz kann auch - unter bestimmten Voraussetzungen - in der Musik auftreten, und zwar besonders dann, wenn sich der Rezipient einer emotionalen Bindung an den ästhetischen Gegenstand zumindest temporär enthält. Je länger der Rezeptionsprozeß andauert, bzw. je öfter er wiederholt wird, um so empathischer wird das Verhältnis des Subjekts zum Objekt, um so mehr verliert sich zwangsläufig auch die Erfahrung der Komik: Das Komische scheint tatsächlich 'irgendwie' im Zeichen der Überraschung zu stehen. Und Musik klingt dadurch komisch, daß sich das Gehörte inkongruent zu unseren auditiven Vor-Urteilen verhält: "Normale Klangstrukturen sind für uns Symbole gewisser Stimmungen; Klangstrukturen, die allzusehr von den Schemas unserer Vorstellungen abweichen, ...zwingen den Hörer zu einer Haltung mit noch größerer Distanz, zu einer - im Bereich der ästhetischen Einstellung - Haltung 'nicht im Ernst' " (Lissa 1969, S. 103).

Musikalische Komik wird vom Komponisten durch bewußte Inkongruenz zwischen dem Typ der Klangfarbe und den Klangstrukturen, durch die paradoxe Zusammenstellung von Klangfarben, durch ungewohnte Instrumentierung, durch Kontrastierungen zwischen Klangstrukturen (wie etwa dem Vereinigen mehrerer tonaler Ebenen oder dem Nebeneinander atonaler und banaler Musikteile) oder durch stilistische Parodien erzeugt. Solche Komik erschließt sich verständlicherweise vornehmlich dem 'Grenzgänger' zwischen ästhetischen (bzw. hier eben: musikalischen) Sinnprovinzen, dessen diversifizierter Wissensvorrat (zusammengetragen eben aus den verschiedenen musikalischen Teilkulturen) erst den Heiterkeit erzeugenden Vergleich disparater Ausdrucksformen eigentlich ermöglicht: Der 'Grenzgänger' erkennt Trivialitäten, die dadurch komisch wirken, daß das 'niederwertigere' Fragment in nicht-triviale musikalische Strukturen involviert wird (wie überhaupt als inkommensurabel vorgewußte Verbindungen von Klangsequenzen oder Klangfarben - über den Aufmerk-Vorgang, durch die frappierende Ent-Täuschung von Erwartungshaltungen - Heiterkeit erzeugen). Komisch wirken auf ihn auch Übertreibungen, in denen sich gleichfalls Inkongruenz zwischen erwartetem und tatsächlichem Hörerlebnis ausdrückt. Schließlich kann der Liedtext oder der visuelle Kontext, innerhalb dessen Musik gespielt wird, durch spezifische Klangwirkungen beeinflußt werden.[149] Besonders augenfällig wird die aus solcher Inkongruenz resultierende Komik, wenn ein banaler oder humoristischer Text von als pathetisch empfundener Musik begleitet wird. Komisch wirken aber auch instrumentale Nachahmungen realer Klänge, besonders sehr hohe oder tiefe Töne, unerwartete gravierende Lautstärkenveränderungen, heftige Tempiwechsel, plötzliche Pausen und monotone Wiederholungen rhythmischer Wendungen oder einzelner markanter Töne. Insgesamt läßt sich festhalten, daß die Grundlage der Rezeption musikalischer Komik die unerwartet eintretende Inkongruenz zwischen aktuell wahrgenommenen Strukturen und unserer musikalischen Einstellung ist, d.h. daß die Erfahrung des Komischen stark an die harmonisch-rhythmisch-stilistische Kompetenz sowie an die emotionale Disposition (eben: nicht im Ernst) des Rezipienten gebunden ist. Dem disponierten, kompetenten Hörer allerdings enthüllt sich die musikalische Komik - als Sinn und Bedeutung - in den Klangstrukturen des Werkes selber.

So erkennen wir als quasi grundstrukturelle Konstante des vielfältigen Zappaschen Oeuvres das Komische, insbesondere das parodistisch Komische, also die Wendung des verarbeiteten originären und zitierten, in Collagen montierten Materials im Sinne ironischer Distanz, im Sinne einer kognitiven Ent-Emotionalisierung auch sich selber gegenüber. Zappas Virtuosität in der Transformation des Gegebenen gestattet dem Rezipienten eine stilistische Zusammenschau höchst differenter musikalischer Elemente, ohne in ihm einerseits den Eindruck von im Grunde beziehungsloser Aneinanderreihung noch andererseits von Stil-'Vergewaltigung' zu hinterlassen. Und je intensiver die kognitiv-ästhetische Rezeption von Zappas Gesamtwerk sich gestaltet, umso deutlicher tritt über mannigfache Querverbindungen und Rückverweise, Paraphrasierungen und Andeutungen die Ganzheitlichkeit und Verflochtenheit der Segmente, eben der <u>Werk-Charakter</u>, zutage: Es "besteht ein Zappa-Ton von Album zu Album fort, ist sofort erkennbar und doch stets verschieden."[150] Zappa konkretisiert also mit den beschriebenen Mitteln musikalischer Collage-Technik und dem sinnstiftenden Kontinuum parodistisch-satirischer Komik in ihren verschiedenen Spielarten seine Deutung erfahrener Wirklichkeiten unter Einsatz verschiedenster multimedialer Möglichkeiten. Diese Konkretisierung in ihrer inhärenten Selbst-Ironie erlaubt dem Rezipienten der Zappaschen Re-Konstruktionen eine distanzierte, relativierende ästhetische Erfahrung sowohl des Erlebens alltäglicher Wirklichkeit als auch der kreativen Bearbeitung alltäglicher Wirklichkeit, öffnet mithin "einen Freiheitsspielraum gegenüber präformierten Erfahrungen und deren scheinbaren Sinnzusammenhängen" (Schmalenbach 1979, S. 8).

Zappa ist ein satirischer Humorist, der seine sinnstiftende Grundidee, die parodistische Komik, entfaltet in einem dichterisch-kompositorischen Collagen-Werk, das sich dem Rezipienten erschließt als Synthese medialer und insbesondere auditiver Techniken und Verfahren (aus Rückgriffen, Wendungen, Erweiterungen, Verweisungen, Sprüngen, Exkursen, Überschneidungen, Revisionen, Paraphrasen und - im übertragenen Sinne - 'Kontrapunktierungen'). Zappas Stil ist der distanzierende, intellektuelle Angriff auf die modernen symbolischen Sinnwelten (insbesondere natürlich auf die US-amerikanische Normal-Welt), deren angeblich kohärente Sinnhaftigkeit mit den Mitteln erweiterter ästhetischer Komplexität desavouiert bzw. als bereits durch sich selbst desavouiert entlarvt wird. Und damit ist Zappas Collagen-Arbeit eben zumindest <u>eine</u> Antwort auf die typische (?) Frage des modernen Intellektuellen: "<u>Was</u> tun, welchen Zweck <u>heute</u> wählen? Und <u>wie</u> tun, mit welchen Mitteln?" (Sartre 1981, S. 182). Und da sich insbesondere Intellektuelle aus

Wissenschaft und Kunst als (sozial durchaus nicht immer erwünschte) Experten in Sachen Weltdeutung betätigen, deshalb kann uns Zappa hier <u>exemplarisch</u> für deren Spiegelfunktion stehen: Einerseits sind ihre material objektivierten Reflexionen auf die Gegenwartskultur(en) genau in dem Maße bedeutsam, wie sie von Nicht-Intellektuellen, von normalen Alltagsmenschen, rezipiert werden, andererseits besitzt "die von den Intellektuellen betriebene Diskussion ihre tiefreichenden Wurzeln in der Situation der gesamten Gesellschaft."[151] Und diese gesamtgesellschaftliche Situation ist eben gekennzeichnet von dem strukturell angelegten Problem konkreter individueller Sinngebung (ohne damit behaupten zu wollen, es sei <u>permanent</u> für den Einzelnen thematisch): Da 'das System' Sinn nicht (mehr) verbindlich setzt, sondern eine Sinnvielfalt und damit abstrakte Möglichkeiten der individuellen Auswahl eröffnet, muß der Einzelne dieses <u>Sinn-Defizit-durch-Sinn-Überfluß</u> dadurch ausgleichen, daß er sich eben in konkreten Beziehungen mit überschaubaren Aktivitäten 'verortet', daß er sich temporär in (Klein-)Gruppen integriert bzw. sich auf für ihn konkret faßbare Gruppierungen bezieht, daß also bestimmte dort gültige Deutungs- und Handlungsmuster für ihn zumindest für Teilbereiche seines alltäglichen und außeralltäglichen Lebens bedeutsam werden.

Nochmals also: Der Mensch in der Moderne lebt sein Leben vorwiegend in der Privatsphäre, die zwar objektiv sich als Epiphänomen gesellschaftlicher Megastrukturen ausbildet, subjektiv jedoch als der 'eigentliche', der 'sinnvolle' Bereich des Daseins erlebt und erfahren wird (vgl. Luckmann 1983a). Die Wirklichkeit - die Strukturen und Verlaufsprozesse - der Institutionen, die vor allem den 'systemischen' Rahmen bildet, innerhalb dessen der normale Mensch sein Leben vollzieht, bleibt dem Individuum gemeinhin anonym, fremd, undurchschaut - ja, im wesentlichen auch undurchschaubar. Mit anderen Worten: Moderne menschliche Praxis schafft Verhältnisse, die zwar Artefakte sind, im Bewußtsein der Menschen aber als eigenständige Tatsachen, als schlichte Gegebenheiten aufscheinen und sich so augenscheinlich dem handelnden Zugriff und der bewußten Hinterfragung zu entziehen drohen. Zugleich aber ermöglicht die Pluralität der so gegebenen alltäglichen Deutungsmuster individuelle Lebens-Collagen und damit kulturellen Reichtum. Das Zusammentreffen faktischer (systemischer) Zwänge und der (privaten) Ideologie von 'Freiheit' ermöglicht es dem Individuum, die alltägliche Dialektik von Misere und Größe, von Frustration und Aktion, von Erniedrigung und Aufbegehren sinnlich zu erfahren und somit seinen eigenen Lebensstil zu finden (vgl. Lefèbvre 1972).

Indem wir nun mit unseren Überlegungen zurückgreifen auf die phänomenologische Beschreibung von Privatheit und Öffentlichkeit, erkennen wir, daß sich zwar einerseits die Privatsphäre des Menschen in modernen Gesellschaften strukturell, d.h. im Sinne einer Zunahme objektiver Wahlmöglichkeiten, immer weiter ausdehnt, daß die Verbindlichkeit überkommener symbolischer Gehäuse zunehmend schwindet, daß der moderne Mensch fortlaufend unwesentlicher wird für die Bewegungen und Abläufe in der öffentlichen Sphäre, daß aber andererseits subjektiv der individuelle Freiraum des öffentlich Unzugänglichen beständig eingedämmt wird, daß die kosmologische Unsicherheit fortwährend negiert und aufgefangen wird in der Zuflucht zu kleinen kollektiven Öffentlichkeiten, zu wenigstens situativ befriedigenden, sozial vordefinierten Sinnwelten, und daß neue politische Strategien auf den öffentlichen Diskurs vormals privater Angelegenheiten abzielen. Zumindest seit Plessners 'Das Problem der Öffentlichkeit und die Idee der Entfremdung' und nicht erst, wie es angesichts aktueller Debatten den Anschein haben könnte, seit Habermasens 'Theorie des kommunikativen Handelns'[152)] wissen die Sozialwissenschaften ja explizit (wieder) um das spannungsreiche Verhältnis zwischen jenen zweckrational durchstrukturierten, institutionellen Bereichen des Öffentlichen, in denen aufgrund klarer Zweck-Leistungs-Orientierungen der Mensch technischen und technokratischen Sach-Zwängen unterworfen ist, und jenen eher diffus-selbstbestimmten, alltäglich-milieuhaften Bereichen des Privaten, in denen vor allem zwischenmenschliche Beziehungen gepflegt und Kultur mehr oder weniger selbstverständlich er- und gelebt wird. Aber Habermas blieb es einmal mehr überlassen, im Zwischenreich des intellektualistischen Diskurses die magische Formel zu installieren, die da heißt 'Kolonialisierung der Lebenswelt durch das System'.[153)]

Abgesehen von dem leidigen terminologischen Verwirrspiel, das die Habermassche Wendung des Begriffs 'Lebenswelt' ausgelöst hat und wohl auch weiterhin stiften wird, bleibt seine Auffassung des Verhältnisses von 'System' (verstanden als institutionelle öffentliche Ordnung) und 'Lebenswelt' (verstanden als tradierter privater Vollzug) hinter der dialektischen Konzeption bei Plessner zurück. Habermas unterschätzt in seinem vehementen Bedürfnis, die Auszehrung bzw. Überlagerung der Privatsphäre durch den Rationalisierungszwang der Institutionen zu explizieren, deren <u>wechselseitige</u> Infiltration: Das Eindringen systemischer Zwänge in immer mehr vorgängig private Angelegenheiten des Einzelnen, vor allem also das bürokratische Kontrollinteresse an intimen (und mithin potentiell subversiven) Verrichtungen im außerinstitutionellen Raum, ist verschränkt mit, in immer neuen Formationen sich bündelnden, kollektivisierenden (also als öffentlichkeitsrelevant formulierten) Ansprüchen ansonsten disparater Individuen.[154] Diese Ansprüche zielen darauf ab, ganz persönliche Leiden (auch an der Gesellschaft), vorgängig also höchst private Betroffenheiten, als politisch relevante Themen zu lancieren und somit privates Unbehagen als öffentlich virulentes Problemfeld zu legitimieren. Ein wechselseitiger Externalisierungs-Internalisierungsprozeß zwischen Strukturzwängen einerseits und Einzel-, Milieu- und Gruppeninteressen andererseits windet sich im Sinne einer 'Anspruchsspirale' durch die Moderne. M.a.W.: Die 'Tyrannis des Systems' hat durchaus ihre Entsprechung in der 'Tyrannei der Intimität'[155]. Privates Interesse wird als öffentliches artikuliert und damit, mit welchen Kautelen auch immer, der systemischen Be- und Verarbeitung nicht nur anempfohlen, sondern - jedenfalls der Logik des Bürokratie-Prinzips zufolge - oktroyiert. Das System internalisiert qua Verarbeitungskapazität den privaten Anspruch und erweitert damit zwangsläufig auch seine Bewältigungskapazität. Das erweiterte systemische Interesse wird als öffentliches etikettiert und beschneidet damit den Rahmen privater Obliegenheiten. Einzelne, Milieus und Gruppierungen internalisieren den systemischen Anspruch nun wiederum als eben öffentlichen und erweitern so zwangsläufig insgesamt die Sphäre ihrer 'legitimerweise' als öffentlich apostrophierten Interessen. Folglich werden nun noch mehr vorgängig als privat betrachtete Angelegenheiten als öffentlich relevante artikuliert, und ihre Bewältigung wird wiederum an das System delegiert usw.[156]

Als kulturelle Zeitdiagnose bleibt somit 'hektische Betriebsamkeit' zu konstatieren, weil tatsächlich <u>weder</u> die partialen kollektiven Sinnangebote <u>noch</u> die systemischen Rationalitäten transsituative (oder gar kosmologische) Gewißheiten für den individuellen Lebensvollzug zu vermitteln vermögen. Die (wohl nur scheinbar finale) Pointe menschlicher Geschichten ist eine paradoxe: Der moderne Gegenwartsmensch existiert zugleich als öffentlich Privatisierter und als privat Veröffentlichter. Sozialstrukturell als 'irrelevant' freigesetzt, bleiben ihm Teilzeit-Engagements in einer Vielzahl religiös-therapeutischer 'Versicherungsanstalten' mit insulären Binnenklimata. In diesen wird typischerweise unter dem Etikett der 'Selbstverwirklichung' das den modernen Lebensvollzug kennzeichnende Problem mit der persönlichen Identität vergemeinschaftet und in gruppierungsspezifischen Sinnsystemen abgepuffert (vgl. z.B. Berger 1969). Anders ausgedrückt: Die wohlfahrtsstaatlich produzierte Generalisierung von Bildung, Mobilität, Konkurrenz, Verrechtlichung usw. macht die tradierten Klassen-, Stand- und auch Schicht-Perspektiven für die Lebensplanung und -gestaltung der Menschen zunehmend unerfahrbarer und damit belangloser. Aufgeweicht werden aber auch verwandtschaftliche, lokale und konfessionelle Bindungen und Abgrenzungen. Parallel dazu entwickeln sich neue Formen sozialer Ungleichheit und 'alternative' Sub- und Gegenkulturen.[157] Neue Schübe struktureller 'Freisetzungen' von überkommenen Weltdeutungsmustern produzieren immer neue soziale Konfigurationen und Gruppen-Antagonismen. Der Einzelne wird vom 'Regen' aufgeweichter Schicht- und Klassenbindungen anscheinend direkt in die 'Traufe' sozial definierter und regulierter Teilzeit-Konglomerate gespült (vgl. Beck 1983).

Quer zu dieser Lebensstil-Parzellierung erscheint also als der allgemeinste Indikator für das, was als 'Lebensqualität' gilt, als jene Qualität also der Verfügbarkeit und Gestaltbarkeit der je eigenen Bedürfnisse, Interessen und Wünsche, in zunehmendem Maße der <u>Freizeitraum</u>, der, vor allem anderen, eben von institutionellen Zwängen möglichst freie Zeitraum. Selbstverständlich ist dieser Freizeitraum faktisch keineswegs abgekoppelt von unseren allgemeinen gesellschaftlichen Rahmenbedingungen. Das heißt: Man kann nicht über freie Zeiträume reden, ohne sie ins Verhältnis zu setzen zu unfreien, zu Zwangszeiträumen. In dieser Perspektive wird denn auch die soziale Relevanz des von Rammstedt (1975) so genannten 'linearen Zeitbewußtseins' deutlich: Sie zeigt sich vor allem in dem Bewußtsein, über Lebenszeit, auch über Lebenszeit anderer Menschen, zweckrational verfügen zu können, in dem Bewußtsein, Menschen Zeit 'abkaufen', sie dafür bezahlen zu können, über bestimmte Zeiträume im Tausch gegen Lohn zu arbeiten und die Produkte ihrer Arbeit demjenigen zu überlassen, der ihnen ihre Zeit bezahlt (vgl. Marx 1973). Entsprechend ist es folglich auch das Bewußtsein, Zeit 'verkaufen' zu können, also nicht die Produkte der eigenen Arbeit zu konsumieren oder zu tauschen, sondern eben Zeit zur Herstellung von Produkten gegen Lohn und diesen Lohn dann wieder gegen andere Produkte einzutauschen.

Heutzutage wird Arbeit normalerweise ja in einer unüberschaubaren Vielzahl sozialer Rollen organisiert, und dadurch erfährt sie der Einzelne, für den sie nach wie vor in ihrer allgemeinen Bestimmung die wohl wichtigste Grundlage seines alltäglichen Lebens bildet, als auferlegt, als fremd, als 'entfremdet'. Die in unserer Gesellschaft dominierende Organisationsform der Arbeit ist geprägt durch Zerlegung von sinnhaft einheitlichen, sinnhaft 'zusammengehörigen' Produktionsprozessen (sozusagen von ganzheitlichen Herstellungsabläufen) in sich mehr oder minder gleichförmig wiederholende Teilaktivitäten, die oftmals außerdem noch mit dem Rhythmus von Maschinen gekoppelt und vor allem zeitlich so organisiert sind, daß sie berechnet und bezahlt werden können. Planung und Leitung einerseits und Ausführung von Arbeitsabläufen andererseits sind auseinandergetreten, das Eigentum an Produktionsmitteln und der Umgang mit bzw. die Verwendung von Produktionsmitteln fallen in der Regel ebenfalls auseinander: Arbeit als sinnliche Erfahrung erscheint dauerhaft reduziert auf Lohnarbeit (vgl. Marx 1968). Dieses Strukturprinzip aber, das haben wir gesehen, setzt auch die Rahmenbedingungen für das, was wir als 'Entfremdung' erfahren. Diese Entfremdung des Menschen von seinen Entäußerungen (und die Einschränkung seiner Erfahrungsmöglichkeiten überhaupt) ist aber nicht nur eine Besonderheit des ökonomischen Sektors, sondern symptomatisch für viele Bereiche unseres gesamten Alltagslebens: Für das unseren gesamtgesellschaftlichen Alltag strukturierende lineare Zeitbewußtsein wird Zeit zu einer Ware, und zwar zu einer prinzipiell knappen Ware (vgl. Hohn 1984). Zeit wird, als genutzte, insbesondere als durch Andere genutzte, bzw. als Nutzung der Zeit Anderer, zu einem 'Tempo'-Phänomen, zu einer Funktion der Geschwindigkeit, mit der etwas 'erledigt' wird bzw. werden kann: "Sie gewöhnt an eine Unterordnung der augenblicklichen Neigungen unter die Notwendigkeiten der weitreichenden Interdependenz; sie trainiert zu einer Ausschaltung aller Schwankungen im Verhalten und zu einem beständigen Selbstzwang." (Elias 1977, S. 338).

Das lineare Zeitbewußtsein hat dazu geführt, daß wir uns heute ganz selbstverständlich in einer Welt bewegen, deren Zeitmeßinstrumente bis auf Äußerste verfeinert sind, und in der alle sozial relevanten Ereignisse zeitlich präzise fixiert werden (vgl. Elias 1984). In dem Maße, in dem der Zwang zur Unterordnung der erlebten Zeit, des subjektiven Zeitempfindens, unter 'objektive' Zeitstrukturen bewußt wird, wird Zeit selber in einer neuen Qualität als knapp erfahren: Es geht nun nicht mehr um das lebensweltliche Wissen um die eigene 'Endlichkeit', sondern um strukturell auferlegte 'Hast', um das Gehetztwerden von Leistung zu Leistung, von Termin zu Termin, um 'temporality' und 'futurity'.[158] Die Abwendung vom Gegenwärtigen zugunsten der Hinwendung zu zukünftig Erwart- und Erreichbarem wird zur primären Orientierung. Zeit gilt als kontrollier- und beherrschbar; Biographie, also das Leben als thematisch, interpretativ und motivational relevanter zeitlicher Ablauf, wird zur 'Karriere'; gesellschaftliche Prozesse erscheinen als Gegenstand von Zeitplänen: "Futurity means endless striving, restlessness, and a mounting incapacity for repose." (Berger 1979, S. 105). Das lineare Zeitbewußtsein der Moderne zerbricht die Zeiterfahrungen früherer und anderer Kulturen.

Mit dieser Verknappung sozialer Zeitbudgets im historisch-kulturellen Wandel hat sich insbesondere Niklas Luhmann (1968) in seinem inzwischen schon fast klassischen Aufsatz 'Die Knappheit der Zeit und die Vordringlichkeit des Befristeten' befaßt. Luhmann verfolgt darin das Schrumpfen des 'Habens' von Zeit in Relation zu Differenzierungsprozessen von einfachen bis zu hochkomplexen Gesellschaften: Je stärker Gesellschaften funktional differenziert sind, um so dringlicher wird das Problem der Zeitkoordination und um so stärker verknappt sich in der subjektiven Erfahrung das Zeitbudget. - Nach Schöps (1980) und Bergmann (1981) ist nun der systemtheoretische Ansatz neuerdings wieder von Bardmann aufgenommen worden, der von einem abstimmungsbedürftigen Nebeneinanderlaufen von Organisations- und Individualzeiten spricht und von der 'Verplanung' der letzteren durch die ersteren. Organisationen haben demnach 'On- und Off'-Zeiten, also Zeiten, in denen sie zugänglich, und andere, in denen sie nicht 'ansprechbar' sind. Entsprechend gibt es für Organisationsteilnehmer Zeiten aktiver und passiver Mitgliedschaft. Über die 'standardisierte Normalzeit' sind die Organisations- und die Individualzeiten aufeinander bezogen (vgl. Bardmann 1986, S. 178 ff.). Diese Auffassung überbetont aber die normative Bedeutung von System-Ansprüchen: Organisationen können zwar Zeitrahmen für ihre Zugänglichkeit setzen, mit diesen zeitlichen 'Eckdaten' determinieren sie aber nicht die faktische Zeitverwendung des Einzelnen. D.h., dieser institutionell objektivierte Zeit-Takt (vgl. Heinemann und Ludes 1978) erfaßt gerade an der Schwelle zu einer 'neuen Moderne', das Individuum allenfalls sehr bedingt: Er gilt subjektiv nur in dem Maße, in dem der Einzelne teilhat an gesellschaftlichen 'Veranstaltungen', die entsprechend dem linearen Zeitbewußtsein organisiert und strukturiert sind.[159] Niemand ist wohl ganz unabhängig von den Zwängen sozialer Zeitvorgaben, aber auch niemand ist völlig diesen Zeitvorgaben ausgeliefert.[160] Dies insbesondere vor dem Hintergrund, daß gegenwärtig und künftighin Mußzeiten weit flexibler als bisher im Tages- und vielleicht auch im Lebenslauf des Einzelnen plaziert werden können, wodurch Kannzeiten weit weniger 'zerstückelt', sondern als in ihrer Ausdehnung beliebiger variierbare Verfügungsbudgets zur individuellen Disposition stehen werden.

3. Fatale Aussichten?

Es steht zu erwarten, daß der Anteil der Nicht-Erwerbsarbeitszeit durch Arbeitszeitverkürzungen und durch Kurzarbeit und Arbeitslosigkeit am Tageszeitbudget und, durch späteren Berufseintritt und frühere Pensionierung, auch am Lebenszeitbudget weiter zunehmen wird. D.h.: Die Bedeutung des Produktionssektors für die Lebensplanung und Lebensgestaltung, also sozusagen für das Selbstverständnis des Einzelnen, wird weiterhin abnehmen. Daher vor allem erscheint es sinnvoll und erforderlich, die aktuellen und zu erwartenden sozialen und ökonomischen Entwicklungen auch von der Sphäre der Kannzeit und der 'freien Spielräume' her zu beobachten. Besonders relevant sind dabei, neben dem, was man relativ fraglos unter dem Begriff 'Vergnügen' subsumieren kann, vor allem alle Arten hauswirtschaftlicher Selbstversorgung (so ungefähr vom Kaffeekochen bis zu exzessiven Do-It-Yourself-Aktivitäten), außerdem verwandtschaftliche, nachbarschaftliche und andere gemeinschaftliche Hilfeleistungen und Produktionsformen, aber auch paraprofessionelle Formen der Schattenarbeit, und schließlich der Bereich kooperativ organisierter Alternativökonomie. Rekurrierend auf die allgemeinen gesellschaftlichen Rahmenbedingungen bedarf es auch keiner besonders prophetischen Gaben, um zu konstatieren, daß galoppierende Elektronisierung und Automatisierung, sinkende Realeinkommen, schwindender Bedarf an menschlicher Lohn-Arbeitskraft und Sinn-Defizite in massenkulturell verabreichten Orientierungsrahmen kurz- und mittelfristig die Bedürfnisse und Präferenzen der sowohl von erwerbswirtschaftlichen Anforderungen als auch von Geld-Mitteln 'freigesetzten' Menschen verändern und sowohl die Neigung als auch die schiere Notwendigkeit zur Selbstverwirklichung und Lebensgestaltung in der Sphäre verbleibender und sich eröffnender Kannzeiten und Freiräume weiter forcieren werden.

Das, was 'Arbeiten' heißt, wird voraussichtlich wieder diffuser, mehrdeutiger werden, wird weniger als abgesonderter Block im Tages- und Lebenslauf des Menschen herumstehen: Es ist ja kaum strittig, daß Arbeiten - zumindest neben anderem - den Menschen zum Menschen macht, als Einzelwesen sowohl als auch als Gattungswesen. Diese anthropologische Grundannahme läßt sich aber nur dann rechtfertigen, wenn wir Arbeiten nicht als eine besondere Form des Tätigseins, nämlich als Aneignung von Natur, fassen, sondern als eine Form der Welterfahrung schlechthin verstehen. Erfahrung läßt sich ganz allgemein beschreiben als Zuwendung, als Aufmerksamkeit auf etwas, das wir erleben. Erfahrungen kann man machen, aber man kann sie auch entwerfen (d.h. man kann 'jetzt' so tun, als ob man sie schon gemacht hätte). Das, was wir 'Handeln' nennen, ist demnach nichts anderes als das Einholen einer solchen entworfenen Erfahrung. Entworfene Erfahrungen lassen sich grundsätzlich auf drei verschiedene Arten einholen: 1. Durch ein dem Entwurf folgendes Nach-Denken, 2. durch eine Positions- oder Ortsveränderung meines Körpers, der damit, durchaus unbeabsichtigt aber zwangsläufig, einwirkt auf die Welt, und 3. durch eine beabsichtigte Veränderung der Welt. Diese dritte Form des Handelns nennen wir plausiblerweise eben 'Arbeiten'. Arbeiten greift demnach nicht nur in die natürliche sondern auch in die gesellschaftliche Wirklichkeit ein (vgl. Schütz/Luckmann 1984, Kap. V).

Wenn wir uns auf einen solchen universalen Arbeitsbegriff einigen können, dann sehen wir, daß Arbeiten in der Tat die zentrale Kategorie der - zumindest menschlichen - Konstruktion von Wirklichkeit darstellt, daß es eine Grundbedingung ist für menschliches Leben überhaupt und daß seine besonderen soziohistorischen Erscheinungsweisen (seine konkreten Gestaltungen) jeweils lediglich sozialstrukturell und kulturell organisierte Aspekte prinzipieller Realisierungsmöglichkeiten darstellen. Problematisch ist für uns also nicht Arbeiten schlechthin; problematisch wird es dadurch, daß wir es funktional teilen, daß wir es spezialisieren (vgl. Heller 1978b). Erst durch die Spezialisierung, also erst dadurch, daß man eben nicht pragmatisch das tut, was zu tun ist, um zu überleben, sondern daß man etwas pragmatisch Sinnloses tut, um es dann gegen etwas 'Sinnvolleres' einzutauschen, erst dadurch erfahren wir Arbeiten als etwas, was man tun muß, im Gegensatz zu etwas, das man eben <u>nicht</u> tun muß. Erst dadurch entsteht bei uns der Eindruck, daß Arbeiten etwas Anstrengendes sei im Gegensatz zu etwas Erholsamem. Erst dadurch erscheint es uns plausibel, daß Arbeiten sich beschränke auf unsere Teilnahme am Prozeß gesellschaftlichen Erwirtschaftens, auf etwas, was womöglich nur im 'ökonomischen Sektor' stattfindet - nämlich als Beitrag zum sozialen Güter- und Leistungssystem (vgl. Luckmann 1980b). Nochmals: Derartige Vorstellungen resultieren aus einer Verkürzung des universalen Arbeitsbegriffs auf bestimmte soziohistorische Erscheinungsweisen. In seiner allgemeinen Bestimmung aber ist Arbeiten eine Form menschlichen Handelns, die wir als unterschieden vom reinen Denken und vom zufälligen Wirken erfahren: als Handeln, das auf eine bestimmte Veränderung der Wirklichkeit abzielt.

An der neuen Mikro- und damit auch an einer neuen Makrotechnologie wird kaum ein Weg vorbeiführen. Jenseits der dadurch vermutlich 'effektiver' genutzten (aber tendenziell schrumpfenden) Lohnarbeitszeiten steht jedoch zu erwarten, daß die neuen Kommunikationsmedien die Zeitautonomie des Einzelnen typischerweise verstärken werden. Denn grundsätzlich - also jenseits aller augenscheinlichen Vermarktungsinteressen - läßt sich wohl konstatieren, daß insbesondere die über telekommunikative Techniken geknüpften Datennetze mediale Leistungen erbringen können, die mit keinem anderen bislang bestehenden Kommunikations- und Informationsmittel realisierbar sind, nämlich die rasche Aufbereitung, Erschließung und Zugänglichmachung großer Mengen aktueller Informationen, und zwar vor allem von Informationen über Informationen, für einen großen Kreis von Rezipienten, die den technischen Möglichkeiten nach zugleich auch durchaus als Informations<u>produzenten</u> fungieren könnten. Damit kann - zumindest im Prinzip - die zur Beschaffung von Wissen im weitesten Sinne notwendige Zeit effektiver genutzt bzw. verkürzt werden. Neue kommunikative Techniken eröffnen für den Einzelnen typischerweise neue, sozial akzeptierte Zeitbahnen, auf denen er sich, unter Verwendung individueller Zeitpläne, von sozialer Zeitstation zu sozialer Zeitstation - und zwischen diesen - zu bewegen vermag.[161]

Der sozialstrukturell bedingten 'objektiven' Verknappung des Zeitbudgets in der Moderne stehen also Möglichkeiten der individuellen Zeitstrukturierung und Zeitdisposition gegenüber; und diese Möglichkeiten nehmen aktuell immer mehr zu. Diese Möglichkeiten sind durchaus nicht immer gewollt. Sie können, wie gesagt, auch auferlegt sein, etwa durch Kurzarbeit, Arbeitslosigkeit, zwangsweise Invalidierung oder Frühpensionierung usw. Aber sie machen Lebenszeit jenseits der Systemzeiten grundsätzlich (wieder) verfügbarer.[162] Das mit dem aktuellen technologischen Wandel korrespondierende soziale Problem wird demnach <u>langfristig</u> nicht 'Arbeitslosigkeit' heißen, sondern 'befriedende Umverteilung' des mehr oder weniger automatisch erwirtschafteten Sozialprodukts: Erst dadurch, daß Arbeit als Planungs- und Verfügungsobjekt fremder Zweckrationalität organisiert ist, entsteht jenes soziale Phänomen der Arbeitslosigkeit (vgl. Luckmann/Sprondel 1972). Der Arbeitslose ist unserer Bestimmung von Arbeiten gemäß ja keineswegs ein Mensch, der nicht arbeitet, sondern er ist einfach ein Mensch, dem unter den Bedingungen der sozialen Organisationsform 'Lohnarbeit' keine Produktionsmittel zur Verfügung stehen; bzw. in marxistischer Terminologie ausgedrückt: der keinen Käufer für seine Ware Arbeitskraft findet. Nichtsdestotrotz arbeitet der Arbeitslose. Er kann gar nicht anders, als zu arbeiten. Aber er ist 'freigesetzt' von der aktiven Teilnahme am abstrakten und undurchsichtigen Güter- und Leistungsmarkt, der als ökonomisches Strukturprinzip die moderne (nicht nur die kapitalistische) Gesellschaft prägt. 'Arbeitslosigkeit' ist also keine objektive Tatsache, sondern ein soziales Etikett, ein Definitionsproblem (im Sinne von Thomas 1978). In eben dem Maße, in dem wir uns nicht mehr selber von unserem Status in einem zunehmend absurden Lohnarbeits-System her definieren, arbeiten wir, ob 'arbeitslos' oder nicht, ganz praktisch daran, solche Phänomene als ideelle Stigmatisierungskonstruktionen zu entlarven und ihre fetischisierte Wirksamkeit zu zerstören.

Nun, jedes Szenario der Zukunftsgesellschaft hantiert mit Spekulationen darüber, wie für uns gewöhnliche Menschen sich morgen die eine oder andere Frage der Lebensbewältigung stellen und vielleicht auch schon wieder auflösen könnte. So auch dieses. Dabei ist anzunehmen, daß manche der Probleme, mit denen wir zu tun haben, gesamtgesellschaftliche Strategien erfordern, und daß andere durchaus vom Einzelnen in seinem konkret überschaubaren Lebensbereich angegangen und wohl auch bewältigt werden können. Und <u>ein</u> Thema gesamtgesellschaftlicher Reflexion stellt sicherlich die Entwicklung auf dem Mediensektor dar. Hierzu sei lediglich auf die polemisch gemeinten Beschreibungen Neil Postmans

(1985) verwiesen: Nach Postman lullt die immer totaler werdende Berieselung, insbesondere durch die Bildmedien, unser kritisches Bewußtsein ein, macht aus Bürgern Zuschauer, aus öffentlichen Angelegenheiten Varieté-Nummern und aus dem kulturellen Leben insgesamt eine endlose Unterhaltungsgeschichte. Dabei verändert sich ihm zufolge das Verhältnis von Informations- und Aktionschancen zugunsten eines 'Lebens aus zweiter Hand'. D.h., wir sind überall 'dabei', ohne uns je vom Bildschirm wegbegeben zu müssen, und wir nehmen infolgedessen immer ohnmächtiger zur Kenntnis, was immer auch geschieht, bzw. was immer sich als Wirklichkeits-Collage vor unserem voyeuristischen Blick abspielt.

Gesellschaftstheoretisch ungleich relevanter aber als solch feuilletonistischer Stoff, aus dem die Räsonnements der Medien-Kulturszenerie gemacht sind, ist zweifellos eine globale Entwicklung, die Ulrich Beck (1986) mit dem Etikett der 'Risikogesellschaft' zu fassen sucht: Bedingt durch hypertrophen technologischen Wildwuchs, demgegenüber tradierte soziale Sicherungs- und Steuerungsmaßnahmen nahezu wirkungslos bleiben, werden wir weltweit in eine bereits akute Zukunft unkontrollierter, ja unkalkulierbarer und seltsam 'gleichverteilter' Zivilisationsrisiken entlassen. Ein Wechsel von der 'Logik der Reichtumsverteilung' zur 'Logik der Risikoverteilung' vollzieht sich im Schatten persistenter sozioökonomischer Verkehrsformen. Jenseits scheinbar funktionierender wohlfahrtsstaatlicher Entlastung von alltäglichen Sorgen um die Teilhabe am Konsumgüter-Fundus breitet sich auch und gerade in hochindustrialisierten Gesellschaften eine neue Qualität existenzieller Daseins-Angst aus: Die Angst vor der allgegenwärtigen Gefährdung des Überlebens schlechthin. Diese Angst beginnt, überkommene soziale Antagonismen einzuschmelzen. Stratifikatorische Ungleichheit weicht genereller Unsicherheit.

Exemplarisch hierfür seien nur, in Ergänzung zu Beck, die soziokulturellen Auswirkungen der sich nicht mehr nur anbahnenden, sondern sich epidemieartig verbreitenden Abwehrschwäche des menschlichen Immunsystems AIDS (Acquired Immune Deficiency Syndrome), genannt. AIDS ist die letztlich tödliche Folge einer (wie auch immer) ansteckenden Virus-Infektion (HIV), gegen die die Medizin noch keine wirksamen Behandlungsmöglichkeiten gefunden hat. Auch das Ansteckungsrisiko läßt sich allenfalls mit praktischen Vorsichtsmaßnahmen mindern, nicht aber mit medizinischen Mitteln vermeiden. Das soziokulturelle Problem, das aus dem Phänomen AIDS resultiert, ist aber gar nicht die Krankheit selber, das soziokulturelle Problem ist, wie unsere Gesellschaft auf die zunehmende und von den Massenmedien schlagzeilenträchtig geschürte Angst vor dieser Krankheit reagiert und künftig reagieren wird. AIDS mobilisiert, mitten in einer medizinisch anscheinend perfekt versorgten Gesellschaft, archaische Todesängste bei immer mehr Menschen, die sich gegenüber der realen Gefährdung verselbständigen und unseren Alltag, unsere Gewohnheiten, unsere gesamte Lebensweise zu verändern drohen (vgl. Rühmann 1985).

Zwar unterschätzt Beck keineswegs die strukturell bedingte Häufung von Risiken in Korrelation zu sozialen Disparitäten. Wesentlicher für das Szenario der 'Risikogesellschaft' aber scheint ihm m. E. die grosso modo alle Stände, Klassen und Schichten übergreifende 'Verurteilung zur Freiheit' (vgl. Sartre 1973), die nichts anderes bedeutet als ein nahezu rückhalt-und vorbildloses Zurückgeworfen-Sein des Einzelnen auf seine je eigene Kompetenz, mit situativen Risiken umzugehen und angesichts der Omnipräsenz von 'Risiko' überhaupt zu überleben. An dieser existenziellen Isolation ändern Beck zufolge auch immer neue 'Antwortmoden' nichts, weil ihre 'Lösungen' auf einzelne Wirklichkeitsausschnitte begrenzt bleiben müssen: Institutionalisierte Zuständigkeiten sind an kurz- und mittelfristige Zwecke gebunden und stehen in Konkurrenz zu anderen, ebenso eingeschränkten Zieldefinitionen. Niemand plant 'alles' und niemand erkennt sich als 'für alles' verantwortlich. Insbesondere der hochproduktive industrielle Sektor funktioniert, bürokratisch abgesichert, gleichsam auf der ideologischen Grundlage einer 'Raubritter'-Mentalität: Gewinnmaximierung unter Hinterlassung eminenter, vor allem ökologischer Folgekosten.

Daneben bzw. darunter aber wächst augenscheinlich und unaufhaltsam auch der informelle Eigenarbeits-Bereich. Ganz allmählich beginnen sich bestimmte personale Typen herauszukristallisieren, die sich weder von der Erwerbswirtschaft her, noch über den radikalen Ausstieg bzw. die radikale Ausgrenzung aus derselben definieren und verstehen lassen, die vielmehr auf vielfältige Weisen zwischen den Extremen balancieren, und die Arbeiten gegen Lohn, Arbeiten gegen sonstiges Entgelt und sonstige Vergütungen, Arbeiten ohne Vergütungen und sogar Arbeiten, bei denen sie bezahlen, um sie verrichten zu dürfen, in immer neuen Konstellationen mischen und integrieren. Ein solcher, in vielerlei konkreten Gestalten auftretender, Teilzeit-Typus könnte durchaus die 'Idealfigur' einer sich in neuen technologischen und ideologischen Schüben abzeichnenden, 'postmodernen'(?) Lebensweise sein. Zumindest sprechen einige Anzeichen für die Durchsetzungsfähigkeit solcher mehrdimensionaler, also situationsflexibler Orientierungsmuster im künftigen Alltagsleben (vgl. Gross, Hitzler und Honer 1985; vgl. auch Heinze und Olk 1982). Jedenfalls bestehen hier Chancen, die Anonymisierung der Sozialbeziehungen, die Entfremdung vom eigenen Handeln, die Ohnmachtserfahrungen, die generelle Verunsicherung, welche unseren gegenwärtigen Lebensvollzug ja auch kennzeichnen, in neuen Formen freizeiträumlicher Praxis aufzufangen. Zumindest scheint sich eine Möglichkeit abzuzeichnen, der drohenden - und zwangsläufig dann repressiven - Spaltung der Bevölkerung in eine Mehrheit einerseits, der es relativ gut geht, die Erwerbs- und Lohnarbeit hat und sozial abgesichert ist, und in eine wachsende Minderheit andererseits, die, arbeitslos und marginalisiert, als wirtschaftliche Reservearmee sozusagen vor den Toren unserer erschöpften Wohlfahrtsgesellschaft steht (vgl. Gross 1981b, auch Hegner 1981), also in Erwerbsgruppen zum einen und in ausgegrenzte, verelendende Problemgruppen zum anderen, eine <u>alltagspraktisch</u> realisierbare Alternative entgegenzusetzen. Denn es ist, wie angedeutet, anzunehmen, daß die Bedeutung der menschlichen Erwerbsarbeit in der herkömmlichen Art - nach und im Zusammenhang mit einer krisenhaften Phase des Umbaus - insgesamt abnehmen wird.

Dabei könnte es auch zu einer dauerhaften Polarisierung, zu einer Art Lebensstil-Kampf kommen zwischen <u>den</u> Menschen, die technologisch-hedonistisch (sozusagen auf ein elektronisches Schlaraffenland hin), und <u>denen</u>, die ökologisch-integrativ (sozusagen auf den Mutter-Erde-Mythos hin) orientiert sind (vgl. hierzu Robertson 1985). Wahrscheinlicher aber ist es, daß wir eine unübersehbare Vielfalt koexistierender Mischformen bekommen werden, daß wir weder auf die große weiche Harmonie noch auf den großen harten Antagonismus zusteuern, sondern auf einen sozialen, politischen, wirtschaftlichen und kulturellen Alltag der kleinen Querelen, Schikanen und Kompromisse.[163] D.h., manche Menschen wollen vor allem aktiv Sport treiben, oder sich doch zumindest körperlich bewegen; andere suchen einfach Ruhe und Entspannung, und die dritten wollen vielleicht basteln und werkeln. Wieder andere wollen vor allem 'abschalten' bzw.

umschalten auf Zerstreuungen vom Fernsehen bis zum Phantasiepark; manchen liegt vor allem an irgendeiner Form von Geselligkeit; manche drängt es nach Bildung, die nächsten nach Umsetzung ihrer politischen Interessen. Bei den einen ist Reisen angesagt und vielleicht sogar ein wenig Abenteuer, bei anderen das Spiel mit dem materiellen Risiko usw. Und es erscheint wenig fruchtbar, Spekulationen darüber anzustellen, in welchem prozentualen Ausmaß das eine zu- oder das andere abnehmen wird, weil dergleichen Einschätzungen zwangsläufig von dem Gesamtszenario abhängen, das man entwirft. Das hier skizzierte basiert eben darauf, daß es so etwas wie eine <u>Grundeinstellung des Selbermachens</u> gibt, die verborgen ist hinter einem Pluralismus von Wahlmöglichkeiten, der eher noch zu- als abnimmt, daß immer neue instabile Koalitionen und Konfliktlinien entstehen, deren jeweilige Bedeutung sozusagen kulturkonjunkturell schwankt, daß insgesamt die Bereiche zwanghafter Auferlegtheiten und freiwilliger Verfügbarkeiten diffusieren, und daß so etwas wie engagiertes Tätigsein in vielerei Gestalten zwischen laboristischer Arbeitsethik und konsumistischer Freizeitethik von vielen Leuten - aus Neigung wie aus Notwendigkeit - entdeckt oder wiederentdeckt wird. D.h., Freizeit als Kannzeit ist dann nicht mehr der 'andere', der der Zwangs- oder Mußzeit gegenübergestellte Bereich. Pflicht und Vergnügen fließen vielmehr, zumindest ideell, zusammen, bzw. rotieren ständig um ein Zentrum vielfältigen tätigen Engagements.

Damit deutet sich, wenn auch vage, womöglich so etwas wie ein 'postmoderner Schwebezustand' an (vgl. Gross 1985b), der allerdings, bezogen auf die Vergesellschaftungsform des Einzelnen, m.E. die für die Moderne symptomatische <u>Mentalität des Sinn-Bastelns</u>, der identitätssichernden Suche nach dem 'Selbst' transzendieren müßte: Die zutiefst religiöse Frage nach dem wirklichen, dem eigentlichen Selbst begleitet die Geschichte(n) der Menschen ja sozusagen von Anfang an (zumindest seit sie begonnen haben, sich aus der Natur zu lösen und Kultur bzw. Kulturen zu konstruieren). Aber während über Jahrhunderttausende diese Frage fast ausschließlich religiöse und philosophische Experten beschäftigt hat, ist sie eben in der Moderne zum allgemeinen, zum typischerweise von jedem Einzelnen 'für sich' zu lösenden Problem geworden. Dies hängt, um dies nochmals in Erinnerung zu rufen, zusammen mit der die moderne Sozialstruktur kennzeichnenden Ausdifferenzierung quasi-autonomer institutioneller Bereiche, mit der auch symbolischen Segmentierung der gesellschaftlich konstruierten Wirklichkeit in zweckrationale Teil-Realitäten. Die Konstruktion des Selbst erscheint nun typischerweise als hochgradig individuelle Angelegenheit, gleichsam als 'private' Aufgabe: So unwesentlich der 'ganze Mensch' für institutionelle Belange geworden ist, so nachdrücklich erfährt der Einzelne den Oktroi, sich selbst um sein 'Selbst' zu kümmern. Es herrscht ein diffuser diskursiver Zwang zur Selbstverwirklichung, der sich aufschaukelt in Individualisierungsschüben, im Zerfallen traditioneller Eingelebtheiten und überkommener sozialmoralischer Milieus.

Das heißt, die Suche nach dem Selbst ist in der Moderne allgegenwärtig institutionalisiert als (wenigstens latente) Verpflichtung, unter intermediären Sinn-Angeboten gleichsam wie unter Konsumartikeln zu wählen: Immer neue Schübe struktureller Freisetzungen von tradierten (quasi-selbstverständlichen) Deutungsschemata führen zu immer neuen Kollektivmentalitäten, zu immer neuen Selbst-Verwirklichungskonstellationen, zu immer neuem Stoff, aus dem der endlose Sinn-Diskurs sich zusammensetzt. Vor diesem Hintergrund erweist sich das Selbst als eine diskursiv erzwungene Eigenschaft des Subjekts. Das Selbst macht das Subjekt, das prinzipiell aller Ordnung sich zu entziehen, das 'zu verschwinden' droht, transsituativ identifizier- und damit strukturell kontrollierbar. Im Selbst und als Selbst ist die subversive Asozialität des Subjektes gleichsam 'befriedet'. Befriedung korrespondiert mit positiven Sanktionen und also auch mit subjektiver Befriedigung. So wird verständlich, wie das Subjekt in der Moderne als institutionell freigesetztes eben nicht subversiv ek-sistiert, sondern an Strategien bastelt, sich selbst als soziales Element auszuweisen, sich selbst ding-fest zu machen.

Wird diese allgegenwärtige Paradoxie der Moderne, die zugleich die Subjekte öffentlich privatisiert und privat veröffentlicht, sich nun tatsächlich als finale Pointe der Geschichte(n) erweisen? Oder beginnen sich doch in der Dämmerung dieser Moderne qualitative Veränderungen abzuzeichnen, die die gegenwärtige Kultur-Situation als Höhepunkts-, Verfalls- oder Umbruchs-Phase der bisherigen Entwicklung erscheinen lassen? Wird also diese viskose Lebensweise derzeit oder demnächst so entschieden modifiziert, transformiert, negiert, daß es legitim sein könnte, vom Beginn einer neuen kulturellen Epoche, von der Transformation in einen neuen Vergesellschaftungs-Typ zu sprechen? Die Frage ist also, ob eine nicht auf die Suche nach dem Selbst und nach transsituativem Sinn bezogene Lebensweise überhaupt denkbar ist, ohne zwangsläufig als vermeintlichen Ausweg lediglich einen Rückweg zu propagieren. Liegen die Auf-Lösungen der Moderne vielleicht notwendig in der Umkehr zu <u>früheren</u> Vergemeinschaftungsformen? Gibt es zur Moderne vielleicht nur die (anachronistische?) Alternative der Restitution religiöser Verbindlichkeiten? Rollt eine 'Postmoderne', wie es eben auch propagiert wird, unweigerlich als 'new age' auf der Schiene gefühlsgetränkter Gruppenseligkeit daher? Oder ist nicht vielmehr genau diese pseudo-avantgardistische Begeisterung für alt-neue kollektive Vollzugsformen eine prä-modernistische Antwort auf das spezifisch moderne Problem der Selbst-Vergewisserung, eine Antwort, die <u>so</u> eben nur unter den Rahmenbedingungen der Moderne möglich ist? Gibt es eine nicht-regressive Alternative zu den krypto-romantischen 'Alternativen'? Oder nocheinmal anders ausgedrückt: Wird die hektische Sehnsucht nach Selbstverwirklichung weiterhin eskalieren und immer noch mehr sektiererische Blüten treiben, oder gelingt es, sozusagen ein neues, selbstverständliches Selbst-Verständnis zu gewinnen, ein Selbst-Verständnis vielleicht, das bislang im Grunde als 'närrisch' angesehen wird: Ein Selbst-Verständnis der unendlichen Inszenierungen und Maskeraden, der situativen Exzentrik, des spielerischen, ja des aleatorischen Lebensvollzugs?

Wer auch immer geneigt ist, diese Frage positiv zu beantworen, dürfte nicht umhin kommen, dann auch den Nachweis zu führen, daß das kosmologische Fiasko lebensweltlicher Departmentalisierungen und Kompartmentalisierungen und die darauf sich aufschäumende Hektik der Selbst- und Sinn-Suche überwunden wird (und zwar praktisch, nicht nur programmatisch, d.h. nicht nur diffusiert in den im Pluralismus der Moderne einerseits immer schon vorhandenen und andererseits aktuell signifikant sich vermehrenden religiös-therapeutischen Partial-Ideologien überwunden wird - vgl. hierzu auch Recum 1985). Wer von 'Postmoderne' spricht, wird zeigen müssen, daß tatsächlich andere Formen sozialer Praxis entstehen - und nicht nur kollektive Imaginationen ästhetisch mitunter durchaus ansprechender Sehnsuchts-Figurationen, die gerade deshalb und so lange Bestand haben, wie sie eben praktisch eingebettet sind in eine spezifisch <u>moderne</u> Wirklichkeit. Wenn es eine 'postmoderne' Lebensform geben kann, und nicht nur einen postmodernistischen Mode-Eskapismus, dann im Sinne einer Existenz als ständig sich wandelnder, selbstüberschreitender Kreation, als bezugsloser, wahrheitsloser, sinnloser, ex-zentrischer Praxis. Der Weg über die Moderne hinaus, die Spur, auf der die Gegenwartskultur zu überholen wäre, führte über die individuelle Radikalisierung jenes fatalen Faktums, daß das Selbst strukturell längst unwesentlich geworden ist, daß die systemische Relevanz des Subjekts reduziert ist auf partikulare Qualitäten und situative Aktionsmuster, daß das Subjekt unausgesprochen insistiert auf den Zweifel am versteinerten Konsens des Faktischen. Persönliche Irrelevanz individuell zu radikalisieren bedeutet, das Selbst eben als nicht nur objektiv sondern auch intersubjektiv unwesentlich zu erkennen, das Subjekt mithin als eigenschaftslos zu konstituieren: "Dezentrierung dieses Typs ist die historisch-ideologische Antwort auf die historisch-ideologische Zentrierung des Subjekts." (Soeffner 1986c, S. 115). Das hieße, die Zwangsinstanz transsituativer Selbst-Verortung abzustreifen und nicht nur in wechselnden Gestalten, sondern nur noch als wechselnde Gestalten zu ek-sistieren, gleichsam als Nicht-Identität.

Für eine solche - imaginäre - Lebensform, die eben die Suche nach dem 'eigentlichen' Selbst suspendiert, die zugleich ein Sich-Einlassen auf beliebige Konstellationen, ein Engagement in variierenden Bezugsrahmen und ein fortdauerndes Changieren der subjektiven Relevanzen, ein Sich-Distanzieren von kollektiv postulierten Seriositäten meint, schiene mir, in Anlehnung an Robert Jay Lifton (1971), die Etikettierung 'proteische Praxis' geeignet. Die Lebensform des Proteus, jener niederen Meeresgottheit aus der griechischen Mythologie, die alles sein kann und nichts ist, die nur als Schein erscheint und als Maskerade ek-sistiert, die in der Veränderung von (Aggregat-)Zuständen besteht[164], zeigt sich jenseits aller Selbst-Vergewisserung, jenseits kontrolliert-kontrollierender persönlicher Identität, jenseits moderner Sinn-Bastelmentalität am Horizont des prinzipiell Möglichen als zwar imaginäre, gleichwohl schon in der Vorstellung aber banale Praxis. Denn 'Proteische Praxis' meint spielerische, quasi-aleatorische Eksistenz, meint selbst-lose Subjektivität. Das Selbst wird dechiffriert als Requisit situativer Inszenierungen, als dramaturgischer Effekt im sozialen Planspiel. 'Proteische Praxis' als Möglichkeit des engagierten Spiels mit Möglichkeiten wäre demnach die Wirklichkeit des Subjekts, in der sich einigermaßen begründet von 'Postmoderne' sprechen ließe. Aber:

Verstehen wir uns, verstehen wir unseren Alltag, verstehen wir unsere Kultur denn besser, wenn wir von 'Postmoderne' sprechen? Verstehen wir mehr von unseren Wirklichkeiten vor der Folie solcher Möglichkeiten? Begeben wir uns damit nicht heraus aus der sozialwissenschaftlichen Perspektive eines existenzialen Skeptizismus und betreten, nur noch spekulierend, "das Gebiet der Wert- und Glaubensurteile"? Denn: "Niemand weiß noch, wer künftig in jenem Gehäuse wohnen wird und ob am Ende dieser Entwicklung ganz neue Prophetien oder eine mächtige Wiedergeburt alter Gedanken und Ideale stehen werden, oder aber - wenn keins von beiden - mechanisierte Versteinerung, mit einer Art von krampfhaftem Sich-wichtig-nehmen verbrämt." (Weber 1975, S. 189).

V. Nach-Denken
Über das Schillern des kulturellen Lebens

Das Verstehen des kulturellen Lebens, also im existenzialen Sinne die Thematisierung realisierter menschlicher Möglichkeiten, bedeutet für die soziologische Analyse vor allem die Thematisierung der Einschränkungen, der Verhinderungen dieser Möglichkeiten. Und die Thematisierung der Einschränkungen ist vor allem die Thematisierung von deren sozialer Notwendigkeit, die die Realisierung menschlicher Möglichkeiten bedingt. Das Geflecht von Spontaneität und Tradition, von Erfindung und Gewißheit bildet das grundlegende Problem der Konstruktionsdialektik, deren Verständnis <u>phänomenologisch</u> bei den Konstitutionsleistungen des subjektiven Bewußtseins ansetzt, während <u>soziologisch</u> primär das alltägliche Miteinander der Menschen zu thematisieren bleibt.[165]

Kultur(en) und Sozialsystem(e) stehen nicht in einem Kausalverhältnis, und sie gehen auch nicht ineinander auf. Vielmehr konstituieren logisch sich beide <u>im</u> kontingenten menschlichen Bewußtsein und wirken logisch aufeinander ein <u>durch</u> das menschliche Bewußtsein, das empirisch im wesentlichen sich bezieht auf konkrete soziohistorische <u>Sinnwelten</u>. Und darin eben zeigt sich das dialektische Dilemma des Verstehens, daß menschliche Wirklichkeit gestiftet ist in der Fähigkeit zur Distanznahme, in dem, was Helmuth Plessner (z. B. 1981a) 'Exzentrizität' nennt, daß diese Distanznahme aber gebunden ist an artifizielle soziale Kontexte, an Vor-Auslegungen, an das, was im Sinne Arnold Gehlens (z. B. 1956) als die Entlastungsfunktion der Institutionen bezeichnet werden kann. D. h., Kultur ist wesentlich die dem Menschen vermittelte, die von ihm (mit-)konstruierte und von ihm weitergetragene, in Objektivationen und Ideen präsente Weltsicht, das ihm vor- und zuhandene Insgesamt von Deutungs- und Darstellungsmustern (vgl. Neidhardt 1986, S. 11). Der Einzelne macht Kultur und der Einzelne orientiert sich an Kultur, bzw. er orientiert sich in der Welt vermittels seiner Kultur (vgl. Brand 1978, Kap. II). Auch wenn wir Kultur als Geflecht aufeinander verweisender Zeichen und Symbole definieren, so erkennen wir doch gleichwohl den Einzelnen als das Zentrum je <u>seiner</u> Kulturwelt, die er in hohem Maße mit Anderen teilt (vgl. Bidney 1973). Jede individuelle Konfiguration kultureller Sinnwelten unterscheidet sich von jeder anderen (vgl. Reimann 1986, S. 365) - wenngleich nie vollständig und wenngleich gelegentlich kaum wahrnehmbar. Denn was der Mensch sozial ist, wird er im Umgang mit je gesellschaftlich konstruierten Wirklichkeiten. Wie er mit solchen Wirklichkeiten umgeht, das ist bestimmt von seinem individuellen Relevanzsystem. Sein individuelles Relevanzsystem ist weitgehend geprägt von seinen Sozialisationserfahrungen. Seine Sozialisationserfahrungen sind vor allem Sedimente soziohistorisch vorgegebener gesellschaftlicher Wirklichkeitsbestimmungen. Die Internalisierung gesellschaftlicher Wirklichkeitsbestimmungen bildet die Voraussetzung gelingender Teilhabe an gesellschaftlicher Praxis. Diese Teilhabe wiederum ist notwendig zur Entfaltung menschlicher Möglichkeiten. Die Entfaltung menschlicher Möglichkeiten aber wird faktisch eingeschränkt durch die Internalisierung gesellschaftlicher Wirklichkeitsbestimmungen.

Subjektive Sinnwelten bauen Individuen normalerweise also vor allem dadurch auf, daß sie schon vorgegebene gesellschaftliche Objektivationen (wie Typisierungen, Institutionalisierungen und Legitimationen), die im Verlauf von Sozialisationen durch besondere oder generalisierte Andere oder durch gesellschaftliche Gruppierungen vermittelt werden, verinnerlichen. Habitualisierungen, Typisierungen, Institutionalisierungen und Legitimierungen gewinnen im Vermittlungsvorgang (insbesondere von einer Generation zur anderen) an Objektivität, so daß sie schließlich dem Einzelnen als Tatsachen, wie Dinge, gegenüberstehen - scheinbar eigenmächtig (also fetischisiert, reifiziert, entfremdet). Sozialisation führt aber normalerweise durchaus nicht zu völliger Übereinstimmung des subjektiven Wissensvorrates, einer subjektiven Wirklichkeitsbestimmung, mit der 'objektiven' Wirklichkeit, einem gesellschaftlich gültigen Weltdeutungsangebot. Das individuelle Bewußtsein weist auch Bestandteile auf, die nicht gesellschaftlich zugeteilt, die 'vorsozial' sind (z. B. das Innesein des eigenen Körpers). M. a. W.: Das subjektive Leben ist nicht völlig vergesellschaftet. Der Mensch erfährt sich nicht nur 'in' Gesellschaft, sondern auch in Distanz zu ihr (vgl. hierzu auch Frank 1986, S. 130 f).

Trotzdem: Dem Menschen vorgegeben ist seine Sozialwelt. Er ist immer schon Teil eines ihn umfassenden Ganzen, er lebt in aller Regel in Gemeinschaft. Seine relativ-natürliche Weltanschauung ist ein kollektiv vermitteltes Konglomerat von quasi instinktiven Gewohnheiten und kulturellen Variationen, Überformungen und Revisionen. Diese relativ-natürliche Weltanschauung ist typisch für das menschliche Milieu: Sie ist gleichsam eine für das Individuum verbindliche Auswahl aus dem faktisch und möglicherweise Wißbaren; sie deutet das tatsächliche Geschehen und definiert mögliche Interessen vor. Anders ausgedrückt: Das Milieu stellt das Insgesamt dessen dar, was vom Einzelwesen als auf es wirksam erlebt wird. Das Milieu ist also, im Sinne Max Schelers, nicht subjektiv konstituiert sondern Bedingung und Ausgangslage konstitutiver Akte.[166] So zutreffend diese Auffassung aber für die empirische Onto- und möglicherweise auch Phylogenese sein mag, so widersinnig erscheint sie als Alternative für eine phänomenologische Beschreibung subjektiver Konstitutionsleistungen. Denn zwar weisen typische Alltagssituationen milieuähnliche Strukturen auf: Der habituell Handelnde vertraut einigermaßen fraglos auf bewährte Handlungsmuster, denen er 'empirische Gewißheit' unterstellt (d.h., er reduziert so weit wie möglich situationsspezifisch Neues, Unbekanntes auf Bekanntes, Typisches). Alltägliches Handeln vollzieht sich also normalerweise ohne größere originelle Definitionsleistungen sondern mehr oder minder innerhalb der Bedeutungskonturen des Selbstverständlichen. Solche habituellen Handlungen verdichten sich durch Wiederholung und intersubjektive Bestätigung zu 'bekannten Mustern' mit normativer Geltung. Aber menschliches Bewußtsein läßt sich nicht herleiten aus Milieubedingungen (auch dann nicht, wenn es sich einem kollektiven Habitus ergibt). Aus phänomenologischer Sicht, also unter Zugrundelegung konstitutiver Bewußtseinsleistungen, läßt sich das erkennende Subjekt _nicht_ als an ein Milieu gebunden verstehen, sondern nur als sich in autonomen Akten bindend an eine je konkrete Situation, in die es sich geworfen sieht. M. a. W.: Auch das Milieu wirkt auf das erkennende Subjekt nur in dem Maße ein, in dem dieses es _versteht_, also indem es das Milieu zu seiner _Situation_ macht.

Situation ist demnach zu bestimmen als die je aktuelle Gesamtheit dessen, was dem erkennenden Subjekt in der intentionalen Zuwendung zur Welt gegeben ist. Damit ist keineswegs vorentschieden, was als auferlegte oder als freiwillige Relevanz die Situation 'definiert'; aber zweifellos ist das, was als Situation gelten kann, in irgendeinem Sinne definitionsabhängig. Die Definition der Situation stellt eine Art Kompromiß dar zwischen den prinzipiell offenen Möglichkeiten des Handlungssubjektes und seiner Wahrnehmung objektiver Sachverhalte. Somit bildet Situation einen je _aktuellen_, subjektiv erfahrenen und gegliederten Bezugsrahmen des Handelns, der eine strukturell nicht fixierte zeitliche, räumliche und soziale Ausdehnung hat und stets auf Transzendentes verweist.[167] Existenzialphänomenologisch gesehen entwirft sich der Mensch also in der Zeitlichkeit von Früher, Jetzt und Später. Der Kern menschlicher Existenz ist seine Situation, das je Gegenwärtige, das das Vergangene, als dem Abgeschlossenen, auf das Zukünftige, als dem sich Ermöglichenden, hin überschreitet (vgl. Sartre 1962, bes. S. 163 ff).

Somit wird wiederum deutlich, daß alle gesellschaftlich konstruierte Wirklichkeit aufruht auf der subjektiven Orientierung in der Welt (als dem Horizont aller Erscheinungen), daß die Ausdifferenzierung der Lebenswelt in Wirklichkeitsbereiche und (Sub-)Sinnwelten sich nicht auf eine ontologische Struktur der Objekte bezieht, sondern auf den jeweiligen Erfahrungsstil, auf die jeweilige Art und Weise der bewußtseinsmäßigen Zuwendung des erkennenden Subjektes zur Welt. Jeder Wirklichkeitsbereich ist geprägt von einer spezifischen sinnhaften Relevanzstruktur, von einer bestimmten Blickrichtung auf das eigene Erleben. D. h., jedwede Teil- und Sonderwirklichkeit der Lebenswelt, sei es Spiel, Traum, Phantasie oder wissenschaftliche Einstellung, ist konzentrisch zugeordnet auf das erkennende Subjekt hin. Dieses ist faktisch und unumgänglich der Focus aller Wahrnehmungen und Vorstellungen von Dingen, von Anderen und von Relationen: Der Begriff der Lebenswelt, wie er in der Phänomenologie verwendet wird, meint das Insgesamt von Wirklichkeiten (unter denen sich der Alltag pragmatisch auszeichnet), und zwar so, wie es in subjektiven Bewußtseinsleistungen konstituiert wird. Aber das erkennende Subjekt <u>teilt</u> seine Lebenswelt auch in gewisser Weise mit anderen Subjekten: Das Material seiner konstituierenden Akte ist eben zum größten Teil intersubjektiv vermittelt, denn das Individuum wird in ein familiales Milieu hineingeboren, das geprägt ist durch einen begrenzten Wissensvorrat. Als Kind internalisiert das Individuum diesen Wissensvorrat und die ihm inhärente Weltdeutung als die einzige Wirklichkeitssicht. Allmählich wird es dann mit anderen Definitionen der Welt konfrontiert als mit denen, die seiner Primärgruppe eignen. Während des Prozesses der Ausgesetztheit gegenüber Gruppen mit abweichenden Wissensvorräten formuliert das Individuum wiederum seine eigene und einmalige biographische Situation und sein Relevanzsystem, das die konfligierenden Wirklichkeitsdefinitionen sinnhaft ordnet (vgl. Berger/Luckmann 1969, Kap. III).

Grundsätzlich eignet also auch sozialisationstheoretisch betrachtet jedem Menschen seine spezifische, einmalige Lebenswelt. <u>Tatsächlich</u> sind die je subjektiven Lebenswelten nur relativ verschieden, denn unter ähnlichen sozialstrukturellen und biographischen Bedingungen konstruieren Menschen auch ähnliche Lebenswelten. M. a. W.: Sie rekurrieren auf typisches 'Material' in typischer Art und Weise und verarbeiten es zu typischen Orientierungs und Deutungsmustern. Sie koordinieren interaktiv und kommunikativ ihre Lebenswelten. Weil mit wachsender zeitlicher, räumlicher und sozialer Entfernung, grosso modo, die Gemeinsamkeiten der je konkreten Lebenswelten abnehmen, teilt der eine Mensch mit allen Menschen schließlich eben nur noch deren invariante Grundstrukturen. - Wie es scheint, koinzidiert also das Maß der Verschiedenheit individueller Lebenswelten stark damit, wie divergent die sozialen, die intersubjektiv vermittelten Wissensvorräte sind, an denen die Menschen partizipieren. Sehr vereinfacht können wir sagen, daß die Teilhabe an einfachen, also wohlgeordneten, in sich stimmigen, auf wenigen grundsätzlichen Gewißheiten basierenden Wissensvorräten auch relativ stark übereinstimmende subjektive Lebenswelten 'produziert', während die Teilhabe an komplexen, also sehr unterschiedlich verteilten, nicht in sich stimmig geordneten und mit konkurrierenden Gewißheitsannahmen durchsetzten Wissensvorräten stärker divergierende Lebenswelten evoziert (vgl. auch Luckmann 1983c).

Die Erfahrung seiner selbst macht der Mensch nach dem nämlichen Prinzip wie die Erfahrung der Welt, nämlich vor allem vermittelt durch kulturell gültige Identifikationsmuster (wobei, dies sei nochmals vermerkt, die für ihn individuell gültigen Kulturschemata niemals völlig identisch sind mit denen der Anderen). Symbolische Kommunikation und Rollenübernahme vergesellschaften ihn in hohem Maße.[168] In so hohem Maße, daß er sich selbst im wesentlichen 'durch die Augen der Anderen' hindurch erblickt, daß er sich, wenn er sich wahrnimmt, sozusagen 'im Spiegel' sieht.[169] Anders ausgedrückt: Das Selbst ist ein interaktives Konstrukt, und die Vorstellungen von sich selber variieren, insbesondere in modernen Gesellschaften, nicht nur bezogen auf verschiedene Bezugsgruppen sondern in gewisser Weise auch schon in verschiedenen Situationen. Allerdings variieren sie (noch?) stets so etwas wie ein biographisch entwickeltes Leitthema von persönlicher Identität (vgl. Luckmann 1979c). Die Konstruktion eines Selbst erfordert also Rollenübernahme, und Rollenübernahme erfordert inter-subjektive kulturelle Kompetenz, mithin die Teilhabe an kollektiv geteilten Zeichen- und Symbolsystemen. Denn der Einzelne bezieht sich auf sich selbst wie auf Andere durch die Rollen hindurch, die er spielt, obwohl ihm dies nur gelegentlich thematisch relevant wird. Aber in Akten der Distanzierung von seinen Rollen (vgl. Goffman 1973, Luckmann 1979b) vermag er sich durchaus als 'Darsteller' zu erkennen, als 'impression manager'. Im Zuge solcher Distanzierungen erscheinen die Anderen als Publikum und Mitspieler, und man selber erscheint als Publikum und Mitspieler von Anderen. D. h., der sozial Handelnde konstruiert bzw. inszeniert Wirklichkeit, indem er vorgibt, so oder so, Dies oder Jenes zu sein, und indem er Andere dazu bewegt, ihn auch _so_ wahrzunehmen. Auch die Anderen spielen dieses Spiel, und alle Beteiligten stützen dadurch wechselweise ihre Darstellungen und Vorstellungen ab.[170] Dies gelingt, weil und insofern alle sozialen 'Spieler' typischerweise kulturell je gültige Interaktionsregeln akzeptieren, anwenden und den Anderen 'bis auf weiteres' unterstellen, daß sie sie ebenfalls (mehr oder weniger) befolgen. Zerbrechen die Spielregeln, wird der Einzelne für sich selber und für andere zum Problem (vgl. Goffman 1975) und "eine metaphysische Platzangst" (Berger 1973, S. 73) greift um sich: "Sie spielen ein Spiel. Sie spielen damit, kein Spiel zu spielen. Zeige ich ihnen, daß ich sie spielen sehe, dann breche ich die Regeln, und sie werden mich bestrafen. Ich muß ihr Spiel, nicht zu sehen, daß ich das Spiel sehe, spielen" (Laing 1972, S. 7).

Menschen, die Dinge tun, die 'nicht richtig' sind, oder diese Dinge 'nicht richtig' tun, tun daher meist etwas, was den sozial approbierten Interaktionsregeln widerspricht. Solche Menschen weichen von Normen ab. Dadurch, daß sie nichtkonform handeln, stören sie den Spielverlauf, stellen sie potentiell die jeweilige kulturelle Ordnung in Frage. Gegen solche Menschen muß diese Ordnung mithin geschützt werden - theoretisch und praktisch. Praktisch verkörpert sich jede Ordnung als Macht, sich zu erhalten, als Ordnungsmacht. Theoretisch begründet sich die Macht der Ordnung in der Über-Macht eines symbolischen Deutungssystems, das dem, was ist, einen _Sinn_ gibt. Aber dieser übergeordnete, generelle Geltungsanspruch wird, etwa durch kynische Praktiken, ja bereits durch Eulenspiegeleien (vgl. Sloterdijk 1983, Legnaro 1974), auch immer wieder in Frage gestellt, und das Mögliche erscheint so als Teil des Wirklichen: Schon Pyrrhon hat ja behauptet, daß wir niemals genug wissen, um sicher sein zu können, daß eine Handlungsweise sinnvoller, weiser sei als eine andere. Daraus aber resultiere der Schluß, daß sinnvoll nur sei, prinzipiell (an allem) zu zweifeln.[171] Der prinzipielle _Zweifel_ aber, der Grund-Satz des Skeptizismus, macht diesen für eine jegliche gesellschaftlich konstruierte

Wirklichkeit zu einer subversiven Angelegenheit. D. h., der Skeptiker er-kennt Wirklichkeit als je gesellschaftlich konstruierte und damit als dem individuellen Bewußtseinszugriff vorgegebene, aber er erkennt die erhandelte Ordnung nicht als schlechthin gültig an. M. a. W.: Er dechiffriert jede soziohistorisch vor-geordnete Realität als ontologisch absurd (vgl. hierzu auch Lyman and Scott 1970). Diese subversive Attitüde distanziert den Skeptiker kognitiv von der ihn umgebenden Kultur, ohne ihn zu eigener systematischer Sinnsetzung zu verpflichten.[172] Damit gewinnt der Skeptizismus einen spielerischen Charakter, eine Art Dezisionismus hinsichtlich der Akzeptanz von Regeln und Normen, die Freiheit des Bewußtseins also, temporär etwelche politischen, kulturellen, sozialen Beziehungsgefüge und deren jeweilige Sinnwelten zu akzeptieren oder zu stornieren (vgl. hierzu auch Spranger 1921, S. 128 f).

Dergleichen 'Gegenspiele' machen also nicht nur die institutionalisierte Ordnung zu einem Problem, sondern auch und vor allem das sinnstiftende Symbolsystem, das diese Ordnung legitimiert. Anders ausgedrückt: Es gibt Menschen, die die Wirklichkeit in Frage zu stellen scheinen. Solche Menschen verhalten sich nicht nur normabweichend, sie problematisieren das ganze kulturell gültige Wertsystem. Solche Menschen sind ver-rückt, denn sie verkennen den alltäglichen 'Ernst der Lage', sie scheinen tatsächlich mit der Wirklichkeit ihr Spiel treiben zu wollen (Schamanen mitunter, Narren allemal, auch politische, wie die Anarchisten). Dagegen gilt es sozial, die tradierte Sinnwelt, die akzeptierte Wirklichkeitsbestimmung, das Wertsystem, in seiner Plausibilität zu festigen. Eine solche Bestätigung selbstgewisser Realität erfolgt vorzüglich und bevorzugt in Form naheliegender Abwehrreaktionen (die durchaus nicht nur auf die Waffen des Geistes rekurrieren), wie eben etwa der Diffamierung von Ungewohntem als abnormal oder widersinnig. Gelingt diese legitimatorische Maßnahme, kann also das herrschende Sinnsystem seine Plausibilitätsstrukturen aufrechterhalten, dann folgt alsbald die klassifikatorische Verarbeitung all dessen, was als nicht-adäquate Wirklichkeitssicht ausgesondert wurde: Die Gegenspieler werden etikettiert und in das gültige Weltdeutungsschema und die damit korrespondierenden sozialen Hierarchien eingeordnet. Hierzu sich eignende Maßnahmen sind vor allem Korruption (z. B. durch Zuweisung eines relativ hohen Status), Funktionalisierung (z. B. durch Zuweisung eines Sonderstatus), Therapie (z. B. durch Vermittlung kognitiver und

emotionaler Befriedigung bei angemessenem Verhalten, eventuell verbunden mit zeitweiliger Ausgliederung in Form eines Anstaltsaufenthaltes), <u>Nihilierung</u> (z. B. durch Sinn-Verleugnung und Sinn-Überlagerung, durch Sinn-Absorbtion) und <u>Liquidation</u> (z. B. durch Verächtlichmachung, durch Entzug der Ressourcen, durch endgültige Ausgliederung oder durch physische Zerstörung). Solche Interpretationsstrategien deuten in einem sozial verbindlichen Sinne nicht-normales Handeln in sinnloses Verhalten um.[173]
Die Wirksamkeit, die Reichweite eines Symbolsystems erweist sich also in der Macht, eine sozial verbindliche Wirklichkeit zu produzieren. Symbolsysteme funktionieren nicht, weil sie etwa ontologisch gesichert, weil sie 'wahr' wären, sondern weil sie sich über Ordnungen und Ordnungsmächte als <u>gültig</u> vermitteln. Folglich erscheinen eben Wirklichkeitsdeutungen, die von der je herrschenden Ideologie abweichen, umso abstruser, je weiter sie sich von den Fraglosigkeiten, den Gewißheiten der selbstverständlichen, alltäglichen Praxis entfernen. Je weniger sie mit dem herrschenden Symbolsystem in Einklang zu bringen sind, umso stärker werden sie - theoretisch wie praktisch - isoliert (vgl. hierzu auch Frank 1980, bes. S. 85 ff).

Wenn wir also aus einer bestimmten Perspektive das menschliche Leben als eine Art von Spiel, als ein Spiel nach und mit kulturellen Regeln betrachten, dann finden wir nicht nur verschiedene Spiel-Pläne sondern auch verschiedene Arten, dieses Spiel zu spielen: Man kann zum Beispiel versuchen, andere Menschen dazu zu bringen, das Spiel nach <u>seinen</u> Regeln zu spielen, man kann aber auch das <u>eigene</u> Spiel nach den Regeln Anderer oder eines Anderen spielen, man kann versuchen, sich aus zwischenmenschlichen Spielen möglichst herauszuhalten, und man kann schließlich versuchen, die Spielregeln der Anderen <u>und</u> seine eigenen Spielregeln zu ent-decken, z. B. indem man sich bemüht, die Beliebigkeit fragloser sozialer Gewißheiten zu dechiffrieren. Dann zeigt sich jegliche erfahrbare Wirklichkeit als dramaturgische Aufgabe, als Inszenierungsproblem, deren Willkürlichkeit als Grundthema der Reflexion mit-gegeben bleibt. Das erkennende Bewußtsein selbst bleibt dabei unbestimmt; es ist - auch theoretisch - nicht identifizierbar. Auch Selbst-Reflexion erfolgt als Spiel der Möglichkeiten, desavouiert im Vollzug allen Anspruch auf Gewißheit -auch seiner selbst (um sich nicht aufzuheben im Tatsächlichen oder sich zu verlieren im prinzipiell Sinnlosen). So wird die als Spiel entdeckte Wirklichkeit zum Widerpart des mit sich selber spielenden Bewußtseins in einem Meta-Spiel von Möglichkeiten, das auf den Zweifel als tertium datur verweist: "Der Skeptiker erkennt, daß alles nur in einer vielfachen Bezogenheit auf anderes und auf ihn selbst als Wahrnehmenden und Erkennenden da ist." (Löwith 1956, S. 28).

Eine solche Attitüde rekurriert, wie wir gesehen haben, auf ein existenzielles, ein dem menschlichen Dasein eignendes Vermögen: Menschen können sich dem, was sie tun, in Gedanken zuwenden, sie können reflektieren, sie können ihr Tun (oder Nicht-Tun), ihr vergangenes, ihr zukünftiges und - mit gewissen Schwierigkeiten - wohl auch ihr gegenwärtiges Tun bedenken. Meistens bedenken Menschen dann etwas, was ihnen problematisch, eben bedenklich erscheint. Nur selten bedenken sie das, was 'wie von selbst' geht, was selbstverständlich zu funktionieren scheint. Menschen bedenken normalerweise nicht die Regeln, nach denen ihr Leben wie gewohnt verläuft. Sie bedenken kaum die Regeln ihrer Teilzeit-Spiele und noch weniger die Regeln, nach denen sie diese Teilzeit-Spiele zu einem ganz individuellen, ganz einmaligen Gesamt-Spiel, zum Spiel ihres Lebens zusammenfügen, die Regeln also, nach denen sie ihre eigene Biographie 'basteln'. Denn normalerweise erleben Menschen ihre Wirklichkeiten ja nicht als Spiel, nicht als Beliebigkeit, sondern eben als Wirklichkeit, als das, was richtig ist: "Praxis ist, um Praxis sein zu können, selbstvergessen" (Soeffner 1986c, S. 113). Menschen haben deshalb auch ziemlich viele, mehr oder minder genaue, jedenfalls aber standfeste Vorstellungen davon, was im einzelnen richtig sei, was wer wann und wo wie zu tun oder zu lassen habe.

Und gerade diese im Alltagswissen festgeschriebene gesellschaftliche Konstruktion von Wirklichkeit(en) ist zu rekonstruieren, die ihr notwendig innewohnenden Reifikationen sind zu entdecken. Dies bedarf einer Verstehensleistung, die ansetzt bei der Beschreibung subjektiver Befindlichkeiten (invarianter lebensweltlicher Strukturen) und subjektiver Möglichkeiten (kontingenter Bewußtseinsleistungen). Das heißt, daß eine jegliche soziologische Analyse begründet sein muß in der alltäglichen Wirklichkeit sozialer Akteure, daß die Sozialwelt zu erfassen ist als konstruiertes Insgesamt von Sinnzusammenhängen und Sinnderivaten. Verstehende Soziologie setzt den subjektiv gemeinten Sinn der Handelnden als Bezugspunkt der Erklärung von sozialer Wirklichkeit, nicht eine unbewußte oder gar immanente Logik der sozio-historischen Faktoren selbst. Das kulturelle

Leben ist in der Perspektive einer so verstandenen verstehenden Soziologie eine Folge von Handlungsentwürfen und Wahlakten, die, angeleitet durch ein ebenfalls menschlich konstituiertes (wenn auch möglicherweise fetischisiertes) Wertsystem, ihrerseits dazu beitragen, Wertsysteme zu modifizieren oder zu ersetzen. Menschen, und nicht soziale Strukturen und geschichtliche Prozesse, konstruieren Wirklichkeit(en) und auch das, was sie als ihr Selbst verstehen. Aber Menschen konstruieren selbstverständlich nicht voraussetzungslos sondern immer eingebunden in soziale Gesellungsgebilde (von einfachen 'Begegnungen' bis hin zu hochkomplexen Gesellschaften). Sie beziehen sich aufeinander - hektisch wie praktisch.[174] Es geht deshalb stets auch darum, im Verstehen menschliche Freiheit zu enthüllen und die Freiheit zur Wahl für mögliche Zukünfte aufzuzeigen (vgl. Fontana 1980). Damit beginnt das Verständnis der Dialektik gesellschaftlicher Wirklichkeitskonstruktion, nämlich mit der Vergegenwärtigung der Wechselseitigkeit von Freiheit: Ich erfahre den Anderen als souveränes Subjekt einer Praxis, für die ich Objekt bin, und ich erfahre den Anderen als Objekt einer Praxis, in der ich souveränes Subjekt bin (vgl. Sartre 1962).

Verstehen, als Aufgabe einer nicht-reduktionistischen Wissenschaft vom Menschen, beginnt also mit der 'Sorge'[175], schreitet fort zur Deskription intersubjektiv wahrnehmbarer Formen derselben, analysiert die Entstehungsbedingungen und 'erklärt' so (im Weberschen Sinne) die konkreten Zusammenhänge. Die Klassifikation typischer Erscheinungen und Abläufe ermöglicht heuristische Verallgemeinerungen, die wiederum einfließen in eine (soziologische) Reflexion zweiten Grades, welche nun den funktionalen Kontext thematisiert. Schließlich wird der abstrahierte Erkenntnisfundus rückbezogen auf die ursprüngliche 'Sorge' des Wissenschaftlers als einem Menschen, der jetzt seine konkrete (alltägliche) Praxis mit wissenschaftlich-hermeneutischer Kompetenz exemplarisch auszulegen vermag. Menschliche Praxis wird so aus der existenzialen Grundbefindlichkeit existenzieller Spannung heraus, über die Schleife eines methodischen, artifiziellen Skeptizismus, paradigmatisch durchsichtig für sich selbst und somit totalisierbar als dialektisch intelligible. Eine solche totalisierende, verstehende Kultur-Soziologie realisiert mithin die Freiheit des Soziologen wie die seines Gegen-Standes. Sie ist "unmittelbare Praxis der Gedankenfreiheit, ... das negative Tun, das den Menschen von allem unmittelbaren Seinsvertrauen ... befreit" (Fink 1977, S. 179).

In diesem konzeptionellen Verstande ist existenzialer Skeptizismus also tatsächlich auch eine anthropologische Methode, ein Verfahren, das die phänomenale Ebene, das empirisch Aufscheinende auf seine zwar evidenten, jedoch nicht offen-sichtlichen Strukturen hin befragt und die Antworten wiederum aussetzt der menschlichen Sorge um (wieder) herzustellende, das je faktisch sozial Vorgegebene überschreitende Handlungskompetenz. Auch das Erkenntnisinteresse eines existenzialen Skeptizismus richtet sich zunächst und insbesondere auf die alltägliche Bewußtseinsspannung, auf den Erfahrungsstil des hellwachen, normalen Erwachsenen. Um diesen gruppieren sich aber eben nicht nur andere Bewußtseinsmodalitäten, sondern am ganz normalen Alltag partizipieren auch nicht hellwache, normale Menschen. D. h., abgesehen von nicht-alltäglichen Bewußtseinszuständen, die sich dem Subjekt als (Sub-)Sinnwelten erschließen, ist der Alltag von Erfahrungsstilen zumindest durchsetzt, die eben nicht die des hellwachen, normalen Erwachsenen sind, also von Wissensmodalitäten, die in rein mundanphänomenologischer Sicht residual sind für die Definition typischer Alltäglichkeit. Aufzuklären sind deshalb auch die praktischen Methoden sonderbarer, ungewöhnlicher Welt- und Selbsterfahrung im Alltag (vgl. hierzu auch Altheide 1977). Wenn etwa das Selbst jener 'rote Faden' ist, den jeder Einzelne unter Mitwirkung Anderer durch das Labyrinth seiner biographischen Situationen zieht, dann stellt sich damit eben auch die Frage, ob der Mensch ohne einen derartigen 'Wegweiser' im Dickicht seiner Lebenswelt tatsächlich verloren wäre, oder ob er sich lediglich für die Anderen verlieren, ob er lediglich unfaßbarer würde (vgl. hierzu Kamper 1980 und 1986).

Aus der Perspektive eines existenzialen Skeptizismus ist der Kon-Sens, ist der mit anderen geteilte Sinn eben nicht das Fundament menschlicher Existenz. Im Gegenteil, jede kulturelle Vereinbarung ist ein artifizielles Konstrukt und mithin prinzipiell hochproblematisch. Das Selbst, als eine solche Vereinbarung, zwingt den Einzelnen in seine Verantwortlichkeit gegenüber Anderen; zugleich aber maskiert es das unaussprechliche Individuelle und macht es sozial erträglich (vgl. hierzu die Beiträge in Kotarba and Fontana 1984). M. a. W.: Ich produziere ständig den Sinn, den ich selber für mich und für Andere habe. Dabei 'bediene' ich mich normalerweise aus dem in meiner je gesellschaftlich konstruierten Wirklichkeit vorfindlichen kulturellen 'Etat'. D. h. also, ich greife auf kulturell vorhandene, zumeist tradierte Symbolsysteme zurück und adaptiere daraus für <u>mein</u> Leben nützliche Elemente.[176] Dieses existenzielle Vermögen des Menschen - das im übrigen auch 'problematischen' Typen der Gattung eignet -, nämlich: <u>Sinn zu setzen</u> und damit Wirklichkeit(en) zu konstruieren, ist die Basis allen gesellschaftlichen Miteinanders. Und es ist anscheinend auch die Basis sozialer Sonder-Spiele. So unterschiedlich nämlich die Regeln für die Sonder-Spiele sind, die ich alleine spiele oder an denen ich teilnehme, sie alle bündeln sich eben in mir, und ich hebe ihren <u>Eigen-Sinn</u> auf in <u>dem</u> Sinn, den <u>ich</u> ihnen verleihe als Elementen, als Bausteinen meiner kleinen Welt-Konstruktionen.[177]

Anmerkungen

1) Vgl. Weber 1973, bes. S. 427-474 und 541-581. - Zu Schütz im Überblick vgl. Thomason 1982 und Wagner 1983.

2) Sonst wäre wohl auch Webers Generalthese von der zunehmenden Rationalisierung und Bürokratisierung westlicher Gesellschaften nicht zu begründen (vgl. z. B. Weber 1972, S. 196).

3) Im Gegensatz zu Talcott Parsons, der ja ebenfalls bei Weber seinen Ausgang genommen hat, weshalb Schütz zunächst fälschlicherweise vermutete, sie hätten gemeinsame Fragestellungen (vgl. hierzu Schütz/Parsons 1977).

4) Vgl. z. B. Schütz 1974, S. 115ff, 1971b, S. 80ff, Schütz/Luckmann 1984, S. 33ff.

5) Verstehen als Vorgang, der sich auf meine eigenen Bewußtseinsleistungen bezieht, liegt einerseits _logisch_ dem Verstehen des Anderen zugrunde, andererseits aber ist _empirisch_ Selbstverstehen ein Produkt dessen, was in der Tradition des symbolischen Interaktionismus seit Charles Horton Cooley (1902) als 'Spiegelungsprozeß' bezeichnet wird, also sozusagen eine Übertragung des Verstehens Anderer auf mein Bewußtsein.

6) Vgl. Schütz 1974; vgl. hierzu auch Eberle 1984, S. 45ff.

7) Vgl. Schütz 1971b, S. 174ff und 207ff, 1971c, S. 86ff; siehe z. B. auch Grathoff 1983.

8) Dabei braucht es garnicht um derzeit ideologisch aufgeladene Fragen zu gehen, wie die, ob Männer für Frauen und ob Frauen für Männer grundsätzlich 'wie ich' sind oder nicht. Problematisch wird es u. a. bei Behinderungen, bei außergewöhnlichen Bewußtseinszuständen, bei Kindern (insb. bei Kleinstkindern), bei Fremden (wobei _wir_ nur selten zugeben, daß es für uns wirklich rezente _Fremde_ gibt. - Was aber ist, wenn wir in die Geschichte(n) hineindenken?).

9) Diese beruhen eben ihrerseits 'irgendwie' auf dem diffusen Phänomen der 'befriedigenden Reziprozität' (vgl. hierzu Luckmann 1980a, S. 56ff). - Zum Phänomen des nicht-menschlichen alter ego vgl. auch Duerr 1978.

10) Am deutlichsten hat wohl Martin Heidegger (1972) Verstehen als eine ganz alltägliche, quasi-natürliche Leistung gefaßt, als eine 'existenzielle Vermöglichkeit des Daseins'. Das Dasein selber ist bei ihm definiert als hermeneutisch, als auslegend, als verstehend.

11) Allerdings ist das sozialwissenschaftliche Verstehen des alltäglichen Verstehens noch immer eher Programm als Forschungsrealität. Deshalb ist m. E. Hans-Georg Soeffner beizupflichten, der das, was derzeit vorwiegend unter dem Etikett 'verstehende Soziologie' betrieben wird, zumindest ergänzt sehen will um eine 'Soziologie des Verstehens', die zunächst "eine reflektierte, beschreibende Offenlegung der Verfahren, Arbeitsweisen und Zwecke der 'Alltagshermeneutik'" (Soeffner 1981, S. 331) zu leisten hätte. - Zur sozialwissenschaftlichen Hermeneutik als einer Kunstlehre vgl. auch Soeffner 1982a, 1984 und 1986c.

12) Vgl. Schütz 1974, S. 313 ff, 1971b, S. 3ff und 55ff; vgl. auch Luckmann 1980a, S. 9ff und 1981b.

13) Vgl. zu dieser Auffassung auch Soeffner 1983a.

14) Hier sind m. E. gewisse epistemologische Bedenken gegen Schütz anzumelden: Zwar operieren wir alltäglich mit dem pragmatisch zumeist unwesentlichen Irrtum, Fremdverstehen ergäbe sich essentiell aus der Beantwortung der Frage 'Was hätte ich an der Stelle des Anderen getan?', existenziell aber verstehen wir - auch alltäglich, wenngleich routinemäßig 'verstellt' - vielmehr in Beantwortung der Frage 'Wie gibt das, was der Andere tut, für _ihn_ Sinn?'.

15) Dies alles setzt aber hochkomplexe Verstehensprozesse bereits voraus, sowie Regelwissen zur Bewältigung dessen, was Harold Garfinkel (1967, S. 1ff) als 'Indexikalitätsproblem' in die Debatte eingebracht hat (vgl. Bergmann 1974, S. 46ff).

16) Tatsächlich aber finden bei der Verständigung zwischen Menschen nicht nur Transformationsverluste statt, sondern es sind auch ganze Bündel intendierter und nichtintendierter dramatischer Effekte zu berücksichtigen, die allenfalls mit diffizilen analytischen Methoden rekonstruiert werden können (vgl. hierzu Hitzler und Honer 1986).

17) Und mehr verstehen zu können, beansprucht er garnicht. Darin eben unterscheidet sich der Verstehensanspruch der verstehenden Soziologie von anderen artifiziellen - z. B. therapeutischen - Verstehenskonzepten.

18) Vgl. auch Luckmann 1980a, S. 93ff. - Natürlich irren wir uns auch gelegentlich beim Hantieren mit Typischem, aber wenn sich Typisches öfter als irreführend erweist, korrigieren wir unsere Typen und hantieren dann mit anderen Typen, aber eben nachwievor mit Typen. - Vgl. zur Typenbildung nach Schütz auch Srubar 1979, passim Knoblauch 1985.

19) Die mundanphänomenologische Strukturbeschreibung der Lebenswelt hätte eigentlich sein Lebenswerk zusammenfassen und krönen sollen. Aber auch wenn er diese Arbeit nicht mehr selbst zu Ende führen konnte, so hat Schütz (1984) hierzu doch fünf Notizbücher hinterlassen, die dann von Thomas Luckmann fortgeschrieben, ergänzt und veröffentlicht worden sind (vgl. Schütz/Luckmann 1979 und 1984).

20) Als 'polemischer Begriff', wie Aron Gurwitsch in einem Brief an Schütz bemerkt hat (siehe Schütz/Gurwitsch 1985, S. 358-362; vgl. auch Grathoff 1983).

21) Siehe Husserl 1954, § 73 ('Schlußwort'). - Luckmann hingegen insistiert auf einer scharfen Trennung zwischen (Sozial-)Wissenschaften und Phänomenologie, als einem vorwissenschaftlichen Deskriptionsverfahren (vgl. exemplarisch Luckmann 1979d und 1981b).

22) Vgl. Husserl 1954, v. a. S. 342, 461, 113 und 136; vgl. hierzu auch Waldenfels 1979. - Zur Spezialisierung wissenschaftlichen Wissens und zu seiner Abgrenzung vom alltäglichen vgl. auch Luckmann 1983c.

23) Vgl. Husserl 1954, v. a. S. 77, 3, 114, 258, 136, 49, 130, 145 und 149; vgl. auch Walter Biemels Einleitung zur 'Krisis'; außerdem Landgrebe 1977 und Srubar 1978, v. a. Teil B.

24) Auch in einer Zeit gravierender technologischer Veränderungen dürfte unschwer einleuchten, daß die Mitmenschen in meiner unmittelbaren Umwelt für mein Erleben besonders bedeutsam sind, daß wir in der direkten Interaktion, in der sogenannten Wir-Beziehung am umfassendsten aufeinander verwiesen und auch einander ausgeliefert sind. In der direkten Interaktion bildet sich Intersubjektivität aus und bestätigt sich kontinuierlich (vgl. z. B. Gross 1979, Luckmann 1980a, S. 93ff und 123ff).

25) Entsprechend dem Verständnis der phänomenologischen Konstitutionsanalyse sind solche Typisierungen nicht notwendig an Sprache gebunden, bzw., sie können sprachliche Wissensorganisationen auch übergreifen. Trotzdem sind im Alltag ganz offenkundig Typisierungen zumeist sprachliche Typisierungen (vgl. Luckmann 1984c und 1984d).

26) Vgl. Luckmann 1979d, 1980a, S. 9ff, und 1981b; dazu auch - weniger eindeutig - Schütz 1971b, S. 136ff und 162ff; außerdem Bergmann und Srubar 1986, Eberle 1984, S. 423ff. - Phänomenologisch sind Maurice Natanson zufolge alle Theorien zu nennen, die soziale Handlungen vom Bewußtsein und von der subjektiven Bedeutung her zu erfassen suchen (vgl. Natanson 1963, S. 273; vgl. auch Natanson 1970).

27) Vgl. Schütz 1971b, S. 47 und 294. - Schütz/Luckmann stützen sich ja auch selber nachhaltig auf die Tradition philosophischer Skepsis, nämlich auf den 'probabilistischen' Skeptizismus des Carneades, der im wesentlichen darauf pocht, nur die methodische Kontrolle als Kriterium für Meinungen zu akzeptieren. Am 'dritten Beispiel' des Carneades entwickeln Schütz/Luckmann die Modalitäten der 'Relevanz' (vgl. Schütz/Luckmann 1979, S. 225-276; vgl. auch Schütz 1971a, S. 44-50).

28) Vgl. hierzu z. B. Wolff 1978, S. 513. - Eine skeptisch distanzierte, kognitivistische Hermeneutik muß etwa Sprachkompetenz von Produzenten und Interpreten unterstellen (vgl. Soeffner 1985). Allseitige Sprachkompetenz können wir aber nicht uneingeschränkt hypostasieren, sobald das Erkenntnisinteresse über die - grundstrukturell erfaßbare - normalisierte Alltäglichkeit hinausweist: Nicht alle Produzenten sind sprachkompetent, und die Interpreten sind zumindest nicht immer sprachkompetent. Uneingeschränkt kann Kompetenz nur gegenüber dem unterstellt werden,

was allen Menschen gemeinsam ist, nämlich gegenüber ihrer kontingenten Vermöglichkeit, zu handeln. Deshalb ist auch die Interaktionskompetenz des Sozialwissenschaftlers prinzipiell skeptisch zu beargwöhnen. Die Hermeneutik muß in einem Verstehen fundiert werden, das tiefer ansetzt als die Sprache - vielleicht in einem solchen: "Wer aber dem Wahnsinn und dem Tod in die Augen geschaut hat, für den haben Tod und Wahnsinn vieles von ihrem Schrecken verloren, der immer wieder den überfällt, der stets im Alltag verbleibt" (Duerr 1982, S. 70, vgl. auch S. 67).

29) Offenbar entgegen Luckmanns Auffassung, daß es Schütz gelungen sei, eine "Wissenschaftskritik anzubieten ... ohne existentialistische oder andere irrationalistische Quasi-Alternativen" (Luckmann 1971, S. 15).

30) Vgl. Heller 1980a; aus der einschlägigen Sekundärliteratur vgl. außerdem z. B. Wagner 1978, sowie Ludes 1977 und 1981.

31) "Die Frage der Existenz ist immer nur durch das Existierende selbst ins Reine zu bringen. Das hierbei führende Verständnis seiner selbst nennen wir das existenzielle. Die Frage der Existenz ist eine ontische 'Angelegenheit' des Daseins. Es bedarf hierzu nicht der theoretischen Durchsichtigkeit der ontologischen Struktur der Existenz. Die Frage nach dieser zielt auf die Auseinandersetzung dessen, was Existenz konstituiert. Den Zusammenhang dieser Strukturen nennen wir die Existenzialität. Deren Analytik hat den Charakter nicht eines existenziellen, sondern existenzialen Verstehens" (Heidegger 1972, S. 12f).

32) 'Arbeit' in der weiten, etwa von Schütz/Luckmann 1984 vorgeschlagenen, handlungstheoretischen Definition.

33) Vgl. Wolffs Einleitung zu Mannheims Wissenssoziologie (1964).

34) V. a. in "Wissenssoziologie als Wissenschaft vom Menschen" in: Wolff 1968b (ursprünglich englisch 1950-1953).

35) Vgl. v. a. "Das Einmalige und das Allgemeine" in: Wolff 1968b.

36) Hierbei rekurriert Wolff auf den Biologismus in der Wissenssoziologie von Arthur Child (vgl. v. a. "Wissenssoziologie als Wissenschaft vom Menschen" in: Wolff 1968b).

37) Vgl. v. a. "Wissenssoziologie und soziologische Theorie" in: Wolff 1968b.

38) Ein dialektisches Verstehen, ganz im Hegelschen Sinne: "Diese dialektische Bewegung, welche das Bewußtsein an ihm selbst, sowohl an seinem Wissen als an seinem Gegenstande ausübt, insofern ihm der wahre Gegenstand daraus entspringt, ist eigentlich dasjenige, was Erfahrung genannt wird" (Hegel 1970a, S. 78).

39) Wahrheit ist Totalisierung, nicht Totalität (also nicht statisch, sondern dynamisch): "Das Wahre ist das Ganze. Das Ganze aber ist nur das durch seine Entwicklung sich vollendende Wesen" (Hegel 1970a, S. 24).

40) "Etwa ein Entschluß, ein Gedicht oder ein anderes Werk, die Klärung oder Verdeutlichung einer existenziellen Frage, eine Veränderung in der Person, ein gewisses Verständnis..., ein Gefühl oder sonst etwas: ontisch verstanden handelt es sich um ein neues Begreifen, um einen neuen Begriff, um ein neues In-der-Welt-Sein" (Wolff 1968a, S. 154).

41) Wolff sieht die historische Ausnahmesituation einerseits in der atomaren Bedrohung, die das Ende der Menschheit bedeuten könnte, und andererseits im Aufbruch ins All, durch den sich die Menschen von ihrem Erdendasein lösen können (vgl. Wolff 1968a, S. 27f).

42) Vgl. die verschiedenen Fassungen des 'Kategorischen Imperativs' bei Kant (1974, S. 51, 61 und 140): "Also drückt das moralische Gesetz nichts anderes aus, als die Autonomie der reinen praktischen Vernunft, d. i. Freiheit, und diese ist selbst die formale Bedingung aller Maximen, unter der sie allein mit dem obersten praktischen Gesetz zusammenstimmen können" (Kant 1974, S. 114).

43) Ganz ähnlich liest sich das auch bei Heidegger 1972, S. 130 und 179.

44) Heller rekurriert auf die erste Position, Wolff bleibt 'in der Schwebe' (vgl. Wolff 1968a, S. 56).

45) Diese These knüpft nicht zuletzt an Thomas Luckmanns programmatische Position an: "Unabhängig davon, von welcher beliebigen, konkreten

Erfahrung ausgegangen wird, ist es immer möglich, besondere ... veränderbare Bestandteile von 'formalen' Strukturen zu unterscheiden, ohne die menschliche Erfahrung ganz allgemein undenkbar wäre" (Luckmann 1980a, S. 58).

46) Diese Auffassung korreliert m. E. ebenfalls mit Hegel (vgl. 1970a, S. 265f).

47) Gerade diesen Bezug hat Wolff in einem späteren Aufsatz explizit hergestellt (vgl. Wolff 1978).

48) "Es geht offenbar um eine Art der Wahrnehmung, die versucht, zur vorsprachlichen, durch kulturelle Traditionen noch nicht durchgeformten Sehensweise zurückzukehren" (Luckmann 1979e, S. 719).

49) Vgl. auch die Interpretation zum Verhältnis von Wolff und Schütz bei Wagner (1983, S. 237ff).

50) Das sieht m. E. auch Wolff selber so, wenn er schreibt: "Perhaps the Other's subjective meaning can be attained if the approach is not _purely_ cognitive ... but _also_ affective" (Wolff 1978, S. 520; Hervorhebungen von mir).

51) "Ich unterscheide ... zwischen Verstehen und Auffassen: auffassen kann man ein praktisches Verhalten, aber verstehen kann man nur eine Leidenschaft" (Sartre 1977, S. 151).

52) Sartre 1967, S. 77, vgl. auch S. 473. - Diese Dialektik des Verstehens hat Sartre in der Tradition von Hegel und Marx unter Einschluß einer spezifisch existenzialen Psycho-Analyse des historischen Subjekts im Anschluß an Vorarbeiten von Henri Lefèbvre unter dem Etikett 'regressiv-progressive Approximationsmethode' entwickelt. Auf deutsch ist dieses methodologisch-methodische Vorwort zur 'Kritik der dialektischen Vernunft' unter dem irreführenden Titel 'Marxismus und Existenzialismus' erschienen. (Sartre 1964). - Zu lesen sind m. E. diese 'Questions de méthode' im Zusammenhang mit Sartres Gesamtwerk: als Schlüssel zur methodologisch-systematischen Beziehung zwischen den frühen phänome-

nologischen Schriften, "Das Sein und das Nichts" und der "Kritik der dialektischen Vernunft". Dann nämlich wird deutlich, daß Sartre seine Methode tatsächlich in hohem Maße anwendet: Wenn wir die frühen Arbeiten als phänomenologische Deskription von Welterfahrung sehen, "Das Sein und das Nichts" als Analyse der existenziellen Voraussetzungen derselben und die "Kritik der dialektischen Vernunft" als sozio-historische Entfaltung des kontingenten Apriori, dann werden diese Arbeiten zusammen als theoretisches Ganzes sichtbar, das, dem Prinzip der regressiv-progressiven Dialektik und damit dem existenzialen Denken überhaupt folgend, noch einer synthetisierenden, theoretisch-praktischen Applikation, eben der empathischen Totalisierung, bedarf, die dann vollkommen stringent auch mit "Der Idiot der Familie" folgt, dem dritten Hauptwerk Sartres (in der vierten 'Entwicklungs'-Phase), das nicht nur die Theorie auf den Gegen-Stand bringt, sondern auch zugleich den Philosophen Sartre mit dem Literaten und dem Menschen, der durch den Anderen - in diesem Falle eben Gustave Flaubert - hindurch zu sich selber kommt, verschmilzt.

53) "Der Mensch ist keineswegs zunächst, um dann frei zu sein, sondern es gibt keinen Unterschied zwischen dem Sein des Menschen und seinem 'Freisein'" (Sartre 1962, S. 66).

54) Sartre 1962, S. 619; vgl. auch Hayim 1980, Kap. 3. - Zum Entwurf, als dem, was dem Handeln Sinn verleiht, und als Gegensatz zum Nur-Phantasieren, vgl. Schütz/Luckmann 1984, Kap. V A und B.

55) Vgl. Sartre 1982. - Meine hieran sich anschließenden Hinweise sollen lediglich daran erinnern, daß die Existenzialphänomenologie - im Gegensatz zur Mundanphänomenologie - zumindest in Ansätzen eine eidetische Beschreibung des Gefühls, als einem Modus der menschlichen Existenz, leistet. - Vgl. auch Gerhards 1988, S. 69 ff.

56) Vgl. Sartre 1962, 4. Teil, 1. Kap. II (für das Folgende bes. S. 644-670). Diese Situationsstrukturen korrelieren m. E. stark mit dem, was Schütz/Luckmann als kleine, mittlere und große Transzendenzen bezeichnen (vgl. Schütz/Luckmann 1984, Kap. VI A 3-5). - Zur Konstitutionsproblematik des alter ego vgl. Sartre 1962, 3. Teil, 1. Kap.; v. a. aber auch Luckmann 1980a, S. 56-92.

57) Vgl. Sartre 1962, S. 359. - Durchaus ähnlich argumentiert übrigens auch Luckmann gegen Husserl und Schütz (vgl. Luckmann 1980a, bes. S.75).

58) "Obwohl die Sprache eine objektive gesellschaftliche Gegebenheit ist, ist sie zugleich der subjektivste aller (gesellschaftlichen) Bestandteile der persönlichen Identität des Menschen. Daraus mag sich die Möglichkeit spielerischen und ästhetischen Umgangs mit der Sprache erklären" (Luckmann 1979a, S. 53).

59) Der Zusammenhang von persönlicher Identität und Situation ist einigermaßen problematisch. Zwar wird auch in der Mundanphänomenologie der Lebenslauf als "eine Folge von Situationen" definiert (Schütz/Luckmann 1979, S. 148), und zwar verwirklicht sich auch Luckmann zufolge "persönliche Identität in konkreten Situationen", aber im Gegensatz zum Deutungsrahmen der von Sartre skizzierten 'existenziellen Psychoanalyse', die jede konkrete Situation als Enthüllung, als Ausdruck eines Ur-Entwurfs analysiert (vgl. Sartre 1962, 4. Teil, 2. Kap. I), beschreibt Luckmann persönliche Identität als "von jeder besonderen Situation verhältnismäßig unabhängig". Ihm zufolge läßt sich persönliche Identität nicht an einzelnen Situationen 'ablesen' (vgl. Luckmann 1979c, V). - Die Frage empirischer Überprüfbarkeit dieser gegensätzlichen Einschätzungen ist wohl zuvörderst die, ob eine Einigung über Evidenzkriterien erzielt werden könnte.

60) Zum Verhältnis von Situation und Sprache vgl. Luckmann 1980a, S. 93-122 bzw. 1983e, ebenso Schütz/Luckmann 1984, Kap. VI C 2.

61) Sartre veranschaulicht dies sehr eindrucksvoll am berühmten Beispiel der Warteschlange an einer Bushaltestelle (vgl. Sartre 1967, S. 237-283).

62) Subjekt der Geschichte kann mithin für Sartre keine - wie auch immer prädestinierte - Klasse sein, weil, wie er nachweist, Klasse selbst seriell strukturiert ist, sondern nur die spontan sich organisierende Aktionsgruppe (vgl. Sartre 1967, S. 267, auch z. B. S. 728f).

63) Allerdings meine ich, daß die universale Mangelsituation im Sinne Sartres durchaus ontologisch abgeleitet werden kann (vgl. Sartre 1967, S. 129ff).

64) Thomas 1981, S. 142; vgl. auch Berger und Luckmann 1969, S. 65; vgl. weiterhin Luckmann 1980a, S. 199.

65) Damit beziehe ich mich auf die programmatische Skizze von Hans-Georg Soeffner, der "eine systematische, wissenschaftliche Rekonstruktion des Verstehens als Handlungs- und Geschichtskonstitutivum" (Soeffner 1981, S. 331) vorschlägt. Ein solches Programm müßte natürlich auch die professionelle Selbstreflexion, also eine (historisch und strukturell verstandene) Soziologie der verstehenden Soziologie umfassen, etwa im Verstande der von Bergmann und Srubar (1986) vorgelegten ideengeschichtlichen Analysen.

66) Darauf hat nicht zuletzt Luckmann (z. B. 1974, 1979d, 1980a, S. 9-55, und 1981b) hingewiesen.

67) Vgl. etwa Schütz 1971b, S. 7 und 68. - Mit den Implikationen der Konstruktionshierarchie für die Schützsche Theorie hat sich Ingeborg Helling (1979) intensiv auseinandergesetzt.

68) Vgl. Berger 1973, aber auch Berger und Kellner 1984. - Vor seinem 'Lieblingsthema', der Religion, bröckelt Bergers skeptizistische Attitüde übrigens einigermaßen ab: Zwar zweifelt er in häretischer Manier an institutionalisierten Formen von Religiosität, kaum aber an der Erfahrung des Numinosen selbst. Hierin (vielleicht _nur_ hierin) scheint Luckmann (wenigstens was sein religions_soziologisches_ Denken angeht) 'skeptischer' als Berger, denn er akzeptiert - als Soziologe - keine religiöse 'Substanz', sondern vermag nur gesellschaftliche Funktionalität von Religion zu beschreiben (nämlich die der stimmigen Verortung des Einzelnen im sozialen Gefüge). Aus der Vielzahl einschlägiger Veröffentlichungen vgl. dazu z. B. Berger 1970 und Luckmann 1967.

69) Soeffner 1982a, S. 44; siehe auch Soeffner 1982b, S. 17: "The common sense concept of reality consists in the repression of existing doubt (...). The scientific concept of reality, in turn, consists in maintaining doubt about 'secure' facts: in searching for conditions of the possibility of constituting a social, intersubjectively experienced reality." - Auch Edmund Husserl hat einen methodischen Skeptizismus zumindest als Ausgangspunkt reflexiver Erkenntnis bejaht. Für Husserl lag die Funktion der skep-

tizistischen Einstellung, wie später eben auch für Berger und Soeffner, darin, die Naivität und pragmatische Borniertheit des Alltagsverstandes zu decouvrieren und das Bewußtsein von Vor-Urteilen zu reinigen (vgl. Husserl 1954, v. a. S. 77).

70) Peter Gross (1981a) hat die traditionsreiche Idee von der Wirklichkeit als einem Text für den Wissenschaftler wieder aufgegriffen und die daraus resultierenden Implikationen veranschaulicht, ebenso wie Hans-Georg Soeffner (1986a). - Soeffner (z. B. in 1979, 1981, 1982a und 1984) insbesondere vertritt das sogenannte 'hermeneutische Paradigma', das wiederum Luckmann (1981a) unter Hinweis auf die "Unterschiede der Sinnkonstitution im sozialen Handeln im allgemeinen und der Bedeutungskonstitution in kommunikativen Akten" mit einem "eingeschränkten Nein" beschieden hat. - Wie immer aber diese Diskussion auch ihren Fortgang nehmen wird, jedenfalls sind sich alle Beteiligten darin einig, daß wissenschaftliche Interpretation aller etwaigen Subjektivismen zu entkleiden sei (was mit dem methodischen Skeptizismus des praktisch unengagierten, rein kognitiv interessierten, erkennenden Subjektes korrespondiert): "Die Kunstlehre der Interpretation braucht nicht den Künstler, sondern den Analytiker" (Soeffner 1982a, S. 35). - Schon 1932 wandte sich ja, wie wir gesehen haben, Alfred Schütz, seine (in Schütz 1981 dokumentierte) 'Bergson-Phase' mit Husserl überschreitend, entschieden gegen intuitionistische Verstehenskonzeptionen und versuchte stattdessen, den subjektiv gemeinten Sinn sozialen Handelns objektiv, durch rationale Urteilsvollziehung, zu rekonstruieren (vgl. Schütz 1974, bes. S. 275).

71) Was in Hans Peter Duerrs oft lakonischem Jargon wohl hieße: "Ihr müßt halt ein bissel loslassen" (Duerr 1982, S. 34, vgl. auch S. 29 und 94). - Ich vermute, daß eine solche Weltsicht durchaus auch jener Denkweise sich nähert, die Agnes Heller als 'reflexiv-generalisierendes Bewußtsein' bezeichnet (vgl. bes. Heller 1980b und 1982, v. a. I. 1.1).

72) "Soziales ist nur dann verständlich, wenn es auf die ursprünglichen Akte, in denen es konstituiert wurde, zurückgeführt werden kann" (Knoblauch 1985, S. 47). "Der Mensch ist paradoxerweise dazu fähig, eine Wirklichkeit hervorzubringen, die ihn verleugnet" (Berger und Luckmann 1969, S. 96). - Zur wissenschaftsgeschichtlichen Entwicklung vgl. hier nochmals Bergmann und Srubar 1986.

73) Schütz 1971b, S. 160, Anm. 1. Zu den hieraus resultierenden <u>methodischen</u> Konsequenzen vgl. Hitzler und Honer 1986.

74) Wir brauchen uns nur etwa die Kultur einer Gesellschaft vor Augen zu führen, in der die Fortbewegung mittels Räder sozial nicht 'gewußt' wird, und sie mit einer anderen zu vergleichen, in der die Fähigkeit, ein Kraftfahrzeug zu lenken, eine soziale Selbstverständlichkeit darstellt.

75) Durkheim und Mauss 1987 (ursprünglich Durkheim, Emile et Mauss, Marcel: De quelques formes primitives de classification. In: L'Année Sociologique 1903). - Dieser Aufsatz stellt eine Zäsur dar in der Entwicklung des soziologischen und insbesondere des <u>wissenssoziologischen</u> Anspruchs, die kausalen Zusammenhänge zwischen Tatsachen des individuellen Bewußtseins und sozialen Tatsachen, zwischen subjektivem Geist und kollektivem Wissen, umzukehren zugunsten einer Erklärung individueller Dispositionen als Wirkungen, als Produkte sozialer Sachverhalte. -Vgl. auch die 'selektive und revidierende' Fortschreibung durch David Bloor 1980.

76) Vgl. Durkheim 1981. Diesen Soziologismus hat dann auch z. B. Marshall Sahlins dahingehend kritisiert, daß Durkheim gar keine symbolische <u>Theorie der Gesellschaft</u> formuliert habe (vgl. Sahlins 1981, S. 169).

77) Unschwer erkennen wir hier das <u>Totem-Prinzip</u>. Das Totem wiederum aber ist zu verstehen als Materialisierung des (immateriellen) <u>mana</u> (worunter wir uns am ehesten so etwas wie eine universell ausgebreitete, allgegenwärtige physische und moralische Kraft vorzustellen haben). Dieses <u>mana-Prinzip</u> hat insbesondere Mauss (1974) analysiert und als imaginären Ausdruck des 'Kollektivbewußtseins' gedeutet.

78) Vgl. Luhmann 1980; vgl. auch Gehlen 1956 und 1963.

79) Vgl. Brand 1979, S. 119; vgl. auch Rudolph 1968, bes. Kap. XI.

80) Vgl. etwa Blumenberg 1986, S. 88. Grundlegend: Husserl 1980; siehe dazu auch Srubar 1975. - Zum Problem vgl. v. a. Schütz 1974, S. 62ff, Schütz/Luckmann 1979, S. 73ff, sowie Luckmann 1983c und 1984a.

81) William James hat hier bereits 1893 treffend von 'flying stretches' und 'resting places' gesprochen.

82) Vereinfacht gesagt: Die Benennung von Zeit schafft Zeit als gesellschaftliche Wirklichkeit. - Zur Relevanz von Zeitabstimmungen für's 'gemeinsame Musizieren' vgl. Schütz 1972, S. 129ff.

83) Dieses Phänomen, nämlich Wirklichkeit als Perspektivenproblem, das Schütz (theoretisch etwa in Schütz 1971b, S. 237ff und 331ff, exemplarisch appliziert in Schütz 1972, S. 102ff) von James adaptiert, hat insbesondere Goffman (1977) auf die Vielfalt unserer Alltagserfahrungen bezogen.

84) Vgl. hierzu Bates 1964, aber auch das Konzept der Vorder- und Hinterbühnen bei Goffman 1969.

85) Kersten (1983) hingegen vertritt die Auffassung, daß es 'absurd' sei, mein Bewußtseinsleben als 'privat' zu bestimmen. Aber Kersten setzt nicht bei der Intentionalität an, sondern bei dem, worauf Intentionalität sich richtet. - Für die Argumentation hier hilfreich wiederum Luckmann 1980a, S. 93ff.

86) Zum Zusammenhang des Privaten mit dem Geheimen vgl. Simmel 1968a. - Höchst originell entwickelt Serres diesen Gedanken am Phänomen des Schmutzigen (vgl. Serres 1981, S. 217-221).

87) Exemplarisch zum ersteren Duerr 1984 und Mead 1955, zum letzteren etwa Elias 1977, Gehlen 1957 und Habermas 1976.

88) Ein neuer, umfassender Beitrag zur soziologischen Konzeptualisierung der Emotionalität wurde soeben von Jürgen Gerhards (1988) vorgelegt; vgl. aber auch Gerhards 1986a, b und c.

89) Daß es sich um andere <u>Menschen</u> handeln muß, ist ja, wie wir gesehen haben, nicht selbstverständlich, jedenfalls nicht in anderen Kulturen und auch nicht in konstitutionslogischer Hinsicht, wie eben auch Luckmann (1980a, S. 56ff) gezeigt hat. - Zum <u>unmittelbaren</u> Zusammensein mit nicht-menschlichen alter egos siehe wiederum Duerr 1978.

90) Zum Phänomen der 'mittleren Transzendenz' vgl. Schütz/Luckmann 1984, S. 151ff; vgl. auch Sartre 1962, S. 315 ff; Schütz 1974, S. 137ff.

91) "Das Obszöne besteht in der Veröffentlichung des Privaten" (Harry M. Clor: Obscenity and Public Morality. Chicago 1970, S. 225; zit. nach Goffman 1977, S. 68). "Das Obszöne ist eine Art des Für-Andere-Seins." (Sartre 1962, S. 512).

92) "Scham ist ... eine Reaktion darauf, daß ich mir bewußt werde, Objekt für andere in einer nicht von mir selbst definierten Situation zu sein" (Honer 1985b, S. 8; vgl. auch Sartre 1962, S. 348ff).

93) Vgl. Luckmann 1984a, S. 78. - Den auch internalisierten öffentlichen Blick auf den eigenen Körper hat Anne Honer (z. B. 1985a, 1985b und 1986) im Kontext ihrer Beschreibungen der Lebens-Welt von Bodybuildern konstatiert.

94) Zu Problemen der methodisch kontrollierten Analyse von face-to-face-Situationen vgl. Gross 1979; zu technischen Detailfragen vgl. die Beiträge in Winkler 1981.

95) Vgl. Goffman insgesamt, exemplarisch z. B. Goffman 1969 und 1971b. - Relevant in diesem Zusammenhang auch das Plädoyer für Konventionalität im öffentlichen Leben bei Sennett (1983).

96) Den Gedanken der 'exzentrischen Positionalität' hat Plessner in seinem ursprünglich 1928 erschienenen anthropologischen Hauptwerk "Die Stufen des Organischen und der Mensch" entwickelt (vgl. Plessner 1981a). - Zur persönlichen Identität als Fokus vgl. z. B. Luckmann 1979b, 1979c, 1980a, S. 123ff, und 1984a; zur persönlichen Identität als Doppelstruktur vgl. Soeffner 1983b und Plessner 1981b, S. 7ff.

97) Vgl. Cassirer 1977, aber auch Cassirer 1960, S. 40: "Animal symbolicum".

98) Vgl. Schütz/Luckmann 1984, S. 195ff; vgl. auch Schütz 1971b, S. 331ff.

99) Kultur "bezeichnet ein historisch überliefertes System von Bedeutungen, die in symbolischer Gestalt auftreten" (Geertz 1983, S. 46). "Der Inhalt des Kulturbegriffs läßt sich von den Grundformen und Grundrichtungen des geistigen Produzierens nicht loslösen" (Cassirer 1977, S. 11).

100) Vgl. auch Vischer 1967 und Höffding 1930. Diese Auffassung von Humor korrespondiert mit dem, was Hegel als 'subjektiven Humor' bezeichnet hat, während Hegels 'objektiver Humor' wiederum vielleicht eher in der Diktion Brechts zu verstehen ist, nämlich selber als 'außerordentlich humoristisch' (vgl. Hegel 1970c).

101) Zur literaturwissenschaftlichen Relevanz vgl. Preisendanz 1976a und 1979; vgl. auch Galinsky 1975.

102) Zur für unsere Belange eher unwesentlichen Abgrenzung des Komischen vom Lächerlichen vgl. Jauß 1976 und 1982, S. 207-221.

103) Vgl. Plessner 1982, S. 201ff. - Strukturell nicht unähnlich argumentiert McDougall (1922), der Lachen als Regelmechanismus beschreibt, welcher Sympathie reduziere. - Die 'Dampfkesseltheorie' vertritt bekanntlich auch Freud (1969).

104) Vgl. hierzu Iser 1976 und 1979; vgl. aber auch Ritter 1974.

105) Nach Goffman 1977; vgl. auch Schütz/Luckmann 1984, S. 170.

106) Vgl. hierzu bes. Kierkegaard 1976, Jancke 1929 und Hegel 1970b (passim).

107) Vgl. Preisendanz 1976b, Feinberg 1967 und Hegel 1970c (passim).

108) Vgl. Wellershoff 1976b. - Viele der von Sloterdijk (1983) als 'kynisch' apostrophierten Exerzitien können m. E. in diesem Sinne auch als schlichte Blödeleien betrachtet werden.

109) Im Gegensatz zu Schütz 1971b, S. 266 und 269, bzw. Schütz 1984, S. 388, aber in Übereinstimmung mit Plessner 1982, S. 304ff, halte ich den Witz _nicht_ für eine Subsinnwelt, sondern für eine _Ausdrucksform_, für eine

zeichenhafte Symbolisierung jener subsinnweltlichen Erfahrungsmodalität, die wir als Humor kennengelernt haben (vgl. auch Jolles 1982).

110) Und eben diese Markierung wird normalerweise als Spitze, Pointe oder Punchline bezeichnet (vgl. zu dieser 'Krönung' des Witzes Fry 1968, S. 147f und 156f).

111) Ungewohnt Geistreiches über Witze finden wir bei Hirsch 1984. Unter klassifikatorischen Aspekten vgl. z. B. Jolles 1982 und Vischer 1967. Umständlich etwa im Vergleich zu Plessner argumentiert Wellek 1949. Zum unbewußten Lustprinzip vgl. nach wie vor Freud 1969. Zur Folklore des Witzes siehe verschiedene Beiträge in Chapman and Foot 1977; vgl. außerdem Röhrich 1980, Schöffler 1955 und Bausinger 1968; zur Folklore 'schmutziger' Witze vgl. Legman 1962; zur Konstruktion 'schmutziger' Witze Sacks 1978, und zur Frage, warum 'frau' sie nicht zu mögen hat, vgl. Huffzky 1979.

112) Wobei wir hier, mit Hassenstein, Evolution dem Prinzip nach auffassen 1. als _Wachstum_, als quantitative Größenzunahme wie als qualitativen Gestaltwandel, also als eine Kette von Metamorphosen, 2. als Zuwachs an _Flexibilität_, als Weitung und Öffnung der Verhaltensmöglichkeiten, 3. als zunehmende _Differenzierung_, als sich verzweigende und verfeinernde Spezialisierung von Organen, 4. aber auch als ordnende Hierarchisierung, als _Integration_ von Einzelleistungen zu einem organischen Funktionskomplex.

113) "To exist an-archically is the condition, the practical a priori, for the understanding of the origin as an-archic" (Schürmann 1978, S. 366f; vgl. auch Wind 1979, S. 69).

114) Anders also, als dies Claessens (1980) zu vermitteln versucht, der das von Hugh Miller entwickelte sogenannte _Insulationstheorem_ wieder aufgreift und die Menschheit als eine Gattung definiert, die nur aufgrund eines spezifischen 'Innenklimas' in kleinen sozialen Gruppierungen emotionale und kognitive Fähigkeiten auszubilden vermochte, die schließlich den Schritt von der Natur zur Kultur erlaubt haben. Diese phylogenetische Entwicklung präge demnach den Menschen auch ontogenetisch als ein Wesen, das zum Vollzug seines individuellen Daseins hochgradig auf komplexe Beziehungen zu _überschaubaren_ Gemeinschaften und Gruppierungen

angewiesen und kaum zu Bindungen an größere (und mithin anonymere) soziale Gebilde fähig ist.

115) Vgl. in diesem Sinne einerseits Geertz 1973 und andererseits Williams 1981.

116) Schütz 1984, S. 360; vgl. auch Schütz 1971c, S. 156f.

117) Vgl. etwa auch Eliade 1975, S. 13ff. - Bewußtseinsdisposition ist hier zu verstehen als potentielle Repräsentation des In-der-Welt-Seins, des eigenen Lebensschicksals (vgl. Luckmann 1979b, S. 298).

118) Der Begriff 'begeistert' bzw. 'Begeisterung' wurde mit dem gemeinten spezifischen Bedeutungsgehalt des <u>von einem Geist oder von Geistern Erfülltseins</u> meines Wissens vom Verfasser (1982) in die Diskussion eingeführt.

119) Luckmann 1980a, S. 77. - "In fact, the shaman's ability to subdue, control, appease, and direct spirits separates him or her from ordinary individuals, who are victims of these powerful forces" (Halifax 1980, S. 11).

120) Vgl. Halifax 1980, S. 3 und 14. In der deutschen Ausgabe wird "to heat oneself or practice austerities" wörtlicher mit "sich aufheizen oder Entsagung üben" übersetzt (vgl. Halifax 1981, S. 11).

121) Vgl. Lommel 1980, S. 7. - Zum Schamanismus bei den Eskimos vgl. auch Thalbitzer 1931, Eliade 1975, Farb 1976, S. 45-63, Halifax 1980, S. 65-69, 107-119 und 164-168.

122) Zum sibirischen Schamanismus vgl. z. B. Findeisen 1957, Halifax 1980, S. 37-51 und 120-123. Zum Schamanismus bei den nordamerikanischen Indianern vgl. Schadewaldt 1968, Eliade 1975, Farb 1976, bes. S. 45f, 112 und 131ff, Halifax 1980, S. 70-106, 148-156, 180-192 und 238-246. Zum australischen Schamanismus vgl. neben Lommel 1980 auch Halifax 1980, S. 52f und 159-163. Zu den Schamanen der südpazifischen Inselwelt vgl. wiederum Lommel 1980, Halifax 1980 und Eliade 1975.

123) Es gibt auch Hinweise darauf, daß der Schamanismus in Teile des Buddhismus eingeflossen ist (vgl. dazu bes. Schröder 1955), wie auch Gedankengut des Buddhismus in den Schamanismus eingedrungen sein soll (vgl. Eliade 1975, bes. S. 466). Max Weber hingegen konstatiert eine Magiefeindlichkeit des Buddhismus (vgl. Weber 1978, S. 255).

124) Vgl. Schröder 1955, S. 855f, 863 und 879; vgl. auch Halifax 1980, S. 21.

125) Insbesondere die einfellige Trommel hat im Schamanismus vielerlei Funktionen und Bedeutungen (vgl. Schadewaldt 1968, S. 41). Nicht zuletzt dient sie als Gefährt für die Jenseitsreisen, bzw., wie es ein yakutischer Schamane ausdrückte: "The drum is our horse" (zit. nach Halifax 1980, S. 15). Zur medizinischen Funktion vgl. auch Gross, Hitzler und Honer 1985b.

126) Sehr anschaulich beschreibt Laura Bohannan in ihrem Aufsatz "Der angsterfüllte Zauberer" (1966) einen Machtkampf mit tödlichem Ausgang zwischen zwei solchen 'Egoisten', die als Zauberer gelten.

127) Ohlmarks hat versucht, das Phänomen des Schamanismus auf eine durch zirkumpolare Witterungs- und Ökologiebedingungen ausgelöste sogenannte "arktische Hysterie" zu reduzieren, es also als regional begrenzte Psychose zu fassen. Aber spätestens Harry B. Wright (1958) hat nachgewiesen, daß sich Hysterie und Schamanismus keinesfalls zur Deckung bringen lassen, auch dann nicht, wenn dieser psychoanalytisch ausgedeutet wird.

128) "Leider zeigt es sich in den meisten Fällen, daß ... Psychiater Menschen sind, die die Grenzen, welche die moderne Zivilisation zwischen sich selbst und der Wildnis zieht, mit den Grenzen zwischen Wirklichkeit und Schein identifizieren" (Duerr 1978, S. 110). Damit bezieht sich Duerr auch explizit auf Devereux.

129) Vgl. Lommel 1980, S. 206. Ein solch radikaler Relativismus ist so jedoch sicher nicht haltbar, weil er letztlich impliziert, "daß man nur über Rationales etwas Vernünftiges sagen könne" (Luckmann 1980a, S. 174f).

130) Nach Luckmann nämlich wurde persönliche Identität in vormodernen Gesellschaften fast ausnahmslos "schlicht gelebt" (vgl. z. B. Luckmann 1979b, S. 294; vgl. auch Luckmann 1979c, S. 36 und 43).

131) Das ist die Perspektive, "in der man das, was man sieht, ohne Rücksicht auf das sieht, was es einmal war oder was es einmal sein wird" (Duerr 1978, S. 147).

132) Lommel 1980, S. 207, vgl. auch S. 213; vgl. außerdem Luckmann 1980, S. 183.

133) Luckmann 1979b, S. 304; vgl. auch Lommel 1980, S. 109. - Auf dieser 'organischen' Bindung des Individuums an die Gemeinschaft basiert höchstwahrscheinlich auch die Wirksamkeit des sogenannten 'Todeszaubers' (vgl. dazu Höltker 1963, Stumpfe 1976, Bilz 1974, sowie - als Gegenposition - Gerstner 1963).

134) Als Personifikationen solcher 'Prototypen' mögen uns etwa die Figur des Eulenspiegels (vgl. Legnaro 1974) und die des Don Quixote (vgl. Schütz 1972, S. 102-128) gelten.

135) Vgl. Sartre 1977b, S. 185. Zu dieser Konzeption des notwendig komischen, nicht 'wirklich' bedrohlichen Gehalts der Narretei vgl. auch Zijderveld 1976, v. a. S. 24f.

136) Die 'verkehrte Welt', die Umkehrung der Normalität (etwa im Verhältnis von Wildnis und Zivilisation) ist wohl am eindrücklichsten und material-kenntnisreichsten bislang von Duerr in die sozialwissenschaftliche Diskussion eingebracht worden (v. a. in Duerr 1978; vgl. auch den mehr als profunden Anmerkungsapparat daselbst).

137) Der Narr war schon immer vor allem ein 'Kommentator' gesellschaftlicher Routinen und Rituale (vgl. z. B. Welsford 1966, Charles 1945, Schöne 1960, v. a. S. 217). - Es läßt sich nicht feststellen, daß Narretei (als die lächerliche Alternative per se) in der menschlichen Geschichte bzw. in den menschlichen Geschichten 'irgendwann' entsteht, aufblüht und wieder verschwindet. Narretei zeigt sich vielmehr als (zumindest) universalhistorisches Phänomen. Was sich hingegen stets gewandelt hat und im-

mer wieder wandelt, das sind die janusköpfigen Masken, die das Närrische zugleich offenbaren und verbergen, und das sind vor allem die Strategien der sozialen Funktionalisierung, vermittels derer (jederzeit) mit dem Lächerlichen Ernst gemacht werden kann.

138) Nicht zuletzt darum ist es auch so schwierig, den Narren in der Moderne mehr als nur schemenhaft zu verorten, weil Normalität in modernen Gesellschaften eine hochgradig relative Angelegenheit geworden ist (bzw., überspitzt formuliert, ein Bezugsgruppenproblem): Sicher sind z. B. die Intellektuellen aus einem bestimmten Blickwinkel die Narren ihrer Zeitgenossen, sicher aber sind sie nicht die einzigen Wahrer der 'wahren' Narretei, zu denen sie Lever (1980, z. B. S. 244) zu verklären sucht. In einer anderen Perspektive nämlich erscheinen die normalen Zeitgenossen durchaus als die Narren der Intellektuellen, bzw. erscheinen die einen Intellektuellen als die Narren der anderen Intellektuellen und die einen Zeitgenossen als die Narren der anderen Zeitgenossen (und vice versa und so weiter ... - vgl. hierzu auch Zijderveld 1982).

139) Das hat vor allem Luckmann in zahlreichen Arbeiten zur Religionssoziologie aufgezeigt. Als 'klassisches' Beispiel siehe Luckmann 1967, als 'aktuelles' siehe Luckmann 1984b; vgl. außerdem Klapp 1969.

140) Auf den kognitiven Stil der Bürokratie hat ja schon Max Weber aufmerksam gemacht: Hier herrscht, formal geregelt und gesatzt, eine Tendenz zu formaler Problemlösung, zu Routine und zu Gleichbehandlung 'typisch gleicher Fälle' vor: "Die Bürokratie ist 'rationalen' Charakters: Regel, Zweck, Mittel, 'sachliche' Unpersönlichkeit beherrschen ihr Gebaren" (Weber 1972, S. 677). Und der kognitive Stil der Technologie fordert vom Einzelnen eine zweckrational-utilitaristische Einstellung, fordert Anpassung an den Mythos vom Leistungsprinzip: "Historisch stellen diese Wertvorstellungen zum Teil Vorbedingungen der industriellen Entwicklung ... zum Teil Konsequenzen dieser Entwicklung ... dar" (Dahrendorf 1957, S. 104).

141) Hradil operiert dabei mit der problematischen Fassung des Habermasschen Lebenswelt-Begriffs (vgl. Habermas 1981), zu dem schon Ludwig Landgrebe (1977) festgestellt hat, daß er im Grund die sozio-kulturelle Umwelt meine, während die phänomenologische Tradition Lebenswelt

fundamentalistisch, als Kernstück einer Universalphilosophie verstehe (vgl. dazu auch Matthiesen 1983, bes. Kap. 8).

142) Vgl. allgemein Cassirer 1983, speziell Schütz 1971b, S. 331-411.

143) Vgl. Hitzler und Honer 1984 und 1986; vgl. auch Honer 1985a, Gross, Hitzler und Honer 1985a; vgl. außerdem Srubar 1978.

144) Während einerseits der individuelle Lebensvollzug als 'Privatangelegenheit' reklamiert wird, ist andererseits das nahezu kollektive Bedürfnis unübersehbar, persönliche Betroffenheiten zu veröffentlichen, ihre prinzipielle Bewältigung der Gesellschaft nicht nur anheimzustellen sondern sie von ihr einzufordern (vgl. hierzu auch Sennett 1983, Baier 1981/82, Gross 1983).

145) Bourdieu (1982) unterscheidet zwischen dem aufgezwungenen Not-Geschmack der unteren Klassen, dem ernsten, imitierenden Geschmack des Kleinbürgertums und dem legitimen, quasi-selbstverständlichen Geschmack des herrschenden Bürgertums.

146) Als dem Schnittpunkt der Vektoren aus Zeit und Raum, aus Sachwelt und anrainenden Personen (vgl. Thurn 1980, Kap. 3).

147) Vgl. z. B. Kneif 1982, S. 351f. - Zu exemplarisch-musikimmanenten Nachweisen meiner Deutungen am authorisierten Gesamt-Oeuvre von Zappa, sowie zu weitergehenden Ausführungen zu seiner Arbeit und seiner Person vgl. Hitzler 1985.

148) Das klassische Orchester spielt aber bei Zappa nicht, wie etwa in anderen Fusions-Versuchen, neben der Rockband einher, sondern wird innerhalb der Gesamtkonzeption funktional assimiliert (vgl. auch Dister 1980, S. 73 und 93, Babylon Books o. J., S. 45).

149) Oder, wie schon Alfred Schütz räsonierte: "Die Musik kann nie Mittel werden, auch die schlechteste Musik zwingt den besten Text in ihren Bann" (Schütz 1981, S. 294).

150) Dister 1980, S. 74; vgl. auch Babylon Books o. J., S. 21, Rebell 1977, S. 250, Salzinger 1982, S. 222-224, Zimmer 1981, S. 139.

151) Mannheim 1969, S. 31; vgl. auch Berger, Berger und Kellner 1975, S. 139 ff, Berger und Luckmann 1969, S. 135ff, Heller 1979.

152) Habermas 1981. - Plessners Aufsatz ist der Text seiner Antrittsrede als Rektor der Universität Göttingen 1960 (wiederabgedruckt in Plessner 1985; vgl. auch "Soziale Rolle und menschliche Natur", ebenda).

153) Dabei geht es Habermas normativ darum, "Lebensbereiche, die funktional notwendig auf eine soziale Integration über Werte, Normen und Verständigungsprozesse angewiesen sind, davor zu bewahren, den Systemimperativen der eigendynamisch wachsenden Subsysteme Wirtschaft und Verwaltung zu verfallen und über das Steuerungsmedium Recht auf ein Prinzip der Vergesellschaftung umgestellt zu werden, das für sie dysfunktional ist." (Habermas 1981, S. 547).

154) Vgl. hierzu Beck 1983, vor allem aber auch die materialreichen Ausarbeitungen in Beck 1986. - Zur Vergesellschaftung subjektiver Erfahrungen vgl. auch Neidhardt 1985, bes. am Beispiel der Frauenbewegung.

155) Vgl. Sennett 1983; vgl. entsprechend auch Hunziker 1984. - Hans Paul Bahrdt hat - bereits 1961 - ebenfalls auf das Wechselverhältnis der privaten und der öffentlichen Sphären hingewiesen.

156) Dieselbe Argumentation findet sich auch in Gross 1985a, S. 72ff. - Symptomatisch für einen solchen Aufschaukelungsprozeß sind wohl der zeitgenössische Terrorismus und seine obrigkeitliche Bekämpfung (vgl. hierzu Neidhardt 1981).

157) Mit Vittorio Lanternari (o. J.) und unter Rekurs auf die Gruppentheorie von Jean-Paul Sartre (1967) erkennen wir hier das Prinzip sozialer Bewegungen als dialektischen Antithesen zur je gegebenen Gesellschaftsstruktur, als auf deren Veränderung bzw. auf Veränderung von Teilen von ihr abzielenden kollektiven Praxen, die, als gelingende, die tradierte Struktur aufheben und über die Aufhebung selber wieder serielle Strukturen ausbilden. Danach ist 'soziale Bewegung' nicht durch _tatsächlich_ statt-

findende Veränderung gekennzeichnet, sondern durch einen kollektiven bzw. kollektiv bejahten Gegen-Entwurf zu etwas Bestehendem bzw. zum Bestehenden schlechthin. Soziale Bewegung entsteht als reaktiver Zusammenschluß, als 'Antwort' auf ein gesellschaftliches Problem bzw. auf die als Problem definierte Gesellschaft (vgl. auch Zijderveld 1972, S. 111-142).

158) Damit charakterisiert etwa Peter Berger (z. B. in 1979) das moderne Zeitverständnis. - Vgl. auch Laermann 1975, und zum damit einhergehenden historischen Bewußtsein z. B. Tiryakian 1978, insbesondere aber Heller 1982, bes. Teil 1: Modernes Bewußtsein schafft die Voraussetzungen zur institutionellen Ausdifferenzierung und prinzipiellen Professionalisierung rekonstruktiver Sammlung, Auswertung und Ordnung historischer Objektivationen einschließlich den daraus resultierenden Rückschlüssen auf tatsächliche frühere (und andere) geschichtliche Existenzmodi. Modernes Bewußtsein differenziert aus und professionalisiert universale Spekulationen über 'Sinn und Wahrheit', über Determiniertheit und Telos _der_ Geschichte als der wie auch immer gedeuteten Totalität von Vergangenheit, Gegenwart und Zukunft. Modernes Bewußtsein aber schafft auch die Voraussetzungen zur _Kritik_ seines eigenen Geschichtsverständnisses, mithin etwa die Möglichkeit, zu verstehen, daß alle Zuwendung zur Geschichte 'eigentlich' eine Zuwendung zu unserer _eigenen_ geschichtlichen Existenz bedeutet, und daß also aller 'Sinn', den wir in der Geschichte suchen oder den wir in der Geschichte schon zu erkennen glauben, eine Fetischisierung der anthropologischen Notwendigkeit darstellt, unser eigenes reales Leben praktisch zu gestalten.

159) Statt in diesem Zusammenhang mit der immer problematischer werdenden Begriffs-Dichotomie von Arbeitszeit und Freizeit zu operieren, scheint es mir im übrigen sinnvoller, nunmehr im Anschluß an Blumenberg (1986) von Mußzeiten und Kannzeiten zu sprechen.

160) Wir beherrschen durchaus Strategien des Über- bzw. Unterlebens in vom 'objektiven' Zeit-Takt beherrschten Situationen, wie etwa das 'fiddling', die zweckfremde Eigennutzung, bzw. "das Zurückstehlen verkaufter Zeit" (Müller-Wichmann 1984, S. 174; vgl. auch Ditton 1977). Eine andere, weniger illegale Methode, knappe Zeitbudgets 'künstlich' zu erweitern, ist das 'time deepening', die Intensivierung der Zeitnutzung durch eine Parallelschaltung verschiedener Sinneseindrücke und Handlungen.

161) Vgl. Lyman and Scott 1970, Roth 1963; vgl. auch die Typologie von Zeitorientierungen bei Coser and Coser 1963.

162) Metaphorisch ausgedrückt: Der Einzelne wird unabhängiger von Systemzeit-Schienen, die Gesellschaft bietet ihm die technischen Voraussetzungen zu mehr kommunikativem Individualverkehr an. Ob nun dieses 'Mehr' an lebenszeitlichen Spielräumen praktisch 'sinnvoll' verwendet oder hektisch 'sinnlos' vergeudet wird, ist zuvörderst eine Frage der anzulegenden Wertmaßstäbe und damit m. E. per definitionem kein Problem werturteilsenthaltsamer Sozialwissenschaften. Diese sind vielmehr verwiesen auf strukturelle Bedingungen und Folgen der massenkommunikativen Entwicklung und damit unter anderem eben auch auf die (möglichen) Veränderungen sozial gültiger Zeitvorstellungen und sozialer Zeitverfügungsvorgaben. Sie sind auch verwiesen auf die Frage nach Persistenzen und Wandlungen individueller Zeiterfahrungen und Zeitdispositionen der Gesellschaftsmitglieder im Zusammenhang mit neuen Kommunikationsformen. Und sie sind schließlich auch verwiesen auf definitorisch und empirisch faßbare zwischenmenschliche Folgewirkungen medientechnischer 'Errungenschaften' (vgl. aus der Fülle aktueller einschlägiger Literatur z. B. Behrendt, Kluger und Vohl 1985, Borbé 1984, Lang 1981, Mayer 1984, Vallee 1984).

163) Die Rede von der Pluralität der Lebens-Welten, der Lebensformen und der Lebensstile wirkt oft vorschnell ein wenig unkritisch, ja unbedarft; so, als sollten Probleme vertuscht oder verniedlicht werden (vgl. hierzu Stagl 1986, S. 88). Dem ist durchaus _nicht_ so. Die Rede vom Pluralismus meint keineswegs von vornherein Einvernehmlichkeit oder auch nur Toleranz. Sie meint lediglich, daß keine Perspektive zwingend, keine Ideologie überzeugend, keine Position stark genug ist, um sich verbindlich durchzusetzen, aber eben stark genug, um sich _neben_ anderen zu behaupten.

164) Auf der Heimfahrt von Troja strandet Menelaos mit seinen Gefährten auf der ägyptischen Insel Pharos. Als sie, dem Rat der Nymphe Eidothea folgend, Proteus zu fangen versuchen, nimmt dieser immer neue Gestalten und Erscheinungsformen an: "Erstlich ward er ein Leu mit fürchterlich wallender Mähne, drauf ein Pardel, ein bläulicher Drach und ein zürnender Eber, floß dann als Wasser dahin und rauscht' als Baum in den Wolken." (Homer: Odyssee - übertragen von Johann Heinrich Voß - IV. Gesang).

165) Im Sinne einer Deskription kleiner Lebens-Welten (entgegen also dem 'Gefühligkeits'-Verdikt von Justin Stagl 1986, S. 88) und damit bezogen vor allem "auf das kleine Format subjektiver Sinnkonstruktionen und interpersoneller Sinnverhandlungen" (Neidhardt 1986, S. 10).

166) Vgl. Scheler 1960, v. a. S. 451, 60-69; vgl. auch Srubar 1980.

167) Vgl. Schütz/Luckmann 1979, Kap. III A, Thomas 1978. - Auch eine soziale Situation ist _nicht_ die Situation mehrerer Handelnder, sondern die des je Einzelnen, insofern er sich auf Andere bezieht (vgl. hierzu Markowitz 1979, passim).

168) Symbolische Kommunikation ist eine Universalie des menschlichen Daseins, ein durch alle Zeiten und Kulturen vorfindliches Phänomen des menschlichen Zusammenlebens. Menschen sind, als soziale Wesen, angewiesen auf den kommunikativen Austausch mit Anderen (insbesondere, aber nicht nur, mit anderen Menschen). Ihr Selbstbild, ihre persönliche Identität, gewinnen Menschen vor allem durch und aus Kommunikation. Durch Kommunikation, in kommunikativen Prozessen, werden Menschen sozialisiert, enkulturiert und individualisiert (vgl. Mead 1973).

169) Vgl. Cooley 1902, Strauss 1974. - Phänomenologisch gesprochen ist das Selbst ein Bewußtseins-_Gegenstand_ und damit nichts anderes als eine abhängige Variable zuhandener Interpretationsschemata. Es konstituiert sich in Akten retrospektiver Sinnzuschreibung.

170) Vgl. Goffman 1969. Diese Grundfiguration der Vergesellschaftung gilt, aus dramatologischer Sicht (vgl. Lipp 1984), für alle Formen menschlichen Zusammenlebens (vgl. Burns 1972, bes. S. 12).

171) Als "ethisches Prinzip" nimmt eine solche Attitüde selbst Wolfgang Stegmüller "mit Selbstverständlichkeit" für sich in Anspruch. Im weiteren aber bemüht er sich dann, den Skeptizismus kritisch-rational in seine epistemologischen Schranken zu verweisen (vgl. Stegmüller 1969, v. a. S. 33).

172) Der Skeptiker agiert sozusagen als 'marginal man' schlechthin (vgl. zum Überblick Bargatzky 1981).

173) Nicht nur die Betroffenen sondern auch die Zuschauer werden sozusagen einer 'Gehirnwäsche' unterzogen (zu dieser Technik vgl. Strauss 1974, S. 90ff und 128ff).

174) Vgl. Sartre 1967. - Diese konstruktiven Aktivitäten entdecken wir nur, wenn und indem wir uns existenziell einlassen auf menschliche Angelegenheiten, und nicht, wenn wir uns methodisch dagegen wappnen. Methodisch kontrolliert, pragmatisch distanziert und intellektuell diszipliniert hingegen hat der Umgang mit unseren wie auch immer zuhandenen Daten zu erfolgen. Die Auslegung der Welt als einer wissenschaftlichen Sekundär-Operation braucht den systematischen Rückzug von derselben in die 'einsame' Haltung des Theoretikers (vgl. Schütz 1971 b, S. 3-54; vgl. auch Hitzler und Honer 1986).

175) 'Sorge' meint das Sich-Verhalten des Menschen zu seiner Welt und zu sich selber; sie ist mithin ein existenzielles Faktum (vgl. Heidegger 1972, S. 57).

176) Vgl. hierzu auch Barnett 1953. - Die wohl eindrucksvollsten Symbolsysteme sind nach wie vor die sogenannten Weltreligionen. Dazu gehören aber auch politische Ideologien, therapeutische Konzepte - vom steinzeitlichen Schamanismus bis zu zeitgenössischen Psycho-Analysen - und - in einem eingeschränkten Sinne - die Wissenschaften selber.

177) Eine Extremform solcher biographischer Sinn-Konstruktion kann im übrigen eben auch darin bestehen, daß ich mein Leben oder Teile meines Lebens für sinnlos erkläre. Denn so oder so, ich erkläre es als etwas. Und paradoxerweise gelingt es mir eben auch, Sinn durch die Propaganda von Sinnlosigkeit zu erzeugen.

Literatur

AHRENS, Yizhak u.a.: Das Lehrstück 'Holocaust'. Opladen 1982

ALEMANN, Heine von: Spiel und soziale Kontrolle. In: Alemann, H. v., Thurn, H. P. (Hg.): Soziologie in weltbürgerlicher Absicht. Opladen 1981

ALTHEIDE, David L.: The Sociology of Alfred Schutz. In: Douglas, J. D., Johnson, J. M. (eds): Existential Sociology. Cambridge et. al. 1977

ANDERS, Günter: Ketzerei. München 1982

ARGYLE, Michael: Körpersprache und Kommunikation. Paderborn 1979

BABYLON BOOKS: The lives & times of Zappa and the Mothers. Manchester o. J.

BACHTIN, Michail: Literatur und Karneval. München 1969

BAHRDT, Hans Paul: Die moderne Großstadt. Reinbek b. Hbg. 1961

BAHRDT, Hans Paul: Gruppenseligkeit und Gruppenideologie. In: Merkur 2/1980

BAIER, Horst: Die Gesellschaft - ein langer Schatten des toten Gottes. In: Nietzsche Studien, Band 10/11, 1981/82

BALLSTAEDT, Steffen-Peter: Spiele und Aggression. In: Kurzrock, R. (Hg.): Das Spiel. Berlin 1983

BARDMANN, Theodor M.: Die mißverstandene Freizeit. Stuttgart 1986

BARGATZKY, Thomas: Das 'Marginal Man' Konzept: Ein Überblick. In: Sociologus 2/1981

BARNETT, Homer G.: Innovation. The Basis of Cultural Change. New York 1953

BATES, Alan: Privacy - a useful concept? In: Social Forces 42/1964

BATESON, Gregory: Eine Theorie des Spiels und der Phantasie. In ders.: Ökologie des Geistes. Frankfurt a. M. 1981

BATESON, Gregory: Ökologie des Geistes. Frankfurt a. M. 1983

BAUSINGER, Hermann: Formen der 'Volkspoesie'. Berlin 1968

BECK, Ulrich: Soziologische Normativität. In: Kölner Zeitschrift für Soziologie und Sozialpsychologie 2/1972

BECK, Ulrich: Objektivität und Normativität. Reinbek b. Hbg. 1974

BECK, Ulrich: Jenseits von Stand und Klasse? In: Kreckel, R. (Hg.): Soziale Ungleichheiten (Sonderband 2 von 'Soziale Welt'). Göttingen 1983

BECK, Ulrich: Perspektiven einer kulturellen Evolution der Arbeit. In: Bolte, M. u. a. (Hg.): Fernsicht (Schwerpunktheft der Reihe 'Mitteilungen aus der Arbeitsmarkt- und Berufsforschung'). Stuttgart u. a. 1984

BECK, Ulrich: Risikogesellschaft. Frankfurt a. M. 1986

BEHRENDT, Erich, KLUGER, Jörg, VOHL, Achim: Neue Medien und ihre sozialen Folgen. Gelsenkirchen 1985

BERGER, Peter L.: A Rumor of Angels: Modern Society and the Rediscovery of the Supernatural. New York 1969

BERGER, Peter L.: Auf den Spuren der Engel. Frankfurt a. M. 1970

BERGER, Peter L.: Einladung zur Soziologie. München 1973

BERGER, Peter L.: Towards a Critique of Modernity. In ders.: Facing up to Modernity. Harmondsworth 1979

BERGER, Brigitte, BERGER, Peter L.: In Verteidigung der bürgerlichen Familie. Frankfurt a. M. 1984

BERGER, Peter L., BERGER, Brigitte, KELLNER, Hansfried: Das Unbehagen in der Modernität. Frankfurt a. M., New York 1975

BERGER, Peter L., KELLNER, Hansfried: Für eine neue Soziologie. Frankfurt a. M. 1984

BERGER, Peter L., LUCKMANN, Thomas: Die gesellschaftliche Konstruktion der Wirklichkeit. Frankfurt a. M. 1969

BERGMANN, Jörg R.: Der Beitrag Harold Garfinkels zur Begründung des ethnomethodologischen Forschungsansatzes. Unveröff. Diplomarbeit, München 1974

BERGMANN, Jörg R.: Flüchtigkeit und methodische Fixierung sozialer Wirklichkeit. In: Bonß, W., Hartmann, H. (Hg.): Entzauberte Wissenschaft (Sonderband 3 von 'Soziale Welt'). Göttingen 1985

BERGMANN, Jörg R., SRUBAR, Ilja: Die Entdeckung des Alltags. (Erscheint in: Rehberg, K.-S. (Hg.): Gesellschaftstheorien. Frankfurt a. M.) Manuskript, Konstanz 1986

BERGMANN, Werner: Die Zeitstruktur sozialer Systeme. Berlin 1981

BERGSON, Henry: Das Lachen. Zürich 1972

BIDNEY, David: Phenomenological Method and the Anthropological Science of the Cultural Life-World. In: Natanson, M. (ed.): Phenomenology and the Social Sciences. Evanston 1973

BILZ, Rudolf: Der Voodoo-Tod und die Daseinsangst. In ders.: Studien über Angst und Schmerz (Paläoanthropologie, Band 1/2). Frankfurt a. M. 1974

BLOOR, David: Klassifikation und Wissenssoziologie: Durkheim und Mauss neu betrachtet. In: Stehr, N., Meja, V. (Hg.): Wissenssoziologie (Sonderheft 22 der Kölner Zeitschrift für Soziologie und Sozialpsychologie). Opladen 1980

BLUMENBERG, Hans: Lebenszeit und Weltzeit. Frankfurt a. M. 1986

BOHANNAN, Laura: Der angsterfüllte Zauberer. In: Mühlmann, W., Müller, W. (Hg.): Kulturanthropologie. Köln, Berlin 1966

BOLLNOW, Otto F.: Das Wesen der Stimmungen. Frankfurt a. M. 1974

BORBÉ, Tasso (Hg.): Mikroelektronik. Berlin 1984

BORST, Arno: Lebensformen im Mittelalter. Frankfurt a. M., Berlin 1973

BOURDIEU, Pierre: Zur Soziologie der symbolischen Formen. Frankfurt a. M. 1974

BOURDIEU, Pierre: Entwurf einer Theorie der Praxis. Frankfurt a. M. 1979

BOURDIEU, Pierre: Die feinen Unterschiede. Frankfurt a. M. 1982

BRAND, Gerd: Welt, Geschichte, Mythos und Politik. Berlin, New York 1978

BRAND, Gerd: Die Normalität des und der Anderen und die Normalität einer Erfahrungsgemeinschaft. In: Sprondel, W., Grathoff, R. (Hg.): Alfred Schütz und die Idee des Alltags in den Sozialwissenschaften. Stuttgart 1979

BRANT, Sebastian: Das Narrenschiff. Stuttgart 1978

BÜHL, Walter L.: Die Ordnung des Wissens. Berlin 1984

BURKE, Peter: Helden, Schurken und Narren. Stuttgart 1982

BURNS, Elisabeth: Theatricality. London 1972

CAMUS, Albert: Der Mensch in der Revolte. Reinbek b. Hbg. 1969

CARGAN, Leonard, MELKO, Matthew: Singles: Myths and Realities. Beverly Hills u. a. 1982

CASSIRER, Ernst: Was ist der Mensch? Stuttgart 1960

CASSIRER, Ernst: Philosophie der symbolischen Formen. Band I, Darmstadt 1977

CASSIRER, Ernst: Philosophie der symbolischen Formen. Band II, Darmstadt 1978

CASSIRER, Ernst: Zur Logik des Symbolbegriffs. In ders.: Wesen und Wirkung des Symbolbegriffs. Darmstadt 1983

CHAPMAN, Anthony J., FOOT, Hugh C. (eds.): It's a funny thing, humour. Oxford u. a. 1977

CHARLES, Lucile H.: The Clowns Function. In: Journal of American Folklore 58/1945

CIORAN, Emile M.: Syllogismen der Bitterkeit. Frankfurt a. M. 1980

CLAESSENS, Dieter: Das Konkrete und das Abstrakte. Frankfurt a. M. 1980

COHEN, Stanley, TAYLOR, Laurie: Ausbruchsversuche. Frankfurt a. M. 1977

COOLEY, Charles Horton: Human Nature and the Social Order. New York 1902

COSER, Louis A., COSER, R. L.: Time Perspective and Social Structure. In: Goulder, A. W., Gouldner, H. P. (eds.): Modern Sociology. New York 1983

CRAEMER, Heinz: Der skeptische Zweifel und seine Widerlegung. Freiburg, München 1974

DAHRENDORF, Ralf: Soziale Klassen und Klassenkonflikt in der industriellen Gesellschaft. Stuttgart 1957

DEVEREUX, Georges: Normal und Anormal. In ders.: Normal und Anormal. Frankfurt a. M. 1974

DISTER, Alain: Frank Zappa - der Rebell aus dem Untergrund. München 1980

DITTON, Jason: Part-Time Crime. London, Basingstoke 1977

DUERR, Hans Peter: Traumzeit. Über die Grenze zwischen Zivilisation und Wildnis. Frankfurt a. M. 1978

DUERR, Hans Peter: Satyricon. Berlin 1982

DUERR, Hans Peter: Sedna - oder die Liebe zum Leben. Frankfurt a. M. 1984

DURKHEIM, Emile: Regeln der soziologischen Methode. Neuwied, Berlin 1970

DURKHEIM, Emile: Die elementaren Formen des religiösen Lebens. Frankfurt a. M. 1981

DURKHEIM, Emile, MAUSS, Marcel: Über einige primitive Formen von Klassifikation. In: Durkheim, E.: Schriften zur Soziologie der Erkenntnis. Frankfurt a. M. 1987

EBERLE, Thomas: Sinnkonstitution in Alltag und Wissenschaft. Bern, Stuttgart 1984

EID, Klaus, RUPRECHT, Hakon: Collage und Collagieren. München 1985

ELIADE, Mircea: Schamanismus und archaische Ekstasetechnik. Frankfurt a. M. 1975

ELIAS, Norbert: Über den Prozeß der Zivilisation. Band 2, Frankfurt a. M. 1977

ELIAS, Norbert: Über die Zeit. Frankfurt a. M. 1984

ESCHMANN, Ernst Wilhelm: Homo ludens - Spiele des Menschen. In: Kurzrock, R. (Hg.): Das Spiel. Berlin 1983

FARB, Peter: Die Indianer. Entwicklung und Vernichtung eines Volkes. Wien, München 1976

FAST, Julius: Körpersprache. Reinbek b. Hbg. 1979

FEINBERG, Leonhard: Introduction to Satire. Ames 1967

FINDEISEN, Hans: Schamanentum. Stuttgart 1957

FINK, Eugen: Hegel. Frankfurt a. M. 1977

FONTANA, Andrea: Toward a Complex Universe: Existential Sociology. In: Douglas, J. D. et. al.: Introduction to the Sociologies of Everyday Life. Boston et. al. 1980

FRANK, Manfred: Archäologie des Individuums. In ders.: Das Sagbare und das Unsagbare. Frankfurt a. M. 1980

FRANK, Manfred: Die Unhintergehbarkeit von Individualität. Frankfurt a. M. 1986

FREUD, Sigmund: Der Witz und seine Beziehungen zum Unbewußten (Gesammelte Werke, Band 6). Frankfurt a. M. 1969

FRY, William F.: Sweet Madness. A Study of Humor. Palo Alto 1968

GALINSKY, G. Karl: Ovid's Metamorphosis. Oxford 1975

GARFINKEL, Harold: Studies in Ethnomethodology. Englewood Cliffs 1967

GEERTZ, Clifford: The Interpretation of Cultures. New York 1973

GEERTZ, Clifford: Dichte Beschreibung. Beiträge zum Verstehen kultureller Systeme. Frankfurt a. M. 1983

GEHLEN, Arnold: Urmensch und Spätkultur. Bonn 1956

GEHLEN, Arnold: Die Seele im technischen Zeitalter. Hamburg 1957

GEHLEN, Arnold: Über die Geburt der Freiheit aus der Entfremdung. In ders.: Studien zur Anthropologie und Soziologie. Neuwied, Berlin 1963

GEHLEN, Arnold: Die Öffentlichkeit und ihr Gegenteil. In ders.: Einblicke. Frankfurt a. M. 1978

GEIGER, Theodor: Die Legende von der Massengesellschaft. In ders.: Arbeiten zur Soziologie. Neuwied, Berlin 1962

GERHARDS, Jürgen: Soziologie der Emotionen: Perspektiven einer neuen Bindestrichsoziologie. In: Kölner Zeitschrift für Soziologie und Sozialpsychologie 4/1986a

GERHARDS, Jürgen: Emotionen: Eine vernachlässigte Größe in sozialpolitischen Fragestellungen. In: Bauer, R., Leibfried, S. (Hg.): Sozialpolitische Bilanz II. Bremen 1986b

GERHARDS, Jürgen: Georg Simmel's Contribution to a Theory of Emotion. In: Social Science Information 4/1986c

GERHARDS, Jürgen: Soziologie der Emotionen. Weinheim und München 1988

GERSTNER, Andreas: Der magische Meuchelmord im Wewäk-Boikin Gebiet (Nordost-Neuguinea). In: Anthropos 58/1963

GOFFMAN, Erving: Wir alle spielen Theater. München 1969

GOFFMAN, Erving: Interaktionsrituale. Frankfurt a. M. 1971a

GOFFMAN, Erving: Verhalten in sozialen Situationen. Gütersloh 1971b

GOFFMAN, Erving: Interaktion: Spaß am Spiel, Rollendistanz. München 1973

GOFFMAN, Erving: Das Individuum im öffentlichen Austausch. Frankfurt a. M. 1974

GOFFMAN, Erving: Stigma. Frankfurt a. M. 1975

GOFFMAN, Erving: Rahmen-Analyse. Frankfurt a. M. 1977

GOFFMAN, Erving: Strategische Interaktion. München, Wien 1981a

GOFFMAN, Erving: Geschlecht und Werbung. Frankfurt a. M. 1981b

GOLDMANN, Emma: Anarchismus - seine wirkliche Bedeutung. Berlin 1981

GRATHOFF, Richard: Das Problem der Intersubjektivität bei Aron Gurwitsch und Alfred Schütz. In: Grathoff, R., Waldenfels, B. (Hg.): Sozialität und Intersubjektivität. München 1983

GRIMM, Hans-Ulrich: 'Zeit' als 'Beziehungssymbol': Die soziale Genese des bürgerlichen Zeitbewußtseins im Mittelalter. In: Geschichte in Wissenschaft und Unterricht 4/1986

GROSS, Peter: Gesprochenes transkribieren und Miteinanderreden beschreiben. In: Zeitschrift für Semiotik 1-2/1979

GROSS, Peter: Ist die Sozialwissenschaft eine Textwissenschaft? In: Winkler, P. (Hg.): Methoden der Analyse von Face-to-Face-Situationen. Stuttgart 1981a

GROSS, Peter: Zur Dynamik von Bedürfnissen und Bedarfsausgleichssystemen in postindustriellen Gesellschaften. In: Sociologia Internationalis 1-2/1981b

GROSS, Peter: Die Verheißungen der Dienstleistungsgesellschaft. Opladen 1983

GROSS, Peter: Liebe, Mühe, Arbeit. Abschied von den Professionen? In: Soziale Welt 1/1985a

GROSS, Peter: Bastelmentalität: ein 'postmoderner' Schwebezustand? In: Schmid, Thomas (Hg.): Das pfeifende Schwein. Berlin 1985b

GROSS, Peter, HITZLER, Ronald, HONER, Anne: Selbermacher (Forschungsbericht Nr. 1 des DFG-Projekts 'Heimwerker'). Bamberg 1985a

GROSS, Peter, HITZLER, Ronald, HONER, Anne: Zwei Kulturen? Diagnostische und therapeutische Kompetenz im Wandel. In: Österreichische Zeitschrift für Soziologie 3-4/1985b

GURJEWITSCH, Aaron J.: Das Weltbild des mittelalterlichen Menschen. München 1980

HABERMAS, Jürgen: Strukturwandel der Öffentlichkeit. Neuwied, Berlin 1976

HABERMAS, Jürgen: Theorie des kommunikativen Handelns. Band 2, Frankfurt a. M. 1981

HALIFAX, Joan: Shamanic Voices. The Shaman as seer, poet and healer. Harmondsworth 1980

HALIFAX, Joan: Die andere Wirklichkeit der Schamanen. Berlin, München 1981

HARTMANN, Klaus: Sartres Sozialphilosophie. Berlin 1966

HASSENSTEIN, Bernhard: Instinkt, Lernen, Spielen, Einsicht. München 1980

HASSENSTEIN, Bernhard: Das Spielen der Tiere. In: Kurzrock, R. (Hg.): Das Spiel. Berlin 1983

HAYIM, Gila J.: The Existential Sociology of Jean-Paul Sartre. Amherst 1980

HEGEL, Georg Wilhelm Friedrich: Phänomenologie des Geistes (Werke, Band 3). Frankfurt a. M. 1970a

HEGEL, Georg Wilhelm Friedrich: Vorlesungen über die Ästhetik I (Werke, Band 13). Frankfurt a. M. 1970b

HEGEL, Georg Wilhelm Friedrich: Vorlesungen über die Ästhetik II (Werke, Band 14). Frankfurt a. M. 1970c

HEGEL, Georg Wilhelm Friedrich: Enzyklopädie der philosophischen Wissenschaft, Dritter Teil (Werke, Band 10). Frankfurt a. M. 1970d

HEGNER, Friedhart: Abkehr von der Einbahnstraßen-Gesellschaft. In: Sociologia Internationalis 1-2/1981

HEIDEGGER, Martin: Sein und Zeit. Tübingen 1972

HEINEMANN, Klaus, LUDES, Peter: Zeitbewußtsein und Kontrolle der

Zeit. In: Hammerich, K., Klein, M. (Hg.): Materialien zur Soziologie des Alltags (Sonderheft 20 der Kölner Zeitschrift für Soziologie und Sozialpsychologie). Opladen 1978

HEINLEIN, Bruno: 'Massenkultur' in der Kritischen Theorie. Erlangen 1985

HEINZE, Rolf G., OLK, Thomas: Arbeitsgesellschaft in der Krise -Chance für den informellen Sektor? In: Österreichische Zeitschrift für Soziologie 1-2/1982

HELLER, Agnes: Philosophie des linken Radikalismus. Hamburg 1978a

HELLER, Agnes: Das Alltagsleben. Frankfurt a. M. 1978b

HELLER, Agnes: Group interest, collective consciousness and the role of intellectual in Goldmann and Lukacs. In: Social Praxis 3-4/1979

HELLER, Agnes: The Existential Sociology of Kurt H. Wolff. A Study of the Categories of Surrender and Catch. In: The Philosophical Forum. Vol. XII, Boston 1980a

HELLER, Agnes: Historicity and Consciousness. In: Philosophy and Social Criticism 1, Boston 1980b

HELLER, Agnes: A Theory of History. London et al. 1982

HELLING, Ingeborg: Zur Theorie der Konstrukte erster und zweiter Ordnung bei Alfred Schütz. Dissertation, Konstanz 1979

HENLEY, Nancy: Body Politics. Power, sex and nonverbal communication. Englewood Cliffs, N. Y. 1977

HERMANNS, Matthias: Schamanen, Pseudo-Schamanen und Heilbringer. Eine vergleichende Studie religiöser Urphänomene. Wiesbaden 1970

HIRSCH, Eike Christian: Der Witzableiter. Serie in: Zeitmagazin. Nr. 29ff/1984

HITZLER, Ronald: Der 'begeisterte' Körper. In: Gehlen, R. und Wolf, B. (Hg.): Unter dem Pflaster liegt der Strand. Band 11, Berlin 1982

HITZLER, Ronald: Collagen eines Schelms. In: Jazzforschung 17, Graz 1985

HITZLER, Ronald, HONER, Anne: Lebenswelt - Milieu - Situation. In: Kölner Zeitschrift für Soziologie und Sozialpsychologie 1/1984

HITZLER, Ronald, HONER, Anne: Zur Ethnographie kleiner Lebens-Welten (Forschungsbericht Nr. 2 des DFG-Projekts 'Heimwerker'). Bamberg 1986

HÖFFDING, Harald: Humor als Lebensgefühl. Leipzig 1930

HÖLTKER, Georg: Neue Materialien über den Todeszauber in Neuguinea. In: Anthropos 58/1963

HOHN, Hans-Willy: Die Zerstörung der Zeit. Frankfurt a. M. 1984

HONER, Anne: Beschreibung einer Lebens-Welt. Zur Empirie des Bodybuilding. In: Zeitschrift für Soziologie 2/1985a

HONER, Anne: Bodybuildung als Sinnsystem. In: Sportwissenschaft 2/1985b

HONER, Anne: Die maschinelle Konstruktion des Körpers. In: Österreichische Zeitschrift für Soziologie 4/1986

HRADIL, Stephan: Soziale Schichtung in der Bundesrepublik. München 1977

HRADIL, Stephan: Die Ungleichheit der 'sozialen Lage'. In: Kreckel, R. (Hg.): Soziale Ungleichheiten (Sonderband 2 von 'Soziale Welt'). Göttingen 1983a

HRADIL, Stephan: Entwicklungstendenzen der Schicht- und Klassenstruktur in der Bundesrepublik. In: Matthes, J. (Hg.): Krise der Arbeitsgesellschaft? (Verhandlungen des 21. Deutschen Soziologentages in Bamberg). Frankfurt a. M., New York 1983b

HUFFZKY, Karin: Wer muß hier lachen? Das Frauenbild im Männerwitz. Darmstadt, Neuwied 1979

HUIZINGA, Johan: Homo Ludens. Reinbek b. Hbg. 1956

HUNZIKER, Peter: Die öffentliche Meinung. In: Kindlers Enzyklopädie 'Der Mensch'. Band VIII, München 1984

HUSSERL, Edmund: Die Krisis der europäischen Wissenschaften und die transzendentale Phänomenologie. Den Haag 1954

HUSSERL, Edmund: Cartesianische Meditationen und Pariser Vorträge (Husserliana, Band I). Den Haag 1973

HUSSERL, Edmund: Vorlesungen zur Phänomenologie des inneren Zeitbewußtseins. Tübingen 1980

IFF (Institut für Freizeitwirtschaft): Spezialstudie Do-It-Yourself. Band 1, München 1984

ISER, Wolfgang: Das Komische: ein Kipp-Phänomen. In: Preisendanz, W., Warning, R. (Hg.): Das Komische (Reihe 'Poetik und Hermeneutik', Band VII). München 1976

ISER, Wolfgang: Die Artistik des Mißlingens. Heidelberg 1979

JAMES, William: The Principles of Psychology. New York 1893

JANCKE, Rudolf: Das Wesen der Ironie. Leipzig 1929

JAUß, Hans Robert: Zum Problem der Grenzziehung zwischen dem Lächerlichen und dem Komischen. In: Preisendanz, W., Warning, R. (Hg.): Das Komische (Reihe 'Poetik und Hermeneutik', Band VII). München 1976

JAUß, Hans Robert: Ästhetische Erfahrung und literarische Hermeneutik. Frankfurt a. M. 1982

JOLLES, André: Einfache Formen. Tübingen 1982

JÜNGER, Friedrich Georg: Über das Komische. Frankfurt a. M. 1948

JUNG, Dirk: Vom Kleinbürgertum zur deutschen Mittelschicht. Saarbrücken 1982

KAMPER, Dietmar: Die Auflösung der Ich-Identität. In: Kittler, F. A. (Hg.): Austreibung des Geistes aus den Geisteswissenschaften. Paderborn u. a. 1980

KAMPER, Dietmar: Zur Soziologie der Imagination. München, Wien 1986

KANT, Immanuel: Kritik der praktischen Vernunft. Grundlegung der Metaphysik der Sitten. Frankfurt a. M. 1974

KERSTEN, Fred: Privatgesichter. In: Grathoff, R., Waldenfels, B. (Hg.): Sozialität und Intersubjektivität. München 1983

KIERKEGAARD, Sören: Über den Begriff der Ironie. Frankfurt a. M. 1976

KLAPP, Orin E.: The Fool as a Social Type. In: The American Journal of Sociology 55/1949-50

KLAPP, Orin E.: Collective Search for Identity. New York u. a. 1969

KNEIF, Tibor: Rockmusik. Reinbek b. Hbg. 1982

KNOBLAUCH, Hubert: Zwischen Einsamkeit und Wechselrede. In: Husserl Studies 2/1985

KNOBLAUCH, Hubert: Die sozialen Zeitkategorien der Hopi und der Nuer. In: Fürstenberg, F., Mörth, J. (Hg.): Zeit als Strukturelement von Lebenswelt und Gesellschaft. Linz 1986

KOTARBA, Joseph A., FONTANA, Andrea (eds.): The Existential Self in Society. Chicago, London 1984

KRUSE, Lenelis: Privatheit - als Problem und Gegenstand der Psychologie. Bern u. a. 1980

KURZ, Gerda: Alternativ leben? Berlin 1978

LAERMANN, Klaus: Alltags-Zeit. In: Kursbuch 41/1975

LAING, Ronald D.: Knoten. Reinbek b. Hbg. 1972

LANDGREBE, Ludwig: Lebenswelt und Geschichtlichkeit des menschlichen Daseins. In: Waldenfels, B. u.a. (Hg.): Phänomenologie und Marxismus. Band 2, Frankfurt a. M. 1977

LANG, Ulrich (Hg.): Der verkabelte Bürger. Freiburg 1981

LANTERNARI, Vittorio: Religiöse Freiheits- und Heilsbewegungen unterdrückter Völker. Neuwied, Berlin o. J.

LEFÈBVRE, Henri: Das Alltagsleben in der modernen Welt. Frankfurt a. M. 1972

LEGMANN, Gerald: Toward a Motif-Index of Erotic Humor. In: Journal of American Folklore 75/1962

LEGNARO, Aldo: Wenn einer neben dem Common Sense herläuft -zum Beispiel Till Eulenspiegel. In: Kölner Zeitschrift für Soziologie und Sozialpsychologie 26/1974

LEVER, Maurice: Zepter und Narrenkappe. München 1983

LÉVI-STRAUSS, Claude: Das wilde Denken. Frankfurt a. M. 1973

LÉVI-STRAUSS, Claude: Mythos und Bedeutung. Frankfurt a. M. 1980

LIFTON, Robert Jay: Boundaries: Psychological Man in Revolution. New York 1970

LIFTON, Robert Jay: Protean Man. In: Archives of General Psychiatry 24/1971

LIPP, Wolfgang: Kultur, dramatologisch. In: Österreichische Zeitschrift für Soziologie 1-2/1984

LIPPS, Theodor: Komik und Humor. Hamburg 1898

LISSA, Zofia: Aufsätze zur Musiksoziologie. Berlin (Ost) 1969

LÖWITH, Karl: Wissen, Glaube und Skepsis. Göttingen 1956

LOMMEL, Andreas: Schamanen und Medizinmänner. Magie und Mystik früher Kulturen. München 1980. (Ursprünglich: Die Welt der frühen Jäger. München 1965.)

LUCKMANN, Benita: Politik in einer deutschen Kleinstadt. Stuttgart 1970

LUCKMANN, Benita: The Small Life-Worlds of Modern Man. In: Luckmann, T. (ed.): Phenomenology and Sociology. Harmondsworth 1978

LUCKMANN, Thomas: The Invisible Religion. New York, London 1967

LUCKMANN, Thomas: Einleitung zu: Schütz, Alfred: Das Problem der Relevanz. Frankfurt a. M. 1971

LUCKMANN, Thomas: Zwänge und Freiheiten im Wandel der Gesellschaftsstruktur. In: Gadamer, H.-G., Vogler, P. (Hg.): Neue Anthropologie. Band 3, Stuttgart, München 1972

LUCKMANN, Thomas: Irrationalität der Institutionen - Rationalität der privaten Existenz? In: Schatz, O. (Hg.): Auf dem Weg zur hörigen Gesellschaft? Graz u. a. 1973

LUCKMANN, Thomas: Das kosmologische Fiasko der Soziologie. In: Soziologie 2/1974

LUCKMANN, Thomas: Soziologie der Sprache. In: König, R. (Hg.): Handbuch der empirischen Sozialforschung. Band 13, Stuttgart 1979a

LUCKMANN, Thomas: Persönliche Identität, soziale Rolle und Rollendistanz. In: Marquard, O., Stierle, K. (Hg.): Identität (Reihe 'Poetik und Hermeneutik', Band VIII). München 1979b

LUCKMANN, Thomas: Persönliche Identität und Lebenslauf - Gesellschaftliche Voraussetzungen. In: Klingenstein, G., Lutz, H., Stourzh, G. (Hg.): Biographie und Geschichtswissenschaft (Wiener Beiträge zur Geschichte der Neuzeit. Band 6). Wien 1979c

LUCKMANN, Thomas: Phänomenologie und Soziologie. In: Sprondel, W. M., Grathoff, R. (Hg.): Alfred Schütz und die Idee des Alltags in den Sozialwissenschaften. Stuttgart 1979d

LUCKMANN, Thomas: Cézanne, lyrisches Subjekt und Ich-Pol. In: Marquard, O., Stierle, K. (Hg.): Identität (Reihe 'Poetik und Hermeneutik', Band VIII). München 1979e

LUCKMANN, Thomas: Lebenswelt und Gesellschaft. Grundstrukturen und geschichtliche Wandlungen. Paderborn u. a. 1980a

LUCKMANN, Thomas: Wirklichkeit als Arbeit. Manuskript eines Vortrags beim Kolloquium zu Problemen religiöser Sozialisation, Bayreuth 1980b

LUCKMANN, Thomas: Zum hermeneutischen Problem der Handlungswissenschaften. In: Fuhrmann, M. u. a. (Hg.): Text und Applikation (Reihe 'Poetik und Hermeneutik', Band IX). München 1981a

LUCKMANN, Thomas: Eine phänomenologische Begründung der Sozialwissenschaften? Manuskript eines Vortrags beim Hegel-Kongress, Stuttgart 1981b

LUCKMANN, Thomas: The Structural Conditions of Religious Consciousness in Modern Societies. In ders.: Life-World and Social Realities. London 1983a

LUCKMANN, Thomas: (Roman) Comments on Legitimation. Transkript einer Tonbandaufzeichnung, Rom 1983b

LUCKMANN, Thomas: Common Sense, Science and the Specialization of Knowledge. In: Manen, M. v. (ed.): Phenomenology and Paedagogy 1/1983c

LUCKMANN, Thomas: Lebensweltliche Zeitkategorien, Zeitstrukturen des Alltags und der Ort des historischen Bewußtseins. In: Cerquilini, B., Gumbrecht, H. U. (Hg.): Der Diskurs der Literatur- und Sprachhistorie. Frankfurt a. M. 1983d

LUCKMANN, Thomas: Elements of a Social Theory of Communication. In ders.: Life-World and Social Realities. London 1983e

LUCKMANN, Thomas: Remarks on Personal Identity: Inner, Social and Historical Time. In: Jacobson-Widding, A. (ed.): Identity: Personal and Socio-Cultural (Acta Universitatis Upsaliensis). Uppsala 1984a

LUCKMANN, Thomas: Social Structure and Religion in Modern Industrial Society. In: Roter, Z., Rodé, F. (eds.): Science and Faith. Ljubljana, Rome 1984b

LUCKMANN, Thomas: Language in Society. In: Unesco (ed.): International Social Science Journal, Bd. XXXVI, Nr. 1, 1984c

LUCKMANN, Thomas: Von der unmittelbaren zur mittelbaren Kommunikation. In: Borbé, T. (Hg.): Mikroelektronik. Berlin 1984d

LUCKMANN, Thomas: Das Gespräch. In: Stierle, K., Warning, R. (Hg.): Das Gespräch (Reihe 'Poetik und Hermeneutik', Band XI). München 1984e

LUCKMANN, Thomas: Riten als Bewältigung lebensweltlicher Transzendenz. In: Schweizerische Zeitschrift für Soziologie 3/1985

LUCKMANN, Thomas, BERGER, Peter L.: Soziale Mobilität und persönliche Identität. In: Luckmann, T.: Lebenswelt und Gesellschaft. Paderborn u. a. 1980

LUCKMANN, Thomas, SPRONDEL, Walter: Einleitung. In diesn. (Hg.): Berufssoziologie. Köln 1972

LUDES, Peter: The Radicalness of Surrender. In: Sociological Analysis 4/1977

LUDES, Peter: On Kurt H. Wolff's Work. In: Telos 49/1981

LUHMANN, Niklas: Die Knappheit der Zeit und die Vordringlichkeit des Befristeten. In: Die Verwaltung 1/1968

LUHMANN, Niklas: Die Gewissensfreiheit und das Gewissen. In: Schavan, A., Welte, B. (Hg.): Person und Verantwortung. Düsseldorf 1980

LYMAN, Stanford M., SCOTT, Marvin B.: A Sociology of the Absurd. New York 1970

MANNHEIM, Karl: Ideologie und Utopie, Frankfurt a. M. 1969

MARKOWITZ, Jürgen: Die soziale Situation. Frankfurt a. M. 1979

MARX, Karl: Auszüge aus James Mills, und: Ökonomisch-philosophische Manuskripte. (MEW Ergänzungsband, Erster Teil), Berlin (Ost) 1968

MARX, Karl: Das Kapital. Band 1 (MEW, Band 23), Berlin (Ost) 1973

MATTHIESEN, Ulf: Das Dickicht der Lebenswelt und die Theorie des kommunikativen Handelns. München 1983

MAUSS, Marcel: Entwurf einer allgemeinen Theorie der Magie. In ders.: Soziologie und Anthropologie. Band 1, München 1974

MAYER, Rudolf A. M.: Medienumwelt im Wandel. München 1984

McDOUGALL, William: A new Theory of Laughter. In: Psyche 2/1922

MEAD, George Herbert: Geist, Identität und Gesellschaft. Frankfurt a. M. 1973

MEAD, Margaret: Mann und Weib. Zürich 1955

MERLEAU-PONTY, Maurice: Phänomenologie der Wahrnehmung. Berlin 1966

MEZGER, Werner: Hofnarren im Mittelalter. Konstanz 1981

MICHAILOW, Matthias: Lebensstil als Vergesellschaftungsform. Manuskript, Aachen 1986

MOMMSEN, Wolfgang: Max Weber. Gesellschaft, Politik und Geschichte. Frankfurt a. M. 1974

MORRIS, Desmond: Der Mensch mit dem wir leben. München, Zürich 1978

MÜLLER, Werner: Neue Sonne - Neues Licht. Berlin 1981

MÜLLER-WICHMANN, Christiane: Zeitnot. Weinheim, Basel 1984

NATANSON, Maurice: A study in philosophy and the social sciences. In ders.: (ed.): Philosophy and the Social Sciences. New York 1963

NATANSON, Maurice: Phenomenology and Typification. In: Social Research 37/1970

NEIDHARDT, Friedhelm: Das innere System sozialer Gruppen. In: Kölner Zeitschrift für Soziologie und Sozialpsychologie 4/1979

NEIDHARDT, Friedhelm: Über Zerfall, Eigendynamik und Institutionalisierbarkeit absurder Prozesse. In: Alemann, H. v., Thurn, H. P. (Hg.): Soziologie in weltbürgerlicher Absicht. Opladen 1981

NEIDHARDT, Friedhelm: Themen und Thesen zur Gruppensoziologie. In ders. (Hg.): Gruppensoziologie (Sonderheft 25 der Kölner Zeitschrift für Soziologie und Sozialpsychologie). Opladen 1983

NEIDHARDT, Friedhelm: Einige Ideen zu einer allgemeinen Theorie sozialer Bewegungen. In: Hradil, S. (Hg.): Sozialstruktur im Umbruch. Opladen 1985

NEIDHARDT, Friedhelm: Kultur und Gesellschaft. In: Neidhardt, F., Lepsius, R. M., Weiß, J. (Hg.): Kultur und Gesellschaft (Sonderheft 27 der Kölner Zeitschrift für Soziologie und Sozialpsychologie). Opladen 1986

NILSSON, Martin P.: Primitive Time-Reckoning. Lund u. a. 1920

OHLMARKS, Ake: Studien zum Problem des Schamanismus. Lund 1939

OPASCHOWSKI, Horst W.: Freizeitkulturelle Bildung. In: Recht der Jugend und des Bildungswesens 5/1976

PANNWITZ, Rudolf: Gilgamesch - Sokrates. Titanentum und Humanismus. Stuttgart 1966

PARETO, Vilfredo: Trattato di sociologia generale. Firenze 1916 (auszugsweise in: Eisermann, Gottfried: Vilfredo Paretos System der allgemeinen Soziologie. Stuttgart 1962)

PAUL, Jean: Vorschule der Ästhetik (Werke Band 5). München 1963

PLESSNER, Helmuth: Philosophische Anthropologie. Frankfurt a. M. 1970

PLESSNER, Helmuth: Gesammelte Schriften IV, Frankfurt a. M. 1981a

PLESSNER, Helmuth: Gesammelte Schriften V, Frankfurt a. M. 1981b

PLESSNER, Helmuth: Gesammelte Schriften VII, Frankfurt a. M. 1982

PLESSNER, Helmuth: Gesammelte Schriften X, Frankfurt a. M. 1985

POLHEMUS, Ted (ed.): Social Aspects of the Human Body. Harmondsworth 1978

POSTMAN, Neil: Wir amüsieren uns zu Tode. Frankfurt a. M. 1985

POWELL, Chris: Humour as a Form of Social Control: A Deviance Approach. In: Chapman, A. J., Foot, H. C. (eds.): It's a funny thing, humour. Oxford u. a. 1977

PREISENDANZ, Wolfgang: Humor als dichterische Einbildungskraft. München 1976a

PREISENDANZ, Wolfgang: Zur Korrelation zwischen Satirischem und Komischem. In: Preisendanz, W., Warning, R. (Hg.): Das Komische (Reihe 'Poetik und Hermeneutik', Band VII). München 1976b

PREISENDANZ, Wolfgang: Humor als Rolle. In: Marquard, O., Stierle, K. (Hg.): Identität (Reihe 'Poetik und Hermeneutik', Band VIII). München 1979

RADIN, Paul: Primitive Man as Philosopher. New York 1927

RAMMSTEDT, Otthein: Alltagsbewußtsein von Zeit. In: Kölner Zeitschrift für Soziologie und Sozialpsychologie 1/1975

REBELL, Volker: Frank Zappa - Freak-Genie mit Frack-Habitus. In: Gülden, J., Humann, K. (Hg.): Rock Session 1. Reinbek b. Hbg. 1977

RECUM, Hasso von: Die 'Collage'-Gesellschaft. In: Die politische Meinung 222/1985

REIMANN, Horst: Die Vitalität 'autochtoner' Kulturmuster. In: Neidhardt, F., Lepsius, M. R., Weiß, J. (Hg.): Kultur und Gesellschaft (Sonderheft 27 der Kölner Zeitschrift für Soziologie und Sozialpsychologie). Opladen 1986

RIESMAN, David u. a.: Die einsame Masse. Reinbek b. Hbg. 1958

RITTER, Joachim: Über das Lachen. In ders.: Subjektivität. Frankfurt a. M. 1974

ROBERTSON, James: Zukunftsmodelle zu Lebensweisen und Gesundheit. In: Opielka, M. (Hg.): Die ökosoziale Frage. Frankfurt a. M. 1985

RÖHRICH, Lutz: Der Witz. München 1980

ROSENBERG, Bernard, WHITE, David M. (eds.): Mass Culture. New York 1964

ROTH, Julius A.: Timetables. New York 1963

RUDOLPH, Wolfgang: Der kulturelle Relativismus. Berlin 1968

RÜHMANN, Frank: A.I.D.S. - Eine Krankheit und ihre Folgen. Frankfurt a. M., New York 1985

SACKS, Harvey: Some Technical Considerations of a Dirty Joke. In: Schenkein, J. (ed.): Studies in the Organization of Conversational Interaction. New York u. a. 1978

SAHLINS, Marshall: Kultur und praktische Vernunft. Frankfurt a. M. 1981

SALZINGER, Helmut: Rock Power. Reinbek b. Hbg. 1982

SARTRE, Jean-Paul: Das Sein und das Nichts. Hamburg 1962

SARTRE, Jean-Paul: Marxismus und Existentialismus. Versuch einer Methodik. Reinbek b. Hbg. 1964

SARTRE, Jean-Paul: Kritik der dialektischen Vernunft. Reinbek b. Hbg. 1967

SARTRE, Jean-Paul: Das Imaginäre. Reinbek b. Hbg. 1971

SARTRE, Jean-Paul: Ist der Existentialismus ein Humanismus? In ders.: Drei Essays. Frankfurt a. M. u. a. 1973

SARTRE, Jean-Paul: Sartre über Sartre. Reinbek b. Hbg. 1977a

SARTRE, Jean-Paul: Der Idiot der Familie. Band 2, Reinbek b. Hbg., 1977b

SARTRE, Jean-Paul: Was ist Literatur? Reinbek b. Hbg. 1981

SARTRE, Jean-Paul: Skizze einer Theorie der Emotionen. In ders.: Die Transzendenz des Ego. Reinbek b. Hbg. 1982

SARTRE, Jean-Paul: Die Verantwortlichkeit des Schriftstellers. In ders.: Schwarze und weiße Literatur. Reinbek b. Hbg. 1984

SAUSSURE, Ferdinand de: Grundfragen der Allgemeinen Sprachwissenschaft. Berlin, Leipzig 1931

SCHADEWALDT, Hans: Der Medizinmann bei den Naturvölkern. Stuttgart 1968

SCHELER, Max: Die Wissensformen und die Gesellschaft (Gesammelte Werke, Band 8). Bern, München 1960

SCHELLY, Gertrud: Die Romane Tom Sharpe's oder Auf der Suche nach dem English Mind., Unveröff. Examensarbeit, Konstanz 1982

SCHELSKY, Helmut: Schule und Erziehung in der industriellen Gesellschaft. Würzburg 1957

SCHEUCH, Erwin K.: Der Charakter des Konsums in modernen Industriegesellschaften. In: Hamburger Jahrbuch für Wirtschafts- und Gesellschaftspolitik 20/1975

SCHMALENBACH, Hans: Begriff und Funktion der ästhetischen Erfahrung. In: Einundzwanzig 11/1979

SCHMITT, Carl: Politische Theologie. München, Leipzig 1934

SCHMITT, Carl: Politische Romantik. Berlin 1968

SCHÖFFLER, Herbert: Kleine Geographie des deutschen Witzes. Göttingen 1955

SCHÖNE, Annemarie: Shakespeares weise Narren und ihre Vorfahren. In: Jahrbuch für Ästhetik und Allgemeine Kunstwissenschaft 5/1960

SCHÖPS, Martina: Zeit und Gesellschaft. Stuttgart 1980

SCHRÖDER, Dominik: Zur Struktur des Schamanismus. In: Anthropos 50/1955

SCHÜRMANN, Reiner: Questioning the foundation of practical philosophy. In: Human Studies 1/1978

SCHÜTZ, Alfred: Das Problem der Relevanz. Frankfurt a. M. 1971a

SCHÜTZ, Alfred: Gesammelte Aufsätze. Band 1, Den Haag 1971b

SCHÜTZ, Alfred: Gesammelte Aufsätze. Band 3, Den Haag 1971c

SCHÜTZ, Alfred: Gesammelte Aufsätze. Band 2, Den Haag 1972

SCHÜTZ, Alfred: Der sinnhafte Aufbau der sozialen Welt. Frankfurt a. M. 1974

SCHÜTZ, Alfred: Theorie der Lebensformen. Frankfurt a. M. 1981

SCHÜTZ, Alfred: Die Notizbücher. Anhang zu: Schütz, A., Luckmann, T.: Strukturen der Lebenswelt. Band 2, Frankfurt a. M. 1984

SCHÜTZ, Alfred, GURWITSCH, Aron: Briefwechsel 1939 - 1959. München 1985

SCHÜTZ, Alfred, LUCKMANN, Thomas: Strukturen der Lebenswelt. Band 1, Frankfurt a. M. 1979

SCHÜTZ, Alfred, LUCKMANN, Thomas: Strukturen der Lebenswelt. Band 2, Frankfurt a. M. 1984

SCHÜTZ, Alfred, PARSONS, Talcott: Zur Theorie sozialen Handelns. Ein Briefwechsel. Frankfurt a. M. 1977

SCHWARZ, Udo. H. A.: Das Modische. Berlin 1982

SELLE, Gert: Kultur der Sinne und ästhetische Erziehung. Köln 1981

SENNETT, Richard: Verfall und Ende des öffentlichen Lebens. Die Tyrannei der Intimität. Frankfurt a. M. 1983

SERRES, Michel: Der Parasit. Frankfurt a. M. 1981

SHIBUTANI, Tamotsu: Reference Groups as Perspectives. In: American Journal of Sociology 60/1955

SHILS, Edward: Das Zentrum des Kosmos und das Zentrum der Gesellschaft. In: Duerr, H. P. (Hg.): Sehnsucht nach dem Ursprung. Frankfurt a. M. 1983

SILBERMANN, Alphons: Max Webers musikalischer Exkurs. In: König, R., Winckelmann, J. (Hg.): Max Weber zum Gedächtnis (Sonderheft 7 der Kölner Zeitschrift für Soziologie und Sozialpsychologie). Köln 1963

SIMMEL, Georg: Soziologie. Berlin 1908

SIMMEL, Georg: Das Geheimnis und die geheime Gesellschaft. In ders.: Soziologie. Untersuchungen über die Formen der Vergesellschaftung. Berlin 1968a

SIMMEL, Georg: Zur Philosophie des Schauspielers. In ders.: Das individuelle Gesetz. Frankfurt a. M. 1968b

SLOTERDIJK, Peter: Kritik der zynischen Vernunft. 2 Bände, Frankfurt a. M. 1983

SOBEL, Michael E.: Lifestyle and Social Structure: Concepts, Definitions, Analysis. Orlando, FL 1981

SOEFFNER, Hans-Georg: Interaktion und Interpretation. In ders. (Hg.): Interpretative Verfahren in den Sozial- und Textwissenschaften. Stuttgart 1979

SOEFFNER, Hans-Georg: Verstehende Soziologie - Soziologie des Verstehens. In: Matthes, J. (Hg.): Lebenswelt und soziale Probleme (Verhandlungen des 20. Deutschen Soziologentages zu Bremen 1980). Frankfurt a. M., New York 1981

SOEFFNER, Hans-Georg: Prämissen einer sozialwissenschaftlichen Hermeneutik. In ders. (Hg.): Beiträge zu einer empirischen Sprachsoziologie. Tübingen 1982a

SOEFFNER, Hans-Georg: Common Sense and Science. In: Newsletter (International Society for the Sociology of Knowledge) 8/1982b

SOEFFNER, Hans-Georg: Alltagsverstand und Wissenschaft. In: Zedler, P., Moser, H. (Hg.): Aspekte qualitativer Sozialforschung. Opladen 1983a

SOEFFNER, Hans-Georg: 'Typus und Individualität' oder 'Typen der Individualität'. In: Wenzel, H. (Hg.): Typus und Individualität im Mittelalter. München 1983b

SOEFFNER, Hans-Georg: Hermeneutik - Zur Genese einer wissenschaftlichen Einstellung durch die Praxis der Auslegung. In ders. (Hg.): Beiträge zu einer Soziologie der Interaktion. Frankfurt a. M., New York 1984

SOEFFNER, Hans-Georg: Hermeneutic Approaches to Language. In: Sociolinguistics XV/1985

SOEFFNER, Hans-Georg: Handlung - Szene - Inszenierung. In: Kallmeyer, W. (Hg.): Kommunikationstypologie. Düsseldorf 1986a

SOEFFNER, Hans-Georg: Stil und Stilisierung des Alltags - am Beispiel Punk. In: Gumbrecht, H. U., Peiffer, K. L. (Hg.): Stil. Geschichte und Funktionen eines kulturwissenschaftlichen Diskurselements. Frankfurt a. M. 1986b

SOEFFNER, Hans-Georg: Auslegung im Alltag - der Alltag der Auslegung. In: Klein, J., Erlinger, H. D. (Hg.): Wahrheit, Richtigkeit, Exaktheit (Siegener Studien, Band 40). Essen 1986c

SPIEGEL-Verlag (Hg.): Freizeitverhalten (Band 11 der Reihe 'Märkte im Wandel'). Hamburg 1983

SPRANGER, Eduard: Lebensformen. Halle 1921

SRUBAR, Ilja: Glaube und Zeit. Dissertation, Frankfurt a. M. 1975

SRUBAR, Ilja: Konstruktion sozialer Lebens-Welten bei Marx. In: Waldenfels, B. u. a. (Hg.): Phänomenologie und Marxismus. Band 3, Frankfurt a. M. 1978

SRUBAR, Ilja: Die Theorie der Typenbildung bei Alfred Schütz. In: Sprondel, W. M., Grathoff, R. (Hg.): Alfred Schütz und die Idee des Alltags in den Sozialwissenschaften. Stuttgart 1979

SRUBAR, Ilja: Max Scheler: Eine wissenssoziolgische Alternative. In: Stehr, N., Meja, V. (Hg.): Wissenssoziologie (Sonderheft 22 der Kölner Zeitschrift für Soziologie und Sozialpsychologie). Opladen 1980

SRUBAR, Ilja: Schütz' Bergson-Rezeption. Einleitung zu Alfred Schütz: Theorie der Lebensformen. Frankfurt a. M. 1981

SRUBAR, Ilja: Abkehr von der transzendentalen Phänomenologie. In: Grathoff, R., Waldenfels, B. (Hg.): Sozialität und Intersubjektivität. München 1983

STAGL, Justin: Kulturanthropologie und Kultursoziologie: Ein Vergleich. In: Neidhardt, F., Lepsius, M. R., Weiß, J. (Hg.): Kultur und Gesellschaft (Sonderheft 27 der Kölner Zeitschrift für Soziologie und Sozialpsychologie). Opladen 1986

STEGMÜLLER, Wolfgang: Metaphysik, Skepsis, Wissenschaft. Berlin u. a. 1969

STEHR, Nico, WOLFF, Kurt H.: Wie ich zur Soziologie kam und wo ich bin. Ein Gespräch. In: Lepsius, R. M. (Hg.): Soziologie in Deutschland und Österreich 1918-1945 (Sonderheft 23 der Kölner Zeitschrift für Soziologie und Sozialpsychologie). Opladen 1981

STRAUSS, Anselm: Spiegel und Masken. Frankfurt a. M. 1974

STUMPFE, Klaus-Dietrich: Der psychogene Tod des Menschen als Folge eines Todeszaubers. In: Anthropos 71/1976

SUTTON-SMITH, Brian: Die Dialektik des Spiels. Schorndorf 1978

TELLENBACH, Gerd: 'Mentalität' In: Hassinger, E. u. a. (Hg.): Geschichte, Wirtschaft, Gesellschaft. Berlin 1974

THALBITZER, W.: Shamans of the East Greenland Eskimo. In: Kroeber, A. L., Watermann, T. T. (eds.): Source Book in Anthropology. New York 1931

THOMAS, Konrad: Zur Soziologie des Katastrophalen. In: Crisis, Oktober 1981

THOMAS, William J.: Person und Sozialverhalten. Neuwied, Berlin 1965

THOMAS, William J.: The Definition of the Situation. In: Manis, J., Meltzer, B. (eds.): Symbolic Interaction. Boston 1978

THOMASON, Burke: Making sense of Reification. London 1982

THURN, Hans Peter: Der Mensch im Alltag. Stuttgart 1980

TIRYAKIAN, Edward A.: Sociology and Existential Phenomenology. In: Natanson, M. (ed.): Phenomenology and the Social Sciences. Vol. 1, Evanston 1973

TIRYAKIAN, Edward A.: The Time Perspectives of Modernity. In: Loisir et societé / society and leisure 1/1978

ULLMAN, Stephen: Semantik. Frankfurt a. M. 1973

VALLEE, Jacques: Computernetze. Reinbek b. Hbg. 1984

VISCHER, Friedrich Theodor: Über das Erhabene und das Komische. Frankfurt a. M. 1967

WAGNER, Helmut R.: Between Ideal Type and Surrender: Field Research as Asymmetrical Relation. In: Human Studies 1/1978

WAGNER, Helmut R.: Alfred Schutz. An Intellectual Biography. Chicago 1983

WALDENFELS, Bernhard: Die Abgründigkeit des Sinnes. In: Ströker, E. (Hg.): Lebenswelt und Wissenschaft in der Philosophie Edmund Husserls. Frankfurt a. M. 1979

WEBER, Max: Wirtschaft und Gesellschaft. Tübingen 1972

WEBER, Max: Gesammelte Aufsätze zur Wissenschaftslehre. Tübingen 1973

WEBER, Max: Die protestantische Ethik I. Hamburg 1975

WEBER, Max: Gesammelte Aufsätze zur Religionssoziologie. Band II, Tübingen 1978

WELLEK, Albert: Zur Theorie und Phänomenologie des Witzes. In: Studium Generale 2/1949

WELLERSHOFF, Dieter: Schöpferische und mechanische Ironie. In: Preisendanz, W., Warning, R. (Hg.): Das Komische (Reihe 'Poetik und Hermeneutik', Band VII). München 1976a

WELLERSHOFF, Dieter: Infantilismus als Revolte oder das ausgeschlagene Erbe - Zur Theorie des Blödelns. In: Preisendanz, W., Warning, R. (Hg.): Das Komische (Reihe 'Poetik und Hermeneutik', Band VII). München 1976b

WELSFORD, Enid: The Fool. His Social and Literary History. Gloucester, Mass. 1966

WESCHER, Herta: Die Geschichte der Collage. Köln 1974

WILLIAMS, Raymond: Culture. Glasgow 1981

WIND, Edgar: Kunst und Anarchie. Frankfurt a. M. 1979

WINKLER, Peter (Hg.): Methoden der Analyse von Face-to-Face-Situationen. Stuttgart 1981

WOLFF, Kurt H.: Karl Mannheim in seinen Abhandlungen bis 1933. Einleitung zu: Mannheim, Karl: Wissenssoziologie. Auswahl aus dem Werk. Neuwied, Berlin 1964

WOLFF, Kurt H.: Hingebung und Begriff. Neuwied, Berlin 1968a

WOLFF, Kurt H.: Versuch zu einer Wissenssoziologie. Neuwied, Berlin 1968b

WOLFF, Kurt H.: Phenomenology and Sociology. In: Bottomore, T., Nisbet, R. (ed.): A History of Sociological Analysis. New York 1978

WRIGHT, Harry B.: Zauberer und Medizinmänner. Zürich 1958

ZIJDERVELD, Anton C.: Die abstrakte Gesellschaft. Frankfurt a. M. 1972

ZIJDERVELD, Anton C.: Humor und Gesellschaft. Graz u. a. 1976

ZIJDERVELD, Anton C.: Reality in a looking-glass: rationality through an analysis of traditional folly. London u. a. 1982

ZIMMER, Jochen: Rock-Soziologie. Hamburg 1981

ZIMMERMANN, Klaus: Über einige Bedingungen alltäglichen Verhaltens in archaischen Gesellschaften. In: Baethge, M., Eßbach, W. (Hg.): Soziologie: Entdeckungen im Alltäglichen. Frankfurt a. M. 1984

Aus dem Progamm Sozialwissenschaften

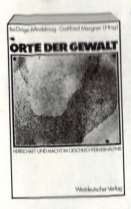

Ilse Dröge-Modelmog und Gottfried Mergner (Hrsg.)
Orte der Gewalt
Herrschaft und Macht im Geschlechterverhältnis.
1987. IV, 185 S. 15,5 x 22,6 cm. Kart.

In dieser Veröffentlichung wird das Problem der Gewalt als Ausdruck von Herrschaft und Macht von Männern und Frauen in dieser Gesellschaft, aber auch in anderen Kulturen unter ganz unterschiedlichen interdiziplinären Fragestellungen untersucht.

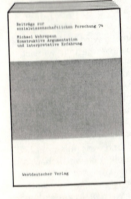

Michael Wehrspaun
Konstruktive Argumentation und interpretative Erfahrung
Bausteine zur Neuorientierung der Soziologie.
1985. XII, 318 S. 15,5 x 22,6 cm. (Beiträge zur sozialwissenschaftlichen Forschung, Bd. 74.) Kart.

Die Krise der Soziologie wurde, nur scheinbar paradoxerweise, durch ihre Etablierung als Fachwissenschaft, d.h. empirische Einzelwissenschaft, ausgelöst. Erkauft wurde dieser zwiespältige „Erfolg" nämlich durch die Anlehnung an ein wissenschaftsphilosophisches Rationalitätsideal, das zwar zu wenig fruchtbaren Grundsatzdebatten Anlaß gab, dessen Brüche und Ungereimtheiten aber seine pragmatische Einlösung unmöglich machten. Die Krise gibt jedoch auch den Weg frei für eine Neuorientierung. Von grundlegender Wichtigkeit könnte sich dabei die ökologisch begründete Theorie der universellen Evolution erweisen, die ein konstruktiv-pragmatisches Wissenschaftsverständnis nahelegt.

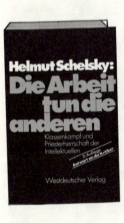

Helmut Schelsky
Die Arbeit tun die anderen
Klassenkampf und Priesterherrschaft der Intellektuellen.
2., erw. Aufl. 1975. 447 S. 15,5 x 22,6 cm. Geb.

Schelsky sieht in der Umformung der Intellektuellen zur Klasse und in ihren sozialreligiösen Heilsverheißungen gegenüber dem „geborgten Elend" unserer heutigen Wirklichkeit den Angelpunkt des künftigen sozialen Geschehens. Die Herrschaft der „Sinnproduzenten und Sinnvermittler", wie er die neue Klasse nennt, über diejenigen, die arbeiten und die Güter produzieren, beurteilt er als einen unaufhaltsamen Vorgang. Die neuen Formen der Herrschaft dieser „Reflexionselite" sind Belehrung, Betreuung und Beplanung.
Es sind keineswegs die radikalen, sondern die „gemäßigten" Linken, denen seine bisweilen zornigen Enthüllungen gelten, und die er ihren eigenen Kriterien unterwirft.
Schelsky hat nicht nur ein Streitbuch gegen die Illusion der Progressiven geschrieben, sondern in einem auch eine Einführung in die Soziologie anhand der aktuellen Fragen der sozialen und politischen Herrschaft — allerdings die aggressivste Einführung in die Soziologie, fast eine „Anti-Soziologie".

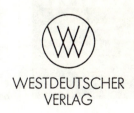

WESTDEUTSCHER VERLAG

Aus dem Programm Sozialwissenschaften

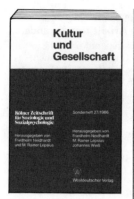

Friedhelm Neidhardt, Rainer M. Lepsius und Johannes Weiß (Hrsg.)
Kultur und Gesellschaft
René König, dem Begründer der Sonderhefte, zum 80. Geburtstag gewidmet.
1986. 417 S. 15,5 × 23,5 cm. (Kölner Zeitschrift für Soziologie und Sozialpsychologie, Sonderheft, 27.) Kart.

In einem 1. Teil werden klassische Problemfassungen des Verhältnisses von Kultur und Gesellschaft aufgearbeitet, sodann 2. neuere kultursoziologische Ansätze und Theorien dargestellt. Diese werden in der Folge für empirische Analysen genutzt, um einerseits 3. Kulturelle Entstehungsprozesse der Moderne (z.B. im Hinblick auf Religion, Wissenschaft, Recht, „Moralökonomie"), andererseits 4. Kulturelle Bewegungen gegen die Moderne (z.B. Romantik, Marxismus, Regionalismus, Alternativbewegung) genauer zu bestimmen. In einem abschließenden Teil werden 5. spezielle Probleme der Kultursoziologie abgehandelt.

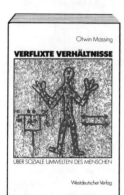

Otwin Massing
Verflixte Verhältnisse
Über soziale Umwelten des Menschen.
1987. 151 S. 14,8 × 21 cm. Kart.

Im Mittelpunkt dieses Buches steht eines der wichtigsten Themen sozialwissenschaftlicher Forschung überhaupt: das Verhältnis von Individuum und Gesellschaft. Es ist *das* klassische Thema der modernen Soziologie seit Auguste Comte. Um jedoch nicht in allgemeinen bzw. ideengeschichtlichen Erörterungen steckenzubleiben, gehen die Analysen den konkreten Verhältnissen von heute auf den Grund. Aus den Traditionen europäischer Aufklärung beziehen sie den Maßstab ihrer Kritik: Auf ihrem Fundament wird nach den Entfaltungsmöglichkeiten des Individuums, nach der Verteilung seiner sozialen Chancen sowie nach den Bedingungen und Mechanismen gesellschaftlich verursachter Repression gefragt.

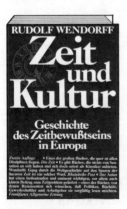

Rudolf Wendorff
Zeit und Kultur
Geschichte des Zeitbewußtseins in Europa.
3. Auflage (Sonderausgabe) 1985. 720 S. 15,5 × 22,6 cm. Kart.

Erstmalig wird hier zusammenhängend dargestellt, wie sich im abendländisch-europäischen Kulturkreis seit den Anfängen im Vorderen Orient das Verhältnis der Menschen zum Phänomen Zeit entwickelt hat. Die Auswirkungen auf Erleben, Denken, Verhalten und Handeln und vor allem auf die Dynamik der westlichen Welt stehen dabei im Mittelpunkt. Besonders die letzten Jahrhunderte werden in zunehmender Ausführlichkeit behandelt.

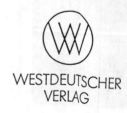

WESTDEUTSCHER VERLAG